执业药师资格考试学习指南

——药学专业知识（一）

主 编

金向群　石 卓　王 沛

副主编

乔 萍　靳英丽　关凤英　张 薇　邵 岩

编 者

敬海峰　李琼书　张 翔　刘晓娜　刘京硕

金盾出版社

内 容 提 要

本书以年度最新执业药师资格考试大纲——药学专业知识(一)为基础,对大纲内包含的内容进行了分析,并在每章的分析之后附上了大量模拟考题,为没有充足复习时间的考生提供帮助。

本书编者均为重点医学院校的骨干教师,长期担任执业药师资格考试的考前辅导工作,具有丰富的命题经验,其编写内容丰富、科学实用,可以供所有执业药师资格考试的考生复习使用。

图书在版编目(CIP)数据

执业药师资格考试学习指南/金向群,石卓,王沛主编. --北京:金盾出版社,2011.11
ISBN 978-7-5082-7018-0

Ⅰ.①执…　Ⅱ.①金…②石…③王…　Ⅲ.①药物学—药剂人员—资格考试—自学参考资料　Ⅳ.①R9

中国版本图书馆 CIP 数据核字(2011)第 111543 号

金盾出版社出版、总发行
北京太平路 5 号(地铁万寿路站往南)
邮政编码:100036　电话:68214039　83219215
传真:68276683　网址:www.jdcbs.cn
封面印刷:北京凌奇印刷有限公司
正文印刷:北京军迪印刷有限责任公司
装订:兴浩装订厂
各地新华书店经销
开本:787×1092 1/16　印张:19　字数:410 千字
2011 年 11 月第 1 版第 1 次印刷
印数:1~5000 册　定价:49.00 元
(凡购买金盾出版社的图书,如有缺页、
倒页、脱页者,本社发行部负责调换)

目 录

第二部分　药物分析

第一部分 药理学

第一章 绪论

一、考试大纲

本章未作要求

二、应试指南

1. 药理学

研究药物与机体间相互作用及作用规律的科学。

2. 药物

能影响机体细胞生理、生化和病理过程，用以预防、治疗及诊断疾病的物质。

3. 药效学

研究药物对机体的作用及作用机制。

4. 药动学

研究机体对药物的作用，即药物在体内吸收、分布、代谢、排泄及其他动态变化规律的科学。

第二章 药物代谢动力学

一、考试大纲

1. 药物的体内过程

(1)药物吸收及其影响因素

(2)药物分布及其影响因素

(3)药物代谢过程、代谢酶系、P450 酶诱导剂和抑制剂

(4)药物排泄途径及其影响因素

2. 药物代谢动力学参数

血药浓度-时间曲线下面积、峰浓度、达峰时间、半衰期、生物利用度、表观分布容积、稳态血药浓度及临床意义

二、应试指南

(一)药物的体内过程

1. 药物吸收及其影响因素

(1)吸收:指药物由给药部位进入血液循环的过程。

(2)影响药物吸收的因素

①药物的理化性质和剂型。

②首过消除。指某些药物在通过肠黏膜和肝脏时,部分可被代谢灭活而使进入全身循环的药量减少,药效降低。

③吸收环境。胃肠蠕动和排空、胃肠液酸碱度、胃肠内容物、血流量等。

2. 药物分布及其影响因素

(1)分布:指药物吸收后随血液循环转运到各组织中的过程。

(2)影响药物分布的因素:①药物与血浆蛋白结合。指不同的药物以一定比例与血浆蛋白结合,随着药量增加,结合部位达到饱和后,增加药量将使血中游离药物浓度剧增,导致药效增强或产生毒性反应。联合用药时若两种药物出现蛋白结合竞争现象,血中游离浓度增加;②体内特殊屏障包括血脑屏障、胎盘屏障、血眼屏障;局部器官血流量、组织亲和力、细胞内外液的pH 值等。

3. 药物的代谢过程

(1)代谢:药物作为外源性物质在体内发生化学结构的改变称为转化或称生物转化。大多数药物失去活性(减弱或消失),称为灭活。少数药物经过代谢被活化而增强药理活性。

(2)药物代谢酶:药物的转化过程必须在酶的催化下才能进行,这些催化药物酶统称为药物代谢酶。微粒体酶系中氧化药物的酶称为微粒体混合功能氧化酶系。①酶诱导剂指长期应用能增强酶活性的药物;②酶抑制剂指长期应用能够减弱酶活性的药物。

4. 药物的排泄

指药物及其代谢物经机体的排泄器官或分泌器官排出体外的过程。排泄途径有肾排泄、胆汁排泄及肠道排泄等。

(1)肾脏排泄:药物及代谢物经肾脏排泄时有三种方式,肾小球滤过、主动肾小管分泌和被动肾小管重吸收。尿液 pH 值影响弱酸性或弱碱性药物的重吸收程度。经肾小管分泌的两类药物合用时可发生竞争性抑制。

(2)胆汁排泄:药物经肝脏转化形成极性较强的水溶性代谢物,而后从胆汁排泄。有的药物随胆汁排泄到小肠中,部分被肠黏膜上皮细胞吸收,由肝门静脉重新进入全身循环。

(3)肠道排泄:主要分包括口服后肠道中未吸收部分,随胆汁排泄到肠道的部分,以及由肠黏膜分泌排入肠道的部分。

(4)其他途径排泄:许多药物可通过唾液、乳汁、汗液、泪液排泄。挥发性药物、全身麻醉药可通过肺呼气排出体外。

(二)药物代谢动力学参数

1. 血药浓度-时间曲线

给药后血药浓度随时间变化,这种变化以药物浓度(或对数浓度)为纵坐标,以时间为横坐标绘出曲线图,称为药物浓度时间曲线图。

2. 血药浓度-时间曲线下面积

由坐标轴和药-时曲线围成的面积称为曲线下面积,表示一段时间内吸收到血中的相对累积量。

3. 峰浓度

指血管外给药后药物在血浆中的最高浓度值,代表药物吸收的程度。

4. 达峰时间

指血管外给药后药物在血浆中的最高浓度出现的时间,代表药物吸收的速度。

5. 半衰期

指血浆中药物浓度下降一半所需的时间。绝大多数药物在体内属于一级速率变化,其 $t_{1/2}$ 为一恒定值,且与血浆药物浓度高低无关。

6. 生物利用度

指血管外给药后能被吸收进入机体全身循环的分数或百分数。

7. 表观分布容积

指理论上药物均匀分布应占有的体液容积,单位是 L 或 L/kg。

8. 稳态血药浓度

按半衰期间隔连续给药,经 4~5 个半衰期血药浓度达到有效治疗浓度,并维持在一定水平。此时给药速率与消除速率达到平衡,其血药浓度称为稳态浓度,又称坪值。

三、考前模拟

(一)A 型题(最佳选择题)

1. 弱碱性药物

A. 在酸性环境中易跨膜转运　　B. 在胃中易于吸收　　C. 碱化尿液可加速其排泄

D. 酸化尿液可加速其排泄　　E. 酸化尿液时易被重吸收

2. 服用巴比妥类药物时,如果碱化尿液,则其在尿中

A. 解离度增高,重吸收减少,排泄加快　　B. 解离度增高,重吸收增多,排泄减慢

C. 解离度降低,重吸收减少,排泄加快　　D. 解离度降低,重吸收增多,排泄减慢

E. 排泄速度不改变

3. 葡萄糖的主要转运方式

A. 属于简单扩散　　B. 属于被动转运　　C. 属于主动转运　　D. 属于滤过

E. 需要特殊的载体

4. 药物与血浆蛋白结合后

A. 作用增强　　B. 代谢加快　　C. 转运加快　　D. 排泄加快

E. 暂时失去药理活性

5. 评价药物吸收程度的药动学参数是

A. 药-时曲线下面积　　B. 消除半衰期　　C. 清除率　　D. 血药峰浓度

E. 表观分布容积

6. 用药的间隔时间主要取决于

A. 药物与血浆蛋白的结合率　　B. 药物的吸收速度　　C. 药物的排泄速度

D. 药物的消除速度　　E. 药物的分布速度

7. 按一级动力学消除的药物特点为

A. 药物的半衰期与剂量有关　　B. 为绝大多数药物的消除方式

C. 单位时间内实际消除的药量不变　　D. 单位时间内实际消除的药量递增

E. 体内药物经 2～3 个 $t_{1/2}$ 后可基本清除干净

8. 诱导肝药酶的药物是

A. 多巴胺　　B. 阿司匹林　　C. 去甲肾上腺素　　D. 苯巴比妥　　E. 阿托品

9. 在时量曲线与阈浓度相交的两点之间的距离称为

A. 最大药效浓度持续时间　　B. 峰浓度持续时间　　C. 效应持续时间

D. 最小有效浓度持续时间　　E. 药物消除一半时间

10. 可能引起首关消除的给药途径是

A. 喷雾给药　　B. 舌下给药　　C. 静脉注射　　D. 肌内注射　　E. 口服给药

11. 药物按一级动力学消除时,其半衰期

A. 固定不变　　B. 随给药次数而变化　　C. 与给药剂量成正比

D. 随血浆浓度而变化　　E. 随药物剂型而变化

12. pKa 大于 7.5 的弱酸性药物,在胃液中(pH＝1.4)基本都是

A. 不吸收,形成保护膜　　B. 非离子型,可以吸收　　C. 离子型,吸收慢而不完全

D. 非离子型,完全不吸收　　E. 离子型,吸收快而完全

13. 药物进入血液循环后首先

A. 在肝脏代谢　　B. 储存于脂肪　　C. 由肾脏排泄　　D. 与血浆蛋白结合

E. 作用于靶器官

14. pKa＝8.4 的弱酸性药物在血浆中的解离度为

A. 100% B. 10% C. 50% D. 60% E. 20%

15. 有关药物吸收描述不正确的是

A. 药物经胃肠道吸收主要是被动转运　　B. 舌下或直肠给药吸收少,起效慢

C. 弱酸性药物在酸性环境中吸收增多　　D. 皮肤给药除脂溶性高的药物外都不易吸收

E. 吸收指药物自给药部位进入血液循环的过程

16. 一次静脉给药 5mg,血药浓度为 0.35mg/L 则表观分布容积为

A. 14L B. 1.4L C. 28L D. 5L E. 50L

17. 肝微粒体药物代谢酶系中主要氧化酶是

A. 醇脱氢酶 B. 假性胆碱酯酶 C. P450 酶 D. 醛氧化酶

E. 黄嘌呤氧化酶

18. 按一级动力学消除的药物,其血浆半衰期为

A. $2.303/k_e$ B. $k_e/0.693$ C. $0.693/k_e$ D. $k_e/2.303$ E. $0.301/k_e$

19. 离子障是

A. 一种特殊生物膜　　B. 非离子型和离子型药物均不能自由通过

C. 非离子型和离子型药物均可以自由通过

D. 非离子型药物可以自由通过,而离子型的则不能通过

E. 离子型药物可以自由通过,而非离子型的则不能通过

20. 按零级动力学消除的药物,半衰期为

A. $0.5C_0/K$ B. $K/0.5C_0$ C. $K/0.5$ D. $0.693/K$ E. $0.5/K$

21. 大多数药物的体内转运方式为

A. 简单扩散 B. 易化扩散 C. 胞饮 D. 滤过 E. 主动转运

22. 有关药物在体内转运的论述错误的是

A. 药物解离或非解离的多少,取决于药物所在体液的 pH 值

B. pKa 是药物 50% 解离时溶液的 pH 值

C. 弱酸性药物在弱酸性环境容易跨膜转运

D. 弱碱性药物在弱酸性环境不易跨膜转运

E. pKa 值高的药物容易跨膜转运

23. 某药的半衰期为 18h,一次给药后药物在体内基本消除的时间是

A. 1 天 B. 2 天 C. 4 天 D. 10 天 E. 15 天

24. 弱酸性药物在碱性尿液中

A. 解离少,重吸收少,排泄快　　B. 解离多,重吸收少,排泄慢

C. 解离多,重吸收多,排泄快　　D. 解离少,重吸收多,排泄慢

E. 解离多,重吸收少,排泄快

25. 时量曲线下的面积反映

A. 药物吸收的量 B. 生物利用度 C. 吸收速度 D. 消除速度

E. 药物剂量

26. 舌下给药的优点是

A. 所有药物都能迅速吸收 B. 不被胃液破坏 C. 保证用药安全

D. 避免首过消除 E. 不良反应少

27. 弱碱性药物在碱性尿液中

A. 解离少,重吸收少,排泄快　　B. 解离多,重吸收少,排泄快

C. 解离多,重吸收多,排泄快　　D. 解离少,重吸收多,排泄慢

E. 解离多,重吸收少,排泄慢

28. 以半衰期为给药间隔,为立即达到稳态血药浓度可首次给予

A. 半倍剂量　　B. 2 倍剂量　　C. 3 倍剂量　　D. 4 倍剂量　　E. 5 倍剂量

29. 某弱酸性药物,pKa＝3.4,在血浆中的解离百分率约为

A. 100％　　B. 50％　　C. 99％　　D. 90％　　E. 99.99％

30. 有机弱酸类药物

A. 酸化尿液加速其排泄

B. 碱化尿液加速其排泄

C. 在胃液中离子型多减少

D. 在胃液中吸收

E. 在胃液中极性大,脂溶性小

31. 说明药物可能分布在血浆的 V_d 值是

A. 5L　　B. 10L　　C. 50L　　D. 100L　　E. 40L

32. 关于表现分布容积小的药物,正确的是

A. 与血浆蛋白结合少,较集中于脂肪组织

B. 与血浆蛋白结合多,较集中于血浆

C. 与血浆蛋白结合多,多在细胞间液

D. 与血浆蛋白结合多,多在细胞内液

E. 与血浆蛋白结合少,多在细胞内液

33. 静脉注射某药 500mg,测其血药浓度为 $16\mu g/ml$,则其表观分布容积应约为

A. 31L　　B. 16L　　C. 8L　　D. 4L　　E. 100L

34. 药物按零级动力学消除是

A. 单位时间内以恒定速度消除　　B. 半衰期是常数

C. 单位时间内以不定的量消除　　D. 单位时间内以恒定比例消除

E. 半衰期随初始浓度变化

35. 主动转运的特点是

A. 不通过载体转运,不需耗能　　B. 无饱和及竞争抑制现象

C. 通过载体转运,不需耗能　　D. 不通过载体转运,需要耗能

E. 通过载体转运,需要耗能

36. 相对生物利用度等于

A. (受试药 AUC/标准药 AUC)×100％　　B. (标准药 AUC/受试药 AUC)×100％

C. (口服等量药后 AUC/静脉注射定量药后 AUC)×100％

D. (静脉注射定量药后 AUC/口服等量药后 AUC)×100％

E. 药物吸收速度

(二)B 型题(配伍选择题)

A. 剂量　　B. 血浆蛋白结合率　　C. 消除速率常数　　D. 吸收速度

E. 生物利用度

1. 反映药物制剂质量

2. 影响表观分布容积大小

3. 决定半衰期长短

4. 决定作用强弱

A. 潜伏期　　B. T_{MAX}　　C. 持续期　　D. 残留期　　E. 血浆半衰期

5. 血药浓度下降一半需要的时间

6. 血药浓度维持在有效血药浓度以上的时间

7. 血药浓度下降至有效血药浓度以下直至完全消除的时间

8. 从给药开始至达到最低有效血药浓度的时间

9. 自给药开始血药浓度达到峰值的时间

A. 简单扩散　　B. 主动转运　　C. 首过消除　　D. 肝肠循环　　E. 易化扩散

10. 药物分子依靠其在生物膜两侧形成的浓度梯度的转运过程称为

11. 药物经胃肠道吸收在进入体循环之前代谢灭活,进入体循环的药量减少称为

12. 药物随胆汁进入十二指肠可经小肠被重吸收称为

A. K　　　　B. CL　　　　C. $t_{1/2}$　　　　D. V_d　　　　E. F

13. 用于评价制剂吸收的主要指标是

14. 反映药物在体内分布广窄程度的指标是

(三)X 型题(多项选择题)

1. 影响药物分布的因素有

A. 药物理化性质　　B. 体液 pH　　C. 血脑屏障　　D. 胎盘屏障

E. 血浆蛋白结合率

2. 由于影响药物代谢而产生药物相互作用的有

A. 口服降糖药与口服抗凝血药合用时出现低血糖或导致出血

B. 酮康唑与特非那定合用导致心律失常　　C. 氯霉素与双香豆素合用导致出血

D. 利福平与口服避孕药合用导致意外怀孕　　E. 地高辛与考来烯胺同服时疗效降低

3. 药物与血浆蛋白结合后

A. 有利于药物吸收　　B. 减慢药物排泄　　C. 活性增加　　D. 影响药物代谢

E. 不能透过血脑屏障

4. 药物吸收后主要经过

A. 经肾脏排出　　　　B. 经肠道排出　　　　C. 经乳汁排出　　D. 经肺排出

E. 经胆囊排出

5. 下列与药物的清除率有关的因素是

A. 表观分布容积　　B. 药物与组织亲和力　　　　C. 血浆半衰期

D. 透过血脑屏障的能力　　　　　　　　　　E. 生物利用度

6. 药酶诱导剂是

A. 利福平　　B. 氯霉素　　C. 水合氯醛　　D. 苯巴比妥　　E. 苯妥英钠

7. 下列可发生首过效应的是

A. 口服药物经门静脉到肝脏被转化　　B. 药物与血浆蛋白的结合

C. 药物在肠黏膜经酶的灭活　　D. 胃酸对药物的破坏

E. 注射部位的吸收

8. 有明显首关消除的药物是

A. 硝酸甘油　　B. 硫酸镁　　C. 吗啡　　D. 地西泮　　E. 普萘洛尔

9. 影响药物分布的因素有

A. 药物的理化性质　　B. 药物的血浆蛋白结合率　　C. 体液的 pH 值

D. 机体的生理屏障　　E. 组织器官血流量

10. 肝药酶抑制剂是

A. 异烟肼　　B. 氯霉素　　C. 西咪替丁　　D. 利福平　　E. 苯巴比妥

11. 影响药物吸收的因素有

A. 吸收部位的 pH 值　　B. 肠内容物的量　　C. 胃排空速度

D. 吸收部位的血流量　　E. 吸收面积大小

12. 药物体内过程的四个环节包括

A. 吸收　　B. 分布　　C. 代谢　　D. 排泄　　E. 解离

13. 肝药酶的特点是

A. 对底物选择性低,多种酶代谢多种药物　　B. 由多种酶组成

C. 个体差异大　　D. 可被某些药物诱导或抑制　　E. 对底物专一

四、答案

(一)A 型题

1. D　2. A　3. E　4. E　5. A　6. D　7. B　8. D　9. C　10. E
11. A　12. B　13. D　14. B　15. B　16. A　17. C　18. C　19. D　20. A
21. A　22. E　23. C　24. E　25. B　26. D　27. D　28. B　29. E　30. B
31. A　32. B　33. A　34. A　35. E　36. A

(二)B 型题

1. E　2. B　3. C　4. A　5. A　6. D　7. D　8. A　9. B　10. A
11. C　12. D　13. E　14. D

(三)X 型题

1. ABCDE　2. BCD　3. ABDE　4. ABCDE　5. AC　6. ACDE　7. AC
8. ACE　9. ABCDE　10. ABC　11. ABCDE　12. ABCD　13. ABCD

第三章　药物效应动力学

一、考试大纲

1. 药物的基本作用

(1)对因治疗、对症治疗

(2)药物不良反应有,副作用、毒性反应、后遗效应、停药反应、变态反应、继发反应和特异质反应

2. 药物量效关系

量效关系、量效曲线、量反应、质反应、最小有效量、效价、效能、半数有效量、半数致死量的临床意义

3. 药物的作用机制

(1)药物作用机制的主要类型。

(2)受体的特性、类型及调节,激动药及拮抗药

二、应试指南

(一)药物的基本作用

1. 治疗作用

(1)治疗作用:指符合用药目的的作用。

(2)对因治疗:用药目的在于消除原发致病因素。

(3)对症治疗:用药目的在于改善疾病症状。

2. 药物不良反应

凡不符合用药目的的作用,甚至给病人带来痛苦或危害的反应。

(1)副作用:在治疗剂量下引起的与用药目的无关的作用。

(2)毒性反应:由于用药剂量过大或用药时间过长发生危害机体的反应。

(3)变态反应:机体受药物刺激所发生的异常免疫反应,引起机体生理功能障碍或组织损伤。

(4)后遗效应:指停药后,血浆药物浓度下降至阈浓度以下时残存的药理效应。

(5)停药反应:指病人长期用某种药物,突然停药后原来疾病复发或加重的现象。

(6)继发反应:是继发于药物治疗作用之后的不良反应。

(7)特异质反应:指少数病人由于遗传因素对某些药物的反应性发生了改变。

(二)药物剂量与效应关系

1. 量效关系

在一定范围内同一药物的剂量(或浓度)增加或减少时,药物的效应随之增强或减弱,药的这种剂量(或浓度)与效应之间的关系称为量效关系。

2. 量效曲线或浓度-效应曲线

定量的反映药物作用特点,通常以药理效应的强度为纵坐标,药物剂量或浓度为横坐标。

3. 量反应

其强弱呈连续性量的变化,通过逐渐增加或减少药量测得。

4. 质反应

其强弱随药物剂量或浓度的增减表现为性质的变化,以阳性或阴性、全或无的方式表现。

5. 最小有效量

指引起效应的最小剂量,亦称阈剂量。

6. 效价

用于作用性质相同的药物之间的等效剂量的比较,达到等效时所用药量较小者效价强度大,所用药量大者效价强度小。

7. 效能

在一定范围内增加药物剂量,效应强度随之增加。但当效应增强到最大时,继续增加剂量,效应不再增强。这一药理效应的极限称为效能。

8. 半数有效量

指在质反应中引起50%实验对象出现阳性反应时的药物剂量。

9. 半数致死量

引起实验动物死亡一半的剂量。

(三)药物的作用机制

1. 作用于受体。
2. 对酶的影响。
3. 影响核酸的代谢参。
4. 影响生理物质及其转运。
5. 影响离子通道。
6. 影响免疫功能。
7. 非特异性作用。

(四)药物与受体

1. 受体的特性

饱和性、特异性、可逆性、灵敏性、多样性。

2. 受体的类型

(1)G 蛋白偶联受体。

(2)配体门控离子通道受体。

略氨酸激酶活性受体。

核激素受体。

又有内在活性的药物,它们能与受体结合并激动受体而产生效应。

有较强的亲和力,无内在活性(α＝0),与受体结合不能激活受体而拮抗激动药的作用。

5. 向下调节

受体周围的生物活性物质浓度高或长期受激动药作用时使受体数量减少,表现为该受体对激动药的敏感性降低,出现脱敏或耐受现象。

6. 向上调节

受体长期受阻断药作用使其数目增加,敏感性增高,可能表现出超敏或高敏性,停药症状或"反跳"现象。

三、考前模拟

(一)A 型题(最佳选择题)

1. 副作用是由于

A. 药物剂量过大而引起的　　B. 药物作用选择性低、作用广而引起的

C. 用药时间过长而引起的　　D. 过敏体质引起　　E. 机体生化机制的异常所致

2. 药物的副反应是

A. 药物作用选择性高所致　　　　B. 较严重的药物不良反应

C. 剂量过大时产生的不良反应　　D. 与药物治疗目的有关的效应

E. 难以避免的

3. 有关药物的副作用,不正确的是

A. 为治疗剂量时所产生的药物反应　　B. 为与治疗目的有关的药物反应

C. 为不太严重的药物反应　　　　　　D. 为药物作用选择性低时所产生的反应

E. 为一种难以避免的药物反应

4. 药物的治疗指数是

A. LD_5/ED_{95} 的比值　　B. ED_{95}/ED_{50} 比值　　C. LD_{50}/ED_{50} 的比值

D. LD_5/ED_{80} 的比值　　E. LD_1/ED_{99} 的比值

5. 静脉滴注氨基糖苷类药物速度过快,可致神经肌肉阻断引起呼吸停止,这是药物的

A. 慢性毒性　　B. 特异质反应　　C. 变态反应　　D. 反跳现象　　E. 急性毒性

6. 下列最有临床意义的药物是

A. LD_{50} 为 50mg/kg,ED_{50} 为 50mg/kg　　B. LD_{50} 为 50mg/kg,ED_{50} 为 100mg/kg

C. LD_{50} 为 50mg/kg,ED_{50} 为 40mg/kg　　D. LD_{50} 为 50mg/kg,ED_{50} 为 30mg/kg

E. LD_{50} 为 50mg/kg,ED_{50} 为 10mg/kg

7. 药物的 ED_{50} 是

A. 50％最大效应的剂量　　B. 50％动物死亡的剂量　　C. 50％动物中毒的剂量

D. 100％有效的剂量　　　　E. 100％动物死亡的剂量

8. 产生后遗效应的血药浓度是

A. 药物初始浓度　　B. 无效浓度　　C. 峰浓度　　D. 有效血药浓度

E. 药物消除至阈浓度以下的血药浓度

9. 药理效应是

A. 药物的两重性　　　　B. 药物作用的结果　　　　C. 药物的疗效

D. 药物的初始作用　　　E. 药物的特异性

10. 药物效价强度是

A. 引起中毒反应的剂量　　　B. 引起等效反应的相对剂量

C. 引起半数动物死亡的剂量　　　D. 引起质反应的剂量

E. 引起量反应的剂量

11. 药物的 LD_{50} 是

A. 药物产生50%效应的剂量　　　B. 致死量的一半　　　C. 使实验动物死亡一半的剂量

D. 使动物一半中毒的剂量　　　E. 反映药物的选择性

12. 竞争性拮抗药的特点不包括

A. 增加激动药的剂量时也增加最大效应　　　B. 与受体结合为可逆性的

C. 拮抗激动药的效应　　　D. 使激动药的量效曲线平行右移　　　E. 与受体特异性结合

13. 下列关于受体-药物相互作用的阐述正确的是

A. 部分拮抗药可表现一定的激动受体的效应　　　B. 药物能否作用于受体取决于内在活性

C. 所有药物均通过与受体结合产生效应　　　D. 部分激动药只产生较弱的激动效应

E. 当亲和力相等时,药物的效应取决于效价强度

14. 关于受体调节的叙述,正确的是

A. 连续用阻断剂后,受体向上调节、受体脱敏

B. 连续用阻断剂后,受体向上调节、反应敏化

C. 连续用激动剂后,受体向上调节、反应敏化

D. 连续用激动剂后,受体向上调节、受体脱敏

E. 连续用阻断剂后,受体向下调节、反应敏化

15. 肾上腺素受体是

A. 细胞内受体　　　B. 钙释放受体　　　C. 具有酪氨酸激酶活性的受体

D. G-蛋白偶联受体　　　E. 离子通道型的受体

16. 药物的效能反映药物的

A. 药物的剂量　　　B. 内在活性　　　C. 阈浓度　　　D. 量效关系　　　E. 亲和力

17. 药物与受体结合产生激动或阻断效应决定于

A. 药物作用的强度　　　B. 药物的脂溶性　　　C. 药物剂量的大小

D. 药物的内在活性　　　E. 药物与受体的亲和力

18. 受体阻断剂是

A. 有亲和力又有内在活性　　　B. 无亲和力又无内在活性　　　C. 亲和力和内在活性都弱

D. 无亲和力但有内在活性　　　E. 有亲和力而无内在活性

19. 产生副作用的剂量是

A. 中毒量　　　B. 无效剂量　　　C. 极量　　　D. LD_{50}　　　E. 治疗量

(二)B型题(配伍选择题)

A. 有亲和力、无内在活性,与激动剂竞争相同受体

B. 与亲和力及内在活性无关　　　C. 具有一定的亲和力,但内在活性弱

D. 亲和力及内在活性都强　　　E. 有亲和力、无内在活性,与受体不可逆结合

1. 效价高、效能强的激动剂

2. 非特异性药物

3. 受体部分激动剂

4. 竞争性拮抗剂

5. 非竞争性拮抗剂

A. 变态反应　　　B. 毒性反应　　　C. 副作用　　　D. 特异质反应　　　E. 后遗效应

6. 阿司匹林引起的溶血性贫血

7. 青霉素引起的过敏性休克

8. 阿托品治疗胃肠绞痛时出现的口干、心悸等

9. 博来霉素引起的严重肺纤维化

10. 用巴比妥类催眠次晨出现眩晕、困倦、精细运动不协调

A. 最小致死量　　B. 最小有效量　　C. 最小中毒量　　D. 极量　　E. 治疗量

11. 95%个体产生预期疗效,并未引起中毒的剂量

12. 引起动物死亡的最小剂量

13. 出现疗效的最小剂量

14. 药典规定的临床医生用药极限,低于最小中毒量

15. 出现毒性反应的最小剂量

A. 变态反应　　　B. 后遗效应　　　C. 毒性反应　　　D. 特异质反应　　　E. 副作用

16. 应用伯氨喹引起的溶血性贫血属于

17. 应用阿托品治疗各种内脏绞痛时引起的口干、心悸等属于

18. 应用巴比妥类药物醒后出现的眩晕、困倦等属于

A. 麻黄碱　　　B. 维拉帕米　　　C. 氟尿嘧啶　　　D. 奥美拉唑　　　E. 去甲肾上腺素

19. 影响神经递质储存和释放的药物是

20. 影响核酸代谢的药物是

21. 影响酶活性的药物是

A. pD_2　　　B. pA_2　　　C. C_{max}　　　D. α　　　E. t_{max}

22. 反映竞争性拮抗药对其受体激动药的拮抗强度

23. 反映激动药与受体的亲和力大小

24. 反映药物内在活性大小

A. 灰婴综合征　　B. 干咳　　　C. 溶血性贫血　　　D. 变态反应　　　E. 停药反应

25. 葡萄糖-6-磷酸脱氢酶缺陷的患者服用磺胺可出现

26. 新生儿肝脏缺乏葡萄糖醛酸转移酶,服用氯霉素可出现

A. 快速耐受性　　B. 成瘾性　　　C. 耐药性　　　D. 反跳现象　　　E. 高敏性

27. 吗啡易引起

28. 长期应用氢化可的松突然停药可发生

(三)X型题(多项选择题)

1. 药物产生毒性反应的原因有

A. 用药剂量过大　　B. 机体对药物过于敏感　　C. 药物有抗原性

D. 用药时间过长　　　E. 机体有遗传性疾病

2. 下列何种治疗为对因治疗

A. 青霉素治疗肺炎球菌性肺炎　　　B. 氢氯噻嗪治疗水肿　　　C. 强心苷治疗充血性心衰

D. 氯喹治疗疟疾　　　E. 碳酸氢钠治疗消化性溃疡

3. 药物的不良反应有

A. 副作用　　B. 毒性反应　　C. 特异质反应　　D. 变态反应　　E. 后遗效应

4. 药物的作用机制有

A. 应用药物的理化性质产生作用　　　B. 影响酶的活性　　　C. 影响离子通道的功能

D. 补充机体缺乏的必需物质　　　E. 特异性作用于受体

5. 受体的特性有

A. 特异性　　B. 灵敏性　　C. 饱和性　　D. 多样性　　E. 可逆性

6. 受体的类型包括

A. G 蛋白偶联受体　　　B. 配体门控离子通道受体　　　C. 酪氨酸激酶受体

D. 细胞核激素受体　　　E. 细胞内受体

7. 关于毒性反应叙述正确的是

A. 用药剂量过大所致　　　B. 只有少数人发生　　　C. 药理作用的延伸

D. 用药时间过长所致　　　E. 不可预知性

8. 竞争性拮抗药的特点是

A. 与受体结合是可逆的　　　B. 使激动药量效关系曲线平行右移

C. 与受体有亲和力,无内在活性　　　D. 激动药的最大效应不变

E. 以 pA_2 值表示亲和力大小

四、答案

(一)A 型题

1. B　　2. E　　3. B　　4. C　　5. E　　6. E　　7. A　　8. E　　9. B　　10. B
11. C　　12. A　　13. A　　14. B　　15. D　　16. B　　17. D　　18. E　　19. E

(二)B 型题

1. D　　2. B　　3. C　　4. A　　5. D　　6. D　　7. A　　8. C　　9. B　　10. E
11. E　　12. A　　13. B　　14. D　　15. C　　16. B　　17. E　　18. A　　19. A　　20. C
21. D　　22. B　　23. A　　24. D　　25. C　　26. A　　27. B　　28. D

(三)X 型题

1. AD　　2. AD　　3. ABCDE　　4. ABCDE　　5. ABCDE　　6. ABCDE　　7. ACD
8. ABCDE

第四章 影响药物作用因素

一、考试大纲

1. 药物因素
剂量、时间、疗程、途径及其药物相互作用
2. 机体因素
年龄、性别、病理因素、精神因素及遗传因素等

二、应试指南

（一）药物因素

1. 剂量
指用药量的大小。在一定剂量范围内随剂量的增加效应增强。
2. 给药时间
指什么时间用药。
3. 给药间隔
一般以药物的半衰期为参考依据。
4. 疗程
指给药持续时间。
5. 途径
指给药部位及方式。给药途径包括：消化道给药、注射给药、呼吸道气雾吸入给药、皮肤黏膜用药等。
6. 药物相互作用
指两种或两种以上药物不论给药途径是否相同，同时或先后应用所出现的原有药物效应增强或减弱的现象。

（二）机体因素

1. 年龄
儿童、老年人用药剂量应酌减。
2. 性别
虽然不同性别对药物的反应无明显差别，但女性在用药时应考虑月经期、妊娠期、分娩期和哺乳期对药物作用的反应。
3. 病理因素
(1)心脏疾病：心力衰竭时药物在胃肠道的吸收减少、分布容积减小、消除速率减慢 半衰期延长。
(2)肝脏疾病：某些经肝脏转化的药物在肝功能不良时使用会受影响。

（3）肾脏疾病：以原形经肾脏排泄的药物在肾功能不良的病人会引起体内蓄积可能造成机体损害性反应。

（4）胃肠疾病：胃肠道 pH 值、胃排空时间及肠蠕动速度影响一些药物的吸收和作用时间。

（5）营养不良：血浆蛋白含量下降导致血中游离药物浓度增加，而引起药物效应增加。

（6）酸碱平衡失调：主要影响药物在体内的分布。

（7）电解质紊乱：钠、钾、钙、氯是细胞内、外液中主要的电解质，当发生电解质紊乱时它们在细胞内、外液的浓度将发生改变，影响药物的效应。

（8）发热：机体不同的病理状态对药物的体内过程各环节产生影响。

4. 精神因素

精神状态和思想情绪是对药物的疗效产生影响的作用之一。精神萎靡和情绪低落可影响抗肿瘤药、抗菌药的治疗效果。

5. 遗传因素

药物作用的差异性多数由遗传因素引起。遗传基因的多态性使合成的靶点、转运体和药酶呈现多态性，进而影响了药物的反应。

三、考前模拟

（一）A 型题（最佳选择题）

1. 重复用药机体对药物敏感性降低是

A. 耐受性　　B. 依赖性　　C. 成瘾性　　D. 习惯性　　E. 抗药性

2. 利用药物协同作用的目的是

A. 增加药物的吸收　　B. 增加药物的疗效　　C. 减少药物不良反应

D. 增加药物的排泄　　E. 减少药物的副作用

3. 对某药产生耐受性后，对另一药物反应也降低是

A. 耐受性　　B. 躯体依赖性　　C. 交叉耐药性　　D. 抗药性　　E. 习惯性

4. 长期反复用药，一旦停药即出现戒断症状的是

A. 快速耐受性　　B. 生理依赖性　　C. 交叉耐药性　　D. 习惯性　　E. 抗药性

5. 青霉素与红霉素合用后的作用结果称为

A. 敏化作用　　B. 拮抗作用　　C. 协同作用　　D. 相减作用　　E. 互补作用

（二）B 型题（配伍选择题）

A. 生理性依赖　　B. 首剂现象　　C. 耐药性　　D. 耐受性　　E. 致敏性

1. 反复使用吗啡会产生

2. 哌唑嗪具有

3. 反复使用某种抗生素，细菌可产生

4. 反复使用麻黄碱会产生

A. 连续用药，产生精神及躯体依赖性，停药后出现戒断症状

B. 等量药物引起和一般病人相似但强度更高的药理效应或毒性

C. 连续用药后，病人对药物产生精神依赖，停药即出现主观不适

D. 长期用药机体对药物敏感性降低

E. 药物引起的反应是与个体体质有关,与用药剂量无关

5. 成瘾性指

6. 习惯性指

7. 过敏反应指

8. 高敏性指

9. 耐受性指

A. 躯体依赖性　　　B. 耐受性　　　　C. 交叉耐药性　　　D. 抗药性　　　E. 不良反应

10. 细菌对一种药物产生抗药性后,对有些药物亦不敏感

11. 不符合用药目的,甚至对病人不利的反应

12. 连续用药后,机体对药物敏感性降低,须加大剂量方出现药效

13. 在化学治疗中,病原体对药物的敏感性下降甚至消失

(三)X 型题(多项选择题)

1. 影响药物作用的机体方面因素是

A. 年龄　　　　　B. 性别　　　　　C. 病理状态　　　D. 精神因素　E. 遗传因素

2. 可产生成瘾性的药物是

A. 吗啡　　　　　B. 地西泮　　　　C. 哌替啶　　　　D. 巴比妥类　E. 氯丙嗪

3. 联合用药后治疗作用可能协同的是

A. 青霉素和链霉素　　B. β-受体阻断药和硝酸甘油　　C. 阿托品和毛果芸香碱

D. 吗啡和纳洛酮　　　E. β-受体阻断药和异丙肾上腺素

4. 连续用药后可能产生耐受性的药物是

A. 苯巴比妥　　B. 异丙肾上腺素　　C. 麻黄碱　　D. 异烟肼　　E. 硝酸甘油

5. 下列联合用药可能产生相互作用的是

A. 青霉素和丙磺舒　　　B. 双香豆素和阿司匹林　　　C. 西咪替丁和地西泮

D. 苯巴比妥和奎尼丁　　E. 苯妥英钠和地高辛

四、答案

(一)A 型题

1. A　　2. B　　3. C　　4. B　　5. B

(二)B 型题

1. A　　2. B　　3. C　　4. D　　5. A　　6. C　　7. E　　8. B　　9. D　　10. C

11. E　　12. B　　13. D

(三)X 型题

1. ABCDE　　　2. ABCD　　　3. AB　　　4. ABCDE　　　5. ABCDE

第五章　抗微生物药概论

一、考试大纲

1. 常用术语
抗菌谱、抗菌活性、化疗指数和抗菌后效应
2. 抗菌作用机制
抑制细胞壁合成、影响细胞膜功能、抑制蛋白质合成、干扰核酸代谢
3. 细菌的耐药性
耐药性的种类及产生机制
4. 抗菌药物的合理应用
(1)明确病因,针对性用药
(2)根据 PK/PD 原理指导临床合理用药
(3)根据患者生理病理情况合理用药
(4)严格控制抗菌药的预防应用
(5)防止和杜绝抗菌药物的滥用
(6)防止联合用药的滥用

二、应试指南

(一)常用术语

1. 抗菌谱
抗菌药物的抗菌范围。
2. 抗菌活性
抗菌药物抑制或杀灭病原菌的能力。
3. 化疗指数
化疗药物的半数动物致死量 LD_{50} 与治疗感染动物的半数有效量 ED_{50} 之比,即 LD_{50}/ED_{50}。化疗指数越大,表明该药物的毒性越小。
4. 抗菌后效应
指细菌与抗生素短暂接触,当抗生素浓度下降,低于 MIC 或消失后,细菌生长仍受到持续抑制的效应。

(二)抗菌药物主要作用机制

1. 抑制细胞壁合成
细菌细胞壁是维持细菌细胞外形完整及菌体渗透压的坚韧结构。青霉素类、头孢菌素类、磷霉素、环丝氨酸、万古霉素、杆菌肽等通过抑制细菌细胞壁合成的不同阶段而发挥作用。

2. 影响细胞膜功能

抗菌药通过以下几种方式使菌体胞浆膜受损：

(1)多肽类抗生素所含有的阳离子与胞浆膜中的磷脂结合,使膜功能受损。

(2)抗真菌药物选择性地与真菌胞浆膜中的麦角固醇结合,使膜通透性改变。

(3)氨基糖苷类通过离子吸附作用使胞浆膜通透性增加。

3. 抑制蛋白质合成

抑制蛋白质合成的药物分别作用于细菌蛋白质合成的不同阶段,即起始阶段、肽链延伸阶段及终止阶段。

4. 干扰核酸代谢

(1)喹诺酮类抑制细菌 DNA 回旋酶,从而抑制细菌的 DNA 复制。

(2)利福平特异性地抑制细菌 DNA 依赖的 RNA 多聚酶,阻碍 mRNA 的合成。

(3)核酸类似物是抑制病毒 DNA 合成的必需酶,终止病毒复制。

(三)细菌的耐药性

1. 分类

固有耐药性和获得性耐药性：

(1)固有耐药性是由细菌染色体基因决定。

(2)获得性耐药性是由于细菌与抗生素接触产生。

2. 耐药性产生机制

(1)产生灭活酶,使抗菌药物失活。

(2)抗菌药物作用靶位改变。

(3)降低细菌外膜通透性。

(4)影响主动外排系统。

(四)抗菌药物的合理应用

1. 尽早明确病原学诊断。

2. 根据抗菌药的抗菌活性、耐药性情况、药代动力学特性及不良反应合理选用抗菌药。

3. 根据患者的生理、病理、免疫等状态合理用药。

4. 严加控制抗菌药应用的几种情况

(1)病毒感染勿用抗菌药。

(2)发热原因未明者不宜轻易应用抗菌药。

(3)应尽量避免在皮肤黏膜上局部应用抗菌药。

(4)抗菌药的预防应用及联合应用均应有明确的指征。

三、考前模拟

(一)A 型题(最佳选择题)

1. 抑制细菌细胞壁的合成药物是

A. 磺胺嘧啶　　　B. 多黏菌素　　　C. 青霉素　　　D. 红霉素　　　E. 四环素

2. 影响细菌胞浆膜通透性的药物是

A. 两性霉素 B   B. 磺胺嘧啶   C. 利福平   D. 红霉素   E. 头孢菌素

3. 影响细菌蛋白质合成的药物是

A. 异烟肼   B. 多黏菌素   C. 红霉素   D. 氨苄西林   E. 头孢唑啉

4. 抑制细菌叶酸合成的药物是

A. 青霉素 G   B. 磺胺甲噁唑   C. 头孢拉定   D. 环丙沙星   E. 灰黄霉素

(二)B 型题(配伍选择题)

A. 阿莫西林   B. 亚胺培南   C. 氨曲南   D. 克拉维酸   E. 替莫西林

1. 可作为氨基糖苷类的替代品,与其合用可加强对铜绿假单胞菌和肠杆菌作用的药物是

2. 对革兰阳性菌、革兰阴性菌、厌氧菌均有强大抗菌活性的药物是

3. 对 β-内酰胺酶有抑制作用的药物是

4. 主要用于革兰阴性菌感染,而对革兰阳性菌作用差的药物是

A. 青霉素   B. 链霉素   C. 磺胺嘧啶   D. 四环素   E. 氯霉素

5. 易引起过敏性休克的药物是

6. 有明显耳毒性的药物是

7. 易引起二重感染的药物是

8. 严重损害骨髓造血功能的药物是

A. 氯霉素   B. 环丙沙星   C. 磺胺嘧啶   D. 红霉素   E. 呋喃妥因

9. 治疗流行性脑脊髓膜炎的首选药物是

10. 治疗伤寒、副伤寒的首选药物是

A. 红霉素   B. 罗红霉素   C. 克拉霉素   D. 克林霉素   E. 四环素

11. 临床可取代林可霉素应用的是

12. 长期大量使用可引起肝损害及维生素缺乏的是

13. 不耐酸,食物或碱性药物可减少其吸收的是

A. 磺胺嘧啶   B. 链霉素   C. 红霉素   D. 苯巴比妥   E. 水杨酸钠

14. 口服等量碳酸氢钠,增加其乙酰化代谢物溶解度的药物是

15. 碱性环境可增加其抗菌活性的药物是

16. 同服碳酸氢钠,防止胃酸对其分解的药物是

A. 磺胺嘧啶   B. 氧氟沙星   C. 利福平   D. 两性霉素 B   E. 红霉素

17. 抑制细菌依赖性 DNA 的 RNA 聚合酶,阻碍 mRNA 合成的药物是

18. 可与对氨基苯甲酸竞争二氢叶酸合成酶,阻碍叶酸合成的药物是

A. 万古霉素   B. 克林霉素   C. 克拉霉素   D. 红霉素   E. 阿奇霉素

19. 治疗厌氧菌引起的严重感染的药物是

20. 用于耐青霉素的金葡菌引起的严重感染的药物是

A. 头孢菌素类   B. 氨基糖苷类   C. 磺胺类   D. 甲氧苄胺嘧啶   E. 喹诺酮类

21. 抑制细菌蛋白质合成

22. 抑制细菌细胞壁合成

23. 与 PABA 竞争二氢蝶酸合酶

24. 抑制二氢叶酸还原酶
25. 抑制 DNA 回旋酶

(三)X 型题(多项选择题)

1. 属于静止期杀菌的抗生素有
A. 氨基糖苷类　　B. 四环素类　　　C. 青霉素类　　D. 大环内酯类　　E. 多黏菌素类
2. β-内酰胺类抗生素包括
A. 青霉素　　　　B. 红霉素　　　　C. 亚胺培南　　D. 头孢拉定　　E. 庆大霉素
3. 治疗脑膜炎临床可选用的药物有
A. 磺胺嘧啶　　　B. 庆大霉素　　　C. 青霉素　　　D. 红霉素　　　E. 氯霉素
4. 慢效抑菌药是
A. 甲氧苄啶　　　B. 多黏菌素　　　C. 头孢孟多　　D. 磺胺嘧啶　　E. 红霉素
5. 速效抑菌药是
A. 四环素　　　　B. 青霉素　　　　C. 阿奇霉素　　D. 罗红霉素　　E. 头孢拉定
6. 抑制细菌蛋白质合成的药物是
A. 链霉素　　　　B. 红霉素　　　　C. 土霉素　　　D. 氯霉素　　　E. 头孢唑啉
7. 防止细菌产生耐药性的措施是
A. 小剂量短时给药　　　　B. 必要的联合用药　　　C. 大剂量长期用药
D. 合理选用抗菌药　　　　E. 有计划轮换用药
8. 细菌产生耐药性的机制是
A. 改变细菌胞浆膜通透性　　B. 与药物结合　　C. 产生灭活酶
D. 加强主动流出系统　　　　E. 改变药物作用的靶位
9. 抑制细菌细胞壁的合成药物是
A. 四环素　　　B. 头孢拉定　　　C. 青霉素　　　D. 阿莫西林　　E. 磺胺嘧啶
10. 细菌繁殖期杀菌药为
A. 青霉素 G　　B. 林可霉素　　　C. 阿莫西林　　D. 链霉素　　　E. 头孢哌酮
11. 细菌静止期杀菌药为
A. 链霉素　　　B. 头孢曲松　　　C. 庆大霉素　　D. 多黏菌素　　E. 青霉素
12. 抗菌药物合理应用的基本原则是
A. 制定合理的给药方案和疗程　　B. 严格按适应证选药
C. 应小剂量间断用药　　　　　　D. 病毒感染要联合用药
E. 预防性用药应严格掌握适应证
13. 与青霉素合用时可产生拮抗作用的药物是
A. 红霉素　　　B. 交沙霉素　　　C. 庆大霉素　　　D. 甲氧苄啶　　　E. 四环素

四、答案

(一)A 型题

1. C　　　2. A　　　3. C　　　4. B

(二)B 型题

1. C   2. B   3. D   4. E   5. A   6. B   7. D   8. E   9. C   10. A
11. D   12. E   13. A   14. A   15. B   16. C   17. C   18. A   19. B   20. A
21. B   22. A   23. C   24. D   25. E

(三)X 型题

1. AE   2. ACD   3. ACE   4. AD   5. ACD   6. ABCD   7. BDE
8. ABCDE   9. BCD   10. ACE   11. ACD   12. ABE   13. ABE

第六章 β-内酰胺类抗生素

一、考试大纲

1. 青霉素类

(1)青霉素的体内过程、抗菌作用、临床应用、不良反应及其防治

(2)青霉素 V、双氯西林、氨苄西林、阿莫西林、美洛西林、替莫西林、哌拉西林等的抗菌作用特点及临床应用

2. 头孢菌素类

(1)头孢菌素的分代及各代抗菌作用的特点及临床应用

(2)头孢噻吩、头孢羟氨苄、头孢噻肟、头孢克洛、头孢哌酮、头孢匹罗等的抗菌作用特点

3. 其他 β-内酰胺类

(1)亚胺培南、氨曲南的抗菌谱及临床应用

(2)β-内酰胺酶抑制剂复方制剂奥格门汀和泰能的抗菌作用特点及临床应用

二、应试指南

(一)青霉素类

〈青霉素 G〉

(1)体内过程

①口服吸收少而不规则,易被胃酸及消化酶破坏,肌注或静滴给药。

②主要分布在细胞外液。

③以原形经肾小管分泌排泄,$t_{1/2}$ 0.5~1.0h。

(2)抗菌谱:革兰阳性球菌、革兰阴性球菌、革兰阳性杆菌、螺旋体及放线菌等。

(3)抗菌作用机制

①青霉素和 PBPs 活性位点通过共价键结合,抑制转肽酶活性,从而阻止了肽聚糖的合成,导致细胞壁缺损,引起细菌细胞死亡。

②β-内酰胺类抗生素使细胞壁自溶酶的活性增加,产生自溶或胞壁质水解。

(4)临床应用

①溶血性链球菌引起的咽炎、扁桃体炎、猩红热、蜂窝织炎、化脓性关节炎、败血症等;草绿色链球菌引起的心内膜炎;肺炎链球菌引起的大叶性肺炎、中耳炎等均以青霉素 G 作为首选药。

②脑膜炎奈瑟菌引起的脑膜炎。

③螺旋体感染:梅毒、钩端螺旋体病、螺旋体引起的回归热。

④革兰阳性杆菌感染,与相应抗毒素合用治疗破伤风、白喉、炭疽病。

(5)不良反应及防治

①严重的不良反应为过敏性休克。

②为防止过敏反应的发生,应详细询问病史及家族过敏史;初次使用、用药间隔三天以上或换批号必须做过敏试验,反应阳性者禁用;皮试时,必须做好抢救准备。

③发生休克应立即皮下注射肾上腺素 0.5～1.0mg,严重者须合用肾上腺糖皮质激素和抗组胺药,同时采用其他急救措施对症治疗。

〈耐霉青霉素〉

如双氯西林主要用于耐青霉素的葡萄球菌所致的败血症、心内膜炎、肺炎、骨髓炎、肝脓肿、皮肤软组织感染等。

〈广谱青霉素〉

(1)氨苄西林:对革兰阴性菌和革兰阳性菌均有杀菌作用。革兰阴性菌如流感嗜血杆菌、大肠埃希菌、沙门菌、痢疾志贺菌、脑膜炎奈瑟菌和不产酶的淋病奈瑟菌对其敏感。

(2)阿莫西林:主要用于由嗜血流感杆菌、化脓性链球菌、肺炎链球菌引起的呼吸道感染;也用于大肠埃希菌和肠球菌引起的尿道感染。

〈抗革兰阴性杆菌青霉素类〉

(1)美洛西林

①作用于部分肠道革兰阴性杆菌。

②作用机制是与 PBP-2 结合,使细菌分裂繁殖受阻。

③主要用于大肠埃希菌和某些敏感菌引起的尿路感染。

(2)替莫西林

①作用于产酶的革兰阴性杆菌如产酶流感杆菌、脑膜炎奈瑟菌、淋病奈瑟菌和卡他莫拉菌。

②对多种质粒或染色体编码的 β-内酰胺酶稳定。

③主要用于肠杆菌属细菌、流感杆菌和卡他莫拉菌所致的尿路与软组织感染。

〈抗铜绿假单胞菌青霉素类〉

(1)与铜绿假单胞菌生存必需的 PBPs 形成多位点结合,并对细菌细胞膜具有强大的穿透作用。

(2)主要用于治疗革兰阴性菌引起的严重感染,包括肺炎、烧伤后感染、耐青霉素和耐氨苄西林的耐药菌引起的尿道感染。

(二)头孢菌素类

1. 第一代头孢菌素(头孢氨苄、头孢拉定)抗菌作用特点

(1)对第一代头孢菌素敏感的革兰阳性球菌,包括肺炎球菌、链球菌、葡萄球菌。

(2)对金黄色葡萄球菌产生的 β-内酰胺酶的稳定性优于第二代和第三代。

(3)对革兰阴性杆菌的作用弱于第二、第三代,对革兰阴性菌产生的 β-内酰胺酶不稳定。

(4)对铜绿假单胞菌、耐药肠杆菌和厌氧菌无效。

(5)对肾脏有一定毒性。

2. 第二代头孢菌素(头孢呋辛、头孢克洛)抗菌作用特点

(1)第二代头孢菌素与第一代抗菌作用相似。

(2)对多数 β-内酰胺酶稳定,对革兰阴性菌如大肠埃希菌、克雷伯菌属、痢疾志贺菌、阴沟杆菌等的作用较第一代强,而对革兰阳性菌较第一代弱。

(3)对某些肠杆菌科细菌和铜绿假单胞菌作用仍较差。

(4)肾脏毒性低于第一代头孢菌素。

3. 第三代头孢菌素(头孢曲松、头孢哌酮)抗菌作用特点

(1)对革兰阴性菌产生的广谱 β-内酰胺酶高度稳定。

(2)对革兰阴性杆菌的作用强于第一、第二代头孢菌素。

(3)对革兰阳性菌作用弱于第一、第二代头孢菌素。

(4)具有很强的组织穿透力,体内分布广泛,可在组织、体腔、体液中达到有效浓度。

(5)抗菌谱宽,对铜绿假单胞菌和厌氧菌有不同程度的抗菌作用。

(6)对肾脏基本无毒性。

(7)主要用于治疗重症耐药菌引起的感染或以革兰阴性杆菌为主要致病菌,兼有厌氧菌和革兰阳性菌的混合感染。

4. 第四代头孢菌素(头孢吡肟)抗菌作用特点

(1)对酶高度稳定。

(2)对大肠埃希菌、金黄色葡萄球菌、铜绿假单胞菌抗菌效果好。

(3)对肠杆菌的作用超过第三代头孢菌素。

(4)对大多数厌氧菌有抗菌活性。

(5)主要用于对第三代头孢菌素耐药的革兰阴性杆菌引起的重症感染。

(三)非典型 β-内酰胺类抗生素

〈亚胺培南〉

1. 抗菌作用

对耐青霉素菌株及李斯特菌、芽孢杆菌属、阴沟杆菌、黏质沙雷菌的抗菌作用较强。对各类厌氧菌有较强的抗菌活性。

2. 临床应用

(1)治疗肠杆菌科细菌和铜绿假单胞菌引起的多重耐药感染。

(2)院内获得性肺炎伴免疫缺陷者引起的感染。

(3)需氧菌和厌氧菌的混合感染。

〈β-内酰胺酶抑制剂〉

1. 与 β-内酰胺类抗生素结构相似,抗菌作用弱,但与 β-内酰胺类抗生素联合应用可增强抗菌作用。

2. 保护 β-内酰胺类抗生素免受 β-内酰胺酶的水解。

〈克拉维酸〉

1. 对金黄色葡萄球菌产生的 β-内酰胺酶及肠杆菌科细菌、嗜血杆菌属、淋病奈瑟菌等质粒介导的 β-内酰胺酶有强大的抑制作用。

2. 对摩根杆菌、沙雷菌属和铜绿假单胞菌的染色体导入的 β-内酰胺酶抑制作用较差。

〈舒巴坦〉

舒巴坦的抑酶范围较克拉维酸广,对质粒和染色体导入的 β-内酰胺酶均有抑制作用,本身抑菌作用较弱。

〈三唑巴坦〉

三唑巴坦是舒巴坦的衍生物,为不可逆竞争性β-内酰胺酶抑制药,对铜绿假单胞菌、阴沟杆菌、黏质沙雷菌的染色体导入的β-内酰胺酶有一定的抑制作用。

三、考前模拟

(一)A 型题(最佳选择题)

1. 对铜绿假单胞菌有较强作用的药物是

A. 氯唑西林　　B. 美西林　　C. 阿莫西林　　D. 哌拉西林　　E. 替莫西林

2. 为了保护亚胺培南,防止其在肾中破坏,应与其配伍的药物是

A. 克拉维酸　　B. 舒巴坦　　C. 他唑巴坦　　D. 西司他汀　　E. 苯甲酰氨基丙酸

3. 抗菌谱和药理作用均类似于第三代头孢菌素的药物是

A. 头孢孟多　　B. 头孢氨苄　　C. 氨曲南　　D. 拉氧头孢　　E. 头孢吡肟

4. 青霉素可杀灭

A. 立克次体　　B. 支原体　　C. 螺旋体　　D. 病毒　　　E. 大多数革兰阴性菌

5. 与丙磺舒联合应用,有增效作用的药物是

A. 四环素　　B. 氯霉素　　C. 青霉素　　D. 红霉素　　E. 罗红霉素

6. 金葡菌对青霉素 G 产生耐药性的主要原因是

A. PBPs 与青霉素 G 亲和力下降　　B. 牵制机制　　C. 产生了 β-内酰胺酶

D. 菌体内药物浓度下降　　E. 缺乏自溶酶

7. 肾功能不全的患者禁用的药物是

A. 青霉素 G　　B. 广谱青霉素类　　C. 耐药青霉素类　　D. 第一代头孢菌素

E. 第三代头孢菌素

8. 对铜绿假单胞菌有效的 β-内酰胺类抗生素是

A. 青霉素 G　　B. 氨苄西林　　C. 头孢哌酮　　D. 萘啶酸　　E. 苯唑西林

9. 易对青霉素 G 产生耐药性的细菌是

A. 溶血性链球菌　　B. 肺炎球菌　　C. 金黄色葡萄球菌　　D. 白喉杆菌

E. 脑膜炎球菌

10. 治疗铜绿假单胞菌感染可选用的抗生素是

A. 氨苄西林　　B. 替卡西林　　C. 青霉素 V　　D. 阿莫西林　　E. 苯唑西林

11. 与青霉素相比,阿莫西林的作用是

A. 对 G^+ 细菌的抗菌作用强　　B. 对 G^- 杆菌作用强　　C. 对 β-内酰胺酶稳定

D. 对耐药金葡菌有效　　E. 对铜绿假单胞菌有效

12. 青霉素类共同具有的是

A. 耐酸口服有效　　B. 耐 β-内酰胺酶　　C. 抗菌谱广　　D. 主要用于 G^- 菌感染

E. 可能发生过敏性休克,并有交叉过敏反应

13. 老年人 G^- 杆菌感染宜选

A. 头孢菌素类　　B. 两性霉素 B　　C. 万古霉素　　D. 氨基糖苷类　　E. 多黏菌素

14. 具有一定肾毒性的 β-内酰胺类抗生素是

A. 第一代头孢菌素类　　　B. 耐酶青霉素类　　　C. 半合成广谱青霉素类

D. 青霉素 G　　　　　　　　E. 第三代头孢菌素类

15. 对钩端螺旋体引起的感染首选药物是

A. 链霉素　　　B. 红霉素　　　　C. 氯霉素　　D. 两性霉素 B　　E. 青霉素

16. 抗铜绿假单胞菌作用最强的头孢菌素是

A. 头孢哌酮　　B. 头孢他啶　　C. 头孢孟多　　D. 头孢噻吩　　E. 头孢氨苄

17. 对青霉素 G 不敏感的细菌是

A. 破伤风杆菌　　B. 脑膜炎双球菌　　C. 变形杆菌　　D. 溶血性链球菌　　E. 梅毒螺旋体

18. 治疗溶血性链球菌感染的首选药是

A. 庆大霉素　　B. 青霉素 G　　　　C. 红霉素　　　D. 氨苄西林　　　E. 头孢曲松

19. 克拉维酸的特性是

A. 抗菌作用强　　B. 抑酶谱窄　　C. 不良反应多而重　　D. 单独应用疗效好

E. 对 β-内酰胺酶有抑制作用

20. 青霉素 G 难以杀灭的细菌是

A. 梅毒螺旋体　　B. 溶血性链球菌　　C. 肺炎链球菌　　　D. 破伤风杆菌

E. MRSA

21. 大量青霉素钾盐静脉滴注的主要危险是

A. 耐药性　　B. 高血钾　　C. 二重感染　　　D. 过敏反应　　E. 局部刺激

22. 克拉维酸与阿莫西林等配伍依据是

A. 使阿莫西林用量减少, 毒性降低　　　　　B. 广谱 β-内酰胺酶抑制剂

C. 抗菌谱广　　　　　　　　　　　　　　D. 使阿莫西林口服吸收更好

E. 与阿莫西林竞争肾小管分泌

23. 人工合成的单环 β-内酰胺类药物是

A. 亚胺培南　　B. 哌拉西林　　C. 头孢氨苄　　　D. 氨曲南　　　E. 舒巴哌酮

24. 头孢菌素类抗菌作用部位是

A. 二氢叶酸合成酶　　　B. 移位酶　　　　　　C. 核蛋白 50S 亚基

D. 二氢叶酸还原酶　　　E. 细胞壁

25. 青霉素最应警惕的不良反应是

A. 过敏反应　　　　　B. 腹泻、恶心、呕吐　　C. 听力减退　　　D. 二重感染

E. 肝、肾损害

26. 抢救青霉素所致过敏性休克首选药物是

A. 肾上腺素　　B. 糖皮质激素　　C. 苯海拉明　　D. 青霉素酶　　E. 苯巴比妥

27. 下列对青霉素敏感的细菌是

A. 变形杆菌　　B. 铜绿假单胞菌　　C. 大肠杆菌　　D. 溶血性链球菌

E. 结核杆菌

28. 伴有肾功能不全的铜绿假单胞菌感染可选用的药物是

A. 多黏菌素 E　　B. 头孢哌酮　　C. 氨苄西林　　D. 庆大霉素　　　E. 克林霉素

(二)B型题(配伍选择题)

A. 第一代头孢菌素　　B. 第二代头孢菌素　　C. 第三代头孢菌素
D. 第四代头孢菌素　　E. 碳青霉烯类抗生素

1. 抗菌谱最广,抗菌作用最强的药物是
2. 对革兰阳性菌作用强,对革兰阴性菌作用弱的药物是
3. 对革兰阳性菌作用弱,对革兰阴性菌包括铜绿假单胞菌作用强的药物是
4. 对革兰阳性菌、革兰阴性菌、厌氧菌等的作用均很强的药物是

A. 氯霉素　　B. 青霉素　　C. 羧苄西林　　D. 利福平　　E. 红霉素

5. 用于治疗结核的药物是
6. 用于治疗梅毒的药物是
7. 用于治疗支原体肺炎的药物是
8. 用于治疗铜绿假单胞菌的药物是

A. 头孢他啶　　B. 氯霉素　　C. 青霉素G　　D. 多西环素　　E. 乙胺丁醇

9. 治疗结核病
10. 治疗溶血性链球菌引起的蜂窝织炎
11. 治疗铜绿假单胞菌引起的败血症

A. 青霉素V　　B. 替卡西林　　C. 舒巴坦　　D. 苯唑西林　　E. 哌拉西林

12. 主要用于耐药金葡菌感染的半合成青霉素
13. 耐酸、耐酶、抗菌活性弱于青霉素,与青霉素交叉过敏
14. 口服不吸收,主要用于治疗铜绿假单胞菌感染
15. 与他唑巴坦有良好的药动学同步性
16. 与氨苄西林配伍,防止产生耐药性

A. 脑脊液中浓度较高,酶稳定性高,适用于严重脑膜感染
B. 肾毒性较大
C. 口服吸收好,适用于肺炎球菌所致下呼吸道感染
D. 与庆大霉素合用时不能混合静脉滴注
E. 口服、肌注或静脉注射均可用于全身感染

17. 阿莫西林
18. 头孢噻啶
19. 头孢曲松
20. 羧苄西林

A. 克拉维酸　　B. 红霉素　　C. 头孢拉定　　D. 氯霉素　　E. 氨苄西林

21. 对铜绿假单胞菌作用强
22. 抑制骨髓造血功能
23. 抗菌谱较广,但对铜绿假单胞菌无效
24. 有广谱β-内酰胺酶抑制作用
25. 治疗军团菌病最有效的首选药物

(三)X 型题(多项选择题)

1. 第四代头孢菌素特点有
A. 对革兰阴性菌作用强　　　　B. 对革兰阳性菌作用强
C. 对 β-内酰胺酶稳定　　　　D. 无肾毒性
E. 可作为第三代头孢菌素替代药

2. 下列属于繁殖期杀菌的药物有
A. 氯霉素　　B. 头孢菌素　　C. 氨曲南　　D. 四环素　　E. 磺胺嘧啶

3. 青霉素的抗菌谱为
A. 敏感的革兰阳性和阴性球菌　　B. 革兰阳性杆菌　　C. 螺旋体
D. 支原体、立克次体　　　　E. 革兰阴性杆菌

4. β-内酰胺酶抑制有
A. 他唑巴坦　　B. 氨曲南　　C. 丙磺舒　　D. 舒巴坦　　E. 克拉维酸

5. 对青霉素敏感的细菌是
A. 溶血性链球菌　B. 立克次体　　C. 草绿色链球菌　D. 阿米巴原虫　E. 肺炎球菌

6. 青霉素可用于治疗
A. 溶血性链球菌所致的扁桃体炎、大叶性肺炎
B. 钩端螺旋体病
C. 草绿球菌、肠球菌所致的心内膜炎
D. G^- 杆菌引起的感染
E. 真菌感染

7. 第三代头孢菌素的作用特点是
A. 抗菌谱扩大,对铜绿假单胞菌及厌氧菌有不同程度的抗菌作用
B. 对 G^+ 菌及对 G^- 菌抗菌作用均强
C. 对 G^- 菌产生的 β-内酰胺酶比较稳定
D. 几乎无肾毒性
E. 用于耐药 G^- 菌引起的重症感染

8. β-内酰胺类抗生素包括
A. 青霉素类　　B. 头孢菌素类　　C. 碳青霉烯类　　D. β-内酰胺酶抑制药
E. 单环 β-内酰胺类

9. 青霉素试敏阳性的 G^+ 球菌感染应选用
A. 苯唑西林　　B. 氨苄西林　　C. 罗红霉素　　D. 羧苄西林　　E. 红霉素

四、答案

(一)A 型题

1. D　　2. D　　3. D　　4. C　　5. C　　6. C　　7. D　　8. C　　9. C　　10. B
11. B　　12. E　　13. A　　14. A　　15. E　　16. B　　17. C　　18. B　　19. E　　20. E
21. B　　22. B　　23. D　　24. E　　25. A　　26. A　　27. D　　28. B

(二)B 型题

1. E   2. A   3. C   4. D   5. D   6. B   7. E   8. C   9. E   10. C
11. A   12. D   13. A   14. B   15. E   16. C   17. C   18. B   19. A   20. D
21. C   22. D   23. E   24. A   25. B

(三)X 型题

1. ABCDE   2. BC   3. ABC   4. ADE   5. ACE   6. ABC   7. ACDE
8. ABCDE   9. CE

第七章 大环内酯类及其他抗菌药物

一、考试大纲

1. 大环内酯类

(1)大环内酯类的抗菌作用及机制、药动学特点、临床应用、不良反应

(2)红霉素、罗红霉素、克拉霉素、阿奇霉素的抗菌作用特点、临床应用及不良反应

2. 克林霉素(林可霉素)与万古霉素

(1)克林霉素抗菌作用及机制、临床应用、不良反应

(2)万古霉素、替考拉宁抗菌作用及不良反应

二、应试指南

(一)大环内酯类抗生素

1. 大环内酯类抗生素的抗菌作用

(1)抗菌作用

①大多数革兰阳性菌、部分革兰阴性菌及一些非典型致病菌。

②大环内酯类通常为抑菌剂,高浓度时对敏感菌为杀菌剂,在碱性环境中抗菌活性增强。

(2)抗菌作用机制

①大环内酯类作用于细菌核糖体 50S 亚基,阻止 70S 亚基始动复合物形成。

②与细菌核糖体 50S 亚基特殊靶位结合,选择性抑制细菌蛋白质合成。

③与细菌核糖体 50S 亚基的 L22 蛋白质结合,影响肽链延长阶段。

2. 药动学特点

(1)红霉素易被胃酸破坏,新大环内酯类不易被胃酸破坏。

(2)广泛分布到除脑组织和脑脊液以外的各种组织和体液。

(3)在肝脏代谢,并可能抑制某些药物的氧化。

(4)红霉素和阿奇霉素主要聚积和分泌在胆汁中,部分药物经肝肠循环被重吸收。

3. 临床应用

(1)大环内酯类抗生素治疗链球菌引起的急性扁桃体炎、急性咽炎、鼻窦炎、猩红热、蜂窝织炎。

(2)治疗嗜肺军团菌、麦克达德军团菌或其他军团菌引起的肺炎及社区获得性肺炎。

(3)衣原体、支原体所致的呼吸系统感染及泌尿生殖系统感染。

(4)棒状杆菌属感染

4. 不良反应:胃肠道反应、肝损害、耳毒性、过敏反应及二重感染。

〈红霉素〉

抗菌作用特点及临床应用:

(1)为防止胃酸破坏,一般应用其肠衣片或酯化物制剂。

（2）红霉素是治疗军团菌病、百日咳、空肠弯曲菌肠炎和支原体肺炎的首选药。

（3）不良反应为胃肠道反应及静脉炎。

〈克拉霉素〉

抗菌作用特点及临床应用：抗菌活性在大环内酯类抗生素中为最强者，对金黄色葡萄球菌和化脓性链球菌的 PAE 较红霉素长 3 倍，其代谢产物 14-羟基克拉霉素与克拉霉素具有协同抗菌活性。

〈阿奇霉素〉

抗菌作用特点及临床应用：

（1）对酸稳定、胃肠道刺激弱，抗嗜肺军团菌、嗜血流感杆菌、支原体、衣原体活性优于红霉素。

（2）具有口服吸收快、组织分布广、细胞内浓度高等优点。

（3）对革兰阴性菌具有更高的抗菌活性，是大环内酯类中对肺炎支原体作用最强的药物。

（4）具有明显的抗菌后效应。

（二）克林霉素与万古霉素

〈克林霉素〉

1. 抗菌谱

（1）对各类厌氧菌均有强大杀菌作用。

（2）对 G^+ 需氧球菌和 G^- 需氧球菌敏感。

2. 抗菌作用机制

作用于细菌核糖体 50S 亚基抑制细菌蛋白质合成。

3. 临床应用

（1）需氧革兰阳性球菌感染。

（2）敏感厌氧菌引起的严重感染，尤其对脆弱类杆菌所致的感染。

4. 不良反应

（1）胃肠道反应，偶见潜在致死性假膜性肠炎。

（2）变态反应表现为皮疹、瘙痒、荨麻疹、多形性红斑、剥脱性皮炎或药热。

（3）肝毒性表现为少数患者可出现转氨酶升高、黄疸。

〈万古霉素〉

1. 抗菌谱

对革兰阳性菌（包括敏感葡萄球菌及耐甲氧西林金黄色葡萄球菌）产生强大杀菌作用。

2. 抗菌作用机制

抑制葡萄糖基转移酶，阻断细菌细胞壁高分子肽聚糖合成，细菌因细胞壁缺陷而破裂死亡。

3. 临床应用

①适用于耐青霉素、耐头孢菌素的革兰阳性菌所致严重感染，是治疗 MRSA 感染的首选药。②治疗对青霉素类和头孢菌素类过敏患者的严重葡萄球菌感染。③口服治疗难辨梭杆菌性假膜性结肠炎。

4. 不良反应

(1)变态反应:皮疹和过敏性休克。快速静脉注射万古霉素出现"红人综合征"或"红颈综合征"。

(2)耳毒性:表现为听力减退,甚至耳聋。联合应用氨基糖苷类抗生素、速尿或利尿酸可加重耳毒性反应。

(3)肾毒性:表现为肾小管损伤、肾衰竭。

〈替考拉宁〉

1. 对大多数金黄色葡萄球菌及表皮葡萄球菌的作用强于万古霉素。

2. 替考拉宁很少引起"红人综合征"。

3. 偶见耳毒性。

三、考前模拟

(一)A 型题(最佳选择题)

1. 治疗急慢性骨髓炎的药物是
A. 金霉素　　　B. 克林霉素　　　C. 四环素　　　D. 土霉素　　　E. 乙酰螺旋霉素

2. 治疗胆道感染的药物是
A. 异烟肼　　　B. 金霉素　　　C. 克林霉素　　　D. 链霉素　　　E. 妥布霉素

3. 对军团病疗效好的药物是
A. 多西环素　　　B. 庆大霉素　　　C. 红霉素　　　D. 四环素　　　E. 麦迪霉素

4. G^+菌感染者对青霉素过敏时可选用
A. 阿莫西林　　　B. 氨苄西林　　　C. 红霉素　　　D. 羧苄西林　　　E. 苯唑西林

5. 支原体肺炎的首选药物是
A. 红霉素　　　B. 四环素　　　C. 氯霉素　　　D. 青霉素　　　E. 土霉素

6. 对大环内酯类抗生素不敏感的细菌是
A. G^+菌　　　B. G^-球菌　　　C. 大肠杆菌、变形杆菌　　　D. 军团菌

E. 衣原体和支原体

7. 大环内酯类抗生素是
A. 治疗铜绿假单胞菌感染的药物　　　　B. 治疗大肠杆菌感染的药物

C. 治疗厌氧菌感染的药物　　　　D. 治疗真菌感染的药物

E. 青霉素过敏的替代药

8. 红霉素的作用机制是
A. 破坏细菌的细胞膜　　　　B. 抑制细菌细胞壁生物合成

C. 与 PABA 竞争二氢蝶酸合酶　　　　D. 抑制 DNA 回旋酶

E. 与细菌核蛋白体的 50S 亚基结合,抑制细菌蛋白质合成

9. 不属于红霉素不良反应的是
A. 胃肠道反应　　　B. 肝损害　　　C. 过敏反应　　　D. 静注可致静脉炎

E. 红人综合征

(二)B 型题(配伍选择题)

A. 红霉素　　　B. 氯霉素　　　C. 氨苄西林　　　D. 头孢拉定　　　E. 克拉维酸

1. 抗菌谱较广,但对铜绿假单胞菌无效

2. 有广谱 β-内酰胺酶抑制作用

3. 治疗军团菌病最有效的首选药物

A. 多黏菌素　　　B. 环丙沙星　　　C. 林可霉素　　　D. 头孢唑啉　　　E. 庆大霉素

4. 与核蛋白体 50S 亚基结合,抑制蛋白质合成

5. 与核蛋白体 30S 亚基结合,抑制蛋白质合成

6. 抑制 DNA 回旋酶

7. 抑制黏肽交叉联结,使细胞壁缺损

8. 使细菌胞浆膜通透性增加

(三)X 型题(多项选择题)

1. 新大环内酯类抗生素的药理学特征有

A. 组织、细胞内药物浓度高　　　B. 抗菌谱扩大　　　C. 抗菌活性增强

D. 对酸稳定口服吸收好　　　E. 对红霉素耐药菌有效

2. 红霉素的作用特点是

A. 对革兰阳性菌有强大的抗菌作用　　　B. 抗菌谱与青霉素相似但略广

C. 属繁殖期杀菌剂　　　D. 对青霉素耐药的金葡菌有效

E. 首选治疗军团菌

3. 大环内酯类抗生素的共同特点是

A. 大部分以原形经肾排泄,无肝肠循环　　　B. 有机弱碱性化合物

C. 能通过血脑屏障　　　D. 碱性环境下抗菌活性较强

E. 抗菌范围略大于青霉素

4. 红霉素的主要不良反应有

A. 胃肠道反应　　　B. 肝损害　　　C. 过敏反应　　　D. 肾损害　　　E. 静注可致静脉炎

5. 克林霉素的作用特点是

A. 对各类厌氧菌有强大的抗菌作用　　　B. 抑制细菌蛋白质合成

C. 与大环内酯类存在交叉耐药性　　　D. 金葡菌引起的骨髓炎为首选药

E. 长期用药可能引起假膜性肠炎

6. 有关阿奇霉素描述正确的是

A. 惟一半合成的 15 元大环内酯类抗生素　　　B. 半衰期长,每日给药一次

C. 对某些细菌表现为快速杀菌作用　　　D. 对 G⁻ 有抗菌作用

E. 不良反应小

7. 细菌对大环内酯类抗生素产生耐药性的机制是

A. 产生灭活酶　　　B. 靶位的结构改变　　　C. 摄入减少和外排增多

D. 与药物结合　　　E. 缺乏自溶酶

8. 下列属于抑菌药的是

A. 螺旋霉素　　　B. 四环素　　　C. 羧苄西林　　　D. 林可霉素　　　E. 磺胺类

9. 与青霉素合用时可产生拮抗作用的药物是

A. 红霉素　　　B. 交沙霉素　　C. 庆大霉素　　　D. 甲氧苄啶　　　E. 四环素

10. 对支原体肺炎有效的药物是
A. 多西环素   B. 异烟肼   C. 红霉素   D. 青霉素   E. 罗红霉素

四、答案

(一)A 型题

1. B   2. C   3. C   4. C   5. A   6. C   7. E   8. E   9. E

(二)B 型题

1. C   2. E   3. A   4. C   5. E   6. B   7. D   8. A

(三)X 型题

1. ABCD   2. ABDE   3. BDE   4. ABE   5. ABCDE   6. ABCDE   7. ABC

8. ABDE   9. ABE   10. ACE

第八章　氨基糖苷类抗生素及多黏菌素

一、考试大纲

1. 氨基糖苷类的共性

氨基糖苷类抗菌作用机制、抗菌谱、临床应用和不良反应

2. 常用氨基糖苷类抗生素

链霉素、庆大霉素、阿米卡星、奈替米星等抗菌作用及临床应用

二、应试指南

(一)氨基糖苷类的共性

1. 抗菌作用机制

氨基糖苷类抗生素为静止期杀菌剂。

(1)氨基糖苷类引起菌体细胞膜缺损使胞膜通透性增加,生命重要物质外漏,从而导致细菌死亡。

(2)特异性与核糖体 30S 亚基结合,抑制细菌蛋白质生物合成。

2. 抗菌谱

(1)氨基糖苷类对各种需氧革兰阴性杆菌具有强大抗菌活性。

(2)与 β-内酰胺类抗生素合用,对肠球菌属、李斯特菌属、草绿色链球菌和铜绿假单胞菌可获协同作用。

3. 临床应用

(1)敏感需氧革兰阴性杆菌所致的全身感染。

(2)联合用药治疗革兰阳性菌的感染。

(3)结核杆菌和非典型分枝杆菌感染。

4. 不良反应

(1)耳毒性:①前庭功能障碍表现为头晕、视力减退、眼球震颤、眩晕、恶心、呕吐和共济失调;②耳蜗听神经损伤表现为耳鸣、听力减退和永久性耳聋。

(2)肾毒性:表现为蛋白尿、管型尿、血尿等,严重时可产生氮质血症和导致肾功能降低。

(3)神经肌肉麻痹:引起心肌抑制、血压下降、肢体瘫痪和呼吸衰竭。

(4)变态反应:少见皮疹、发热、血管神经性水肿。

〈链霉素〉

(1)主要治疗土拉菌病和鼠疫,常与四环素联合应用。

(2)治疗多药耐药的结核病。

(3)与青霉素合用可治疗溶血性链球菌、草绿色链球菌及肠球菌等引起的心内膜炎。

〈庆大霉素〉

(1)庆大霉素是治疗各种革兰阴性杆菌感染的主要抗菌药。

(2)与青霉素或其他抗生素合用治疗严重的肺炎球菌、铜绿假单胞菌、肠球菌、葡萄球菌或草绿色链球菌感染。

(3)避免β-内酰胺类与庆大霉素在同一输液瓶内同时滴注。

〈阿米卡星〉

(1)阿米卡星是抗菌谱广,对革兰阴性杆菌和金黄色葡萄球菌均有较强的抗菌活性。

(2)对肠道革兰阴性杆菌和铜绿假单胞菌所产生的多种钝化酶稳定,治疗耐氨基糖苷类菌株所致的感染。

(3)与β-内酰胺类抗生素有协同抗菌作用,用于粒细胞缺乏或其他免疫缺陷患者合并严重革兰阴性杆菌感染。

〈奈替米星〉

(1)奈替米星对肠杆菌科大多数细菌均具强大抗菌活性。

(2)对多种氨基糖苷类钝化酶稳定。

(3)与β-内酰胺类联合用药对金葡菌、铜绿假单胞菌、肺炎杆菌和肠球菌属均有协同作用。

(4)主要用于治疗各种敏感菌引起的严重感染。

三、考前模拟

(一)A 型题(最佳选择题)

1. 不属于氨基糖苷类共同特点的是

A. 水溶性好、性质稳定　　　 B. 由氨基糖分子和非糖部分的苷元结合而成

C. 对 G^+ 菌具有高度抗菌活性　　 D. 对 G^- 需氧杆菌具有高度抗菌活性

E. 与核蛋白体 30S 亚基结合,抑制蛋白质合成

2. 与速尿合用增强耳毒性的药物是

A. 青霉素 G　　 B. 氨基糖苷类　　 C. 四环素　　 D. 氯霉素　　 E. 氨苄西林

3. 氨基糖苷类药物中,耳毒性和肾毒性最小的是

A. 庆大霉素　 B. 卡那霉素　 C. 新霉素　　 D. 丁胺卡那霉素　 E. 链霉素

4. 适用于铜绿假单胞菌感染的药物是

A. 红霉素　　 B. 氯霉素　　 C. 利福平　　 D. 庆大霉素　　 E. 林可霉素

5. 氨基糖苷类抗生素主要不良反应是

A. 胃肠道反应　 B. 肌痉挛　　 C. 灰婴综合征　 D. 肝脏损害

E. 第八对脑神经损害

6. 治疗鼠疫杆菌和结核杆菌感染的抗生素是

A. 链霉素　　 B. 阿米卡星　 C. 庆大霉素　 D. 妥布霉素　　 E. 卡那霉素

7. 治疗鼠疫的首选药是

A. 林可霉素　 B. 红霉素　　 C. 链霉素　　 D. 青霉素　　 E. 四环素

(二)B 型题(配伍选择题)

A. 妥布霉素　 B. 链霉素　　 C. 庆大霉素　 D. 阿米卡星　　 E. 大观霉素

1. 用于抗结核杆菌的药物是

2. 口服用于肠道感染或肠道手术前准备的药物是

A. 庆大霉素　　　B. 链霉素　　　　　C. 奈替米星　　　D. 妥布霉素　　　　E. 小诺米星

3. 与其他抗结核药联合使用的药物是

4. 对多种氨基糖苷类钝化酶稳定的药物是

A. 青霉素　　　　B. 庆大霉素　　　　C. 红霉素　　　　D. 氯霉素　　　　　E. 四环素

5. 损害第八对脑神经

6. 抑制骨髓造血功能

7. 影响骨和牙的生长发育

8. 静脉给药可引起静脉炎

9. 可引起过敏性休克

A. 两性霉素 B　　B. 环丙沙星　　　　C. 四环素　　　　D. 庆大霉素　　　　E. 氯霉素

10. 治疗产青霉素酶的淋球菌感染

11. 治疗全身性深部真菌感染

12. 治疗铜绿假单胞菌感染

13. 治疗立克次体感染

(三)X 型题(多项选择题)

1. 细菌静止期杀菌药为

A. 链霉素　　　　　B. 头孢曲松　　　　C. 庆大霉素　　　D. 多黏菌素　　　　E. 青霉素

2. 氨基糖苷类抗生素的不良反应有

A. 耳毒性　　　B. 肾毒性　　　C. 神经肌肉阻滞作用　　　D. 过敏反应　　　E. 二重感染

3. 不宜与氨基糖苷类抗生素合用的药物是

A. 万古霉素　　B. 呋塞米　　C. 第一代头孢菌素　　　D. 顺铂　　　E. 阿莫西林

4. 氨基糖苷类抗生素作用特点是

A. 杀菌速率和杀菌持续时间与浓度正相关　　　B. 对需氧 G^- 杆菌有强大抗菌活性

C. 具有较长时间的 PAE　　　　　　　　　　D. 在碱性环境中抗菌活性增强

E. 具有初次接触效应

5. 下列氨基糖苷类中可治疗铜绿假单胞菌感染的是

A. 庆大霉素　　　B. 西索米星　　　C. 妥布霉素　　　D. 卡那霉素　　　E. 阿米卡星

6. 下列氨基糖苷类中可治疗结核的是

A. 庆大霉素　　　B. 链霉素　　　　C. 阿米卡星　　　D. 妥布霉素　　　E. 卡那霉素

7. 细菌对氨基糖苷类抗生素产生耐药性的机制是

A. 产生钝化酶　　　　B. 外膜膜孔蛋白结构改变　　　C. 靶位的修饰

D. 产生 β-内酰胺酶　　　E. 增强药物主动外排

8. 对阿米卡星叙述正确的是

A. 是卡那霉素的半合成衍生物　　　B. 是抗菌谱最广的氨基糖苷类

C. 对肠道 G^- 杆菌和铜绿假单胞菌产生的灭活酶稳定

D. 用于治疗对其他氨基糖苷类耐药菌株引起的感染

E. 与 β-内酰胺类联合产生协同作用

9. 对万古霉素描述正确的是

A. 抑制细菌细胞壁生物合成　　　　B. 口服难以吸收,可治疗肠道感染

C. 静脉给药仅用于严重 G^+ 菌感染　　D. 主要不良反应有耳毒性、肾毒性

E. 快速静注出现"红人综合征"

10. 氨基糖苷类抗生素有

A. 米诺环素　　B. 罗红霉素　　C. 阿米卡星　　D. 妥布霉素　　E. 庆大霉素

11. 庆大霉素的作用特点是

A. 主要治疗 G^- 菌感染　　　　　B. 口服治疗肠道感染

C. 与羧苄西林合用治疗铜绿假单胞菌感染

D. 不良反应有耳毒性、肾毒性　　　E. 对耐药青霉素 G 的金葡菌感染有效

四、答案

(一)A 型题

1. C　　2. B　　3. D　　4. D　　5. E　　6. A　　7. C

(二)B 型题

1. B　　2. C　　3. C　　4. A　　5. B　　6. D　　7. E　　8. C　　9. A　　10. B

11. A　　12. D　　13. C

(三)X 型题

1. ACD　　2. ABCD　　3. ABCD　　4. ABCDE　　5. AC　　6. BE　　7. ABE

8. ABCDE　　9. ABCDE　　10. CDE　　11. ABCDE

第九章 四环素类和氯霉素

一、考试大纲

1. 四环素类
(1)四环素类抗菌作用机制、临床应用及不良反应
(2)四环素、米诺霉素、多西环素、美他环素抗菌作用特点及临床应用
2. 氯霉素类
体内过程特点、抗菌作用机制、临床应用及不良反应

二、应试指南

(一)四环素类

1. 抗菌作用

四环素类为快速抑菌剂。抑菌机制:四环素类与细菌核糖体30S亚基在A位上特异性结合,抑制肽链延长和细菌蛋白质的合成。

2. 临床应用

用于治疗立克次体感染、衣原体感染、支原体感染、螺旋体感染以及肉芽肿鞘杆菌引起的腹股沟肉芽肿、霍乱弧菌引起的霍乱和布鲁菌引起的布鲁菌病等。

3. 不良反应

(1)胃肠道反应。
(2)二重感染:长期应用广谱抗生素敏感菌被抑制,不敏感菌生长繁殖引起新的感染。
(3)影响牙齿和骨骼发育
(4)肝毒性表现为急性肝细胞脂肪性坏死。
(5)光敏反应。
(6)与利尿药合用可导致肾小管酸中毒。

〈四环素〉

四环素为广谱快速抑菌剂,用于立克次体病、衣原体病、支原体病及螺旋体病的临床治疗。

〈米诺霉素〉

1. 米诺霉素抗菌活性较四环素强,对耐四环素菌株也有良好抗菌作用。
2. 对肺炎支原体、沙眼衣原体和立克次体等也有较好抑制作用。
3. 主要用于治疗上述各种敏感病原体所致的感染。

〈多西环素〉

1. 多西环素对耐四环素的金黄色葡萄球菌有效。
2. 具有速效、强效和长效的特点。
3. 现已取代天然四环素类作为各种适应证的首选药物或次选药物。

(二)氯霉素

1. 体内过程特点

(1)口服后吸收迅速而完全,不宜肌内注射给药。

(2)口服或静脉注射给药,均能广泛分布到全身组织和体液,易透过血脑屏障进入脑组织和脑脊液。

(3)新生儿用药时,可因葡萄糖醛酰转移酶活性减低,使氯霉素在体内的消除过程明显减慢。

(4)为肝药酶抑制剂。

2. 抗菌作用机制

氯霉素可作用于细菌70S核糖体的50S亚基,抑制转肽酶反应而阻断肽链延长,从而抑制细菌蛋白质合成。

3. 临床应用

(1)与青霉素合用是治疗脑脓肿的首选方案,适用于对需氧、厌氧菌混合感染引起的耳源性脑脓肿。

(2)治疗伤寒和副伤寒常采用口服给药,适用于敏感菌株所致感染的散发病例。

(3)治疗敏感菌引起的各种眼部感染。

(4)氯霉素对脆弱类杆菌等厌氧菌有抗菌活性,故可用于治疗腹腔脓肿、肠穿孔后腹膜炎及盆腔炎等膈肌以下部位的厌氧菌感染。

4. 不良反应

(1)胃肠道反应。

(2)灰婴综合征发生在早产儿和新生儿氯霉素蓄积而干扰线粒体核糖体的功能,表现为呼吸抑制、心血管性虚脱、发绀和休克。

(3)骨髓功能障碍表现为可逆性红细胞生成抑制及再生障碍性贫血。

三、考前模拟

(一)A 型题(最佳选择题)

1. 治疗斑疹伤寒的药物是

A. 青霉素　　　B. 头孢菌素　　　C. 四环素　　　D. 氯霉素　　　E. 复方新诺明

2. 治疗伤寒的药物是

A. 四环素　　　B. 多西环素　　　C. 红霉素　　　D. 氯霉素　　　E. 麦迪霉素

3. 氯霉素的最严重不良反应是

A. 消化道反应　　B. 二重感染　　　C. 骨髓抑制　　D. 过敏反应　　E. 日光性皮炎

4. 不属于四环素不良反应的是

A. 影响牙齿和骨骼发育　　　B. 肝毒性表现为急性肝细胞脂肪性坏死

C. 神经肌肉阻滞作用　　　　D. 与利尿药合用可导致肾小管酸中毒

E. 光敏反应

5. 引起二重感染的药物是

A. 红霉素　　　B. 四环素　　　C. 青霉素　　　D. 妥布霉素　　　E. 多黏菌素

6. 引起幼儿牙釉质发育不全的是

A. 青霉素　　　B. 林可霉素　　C. 四环素　　　D. 磺胺嘧啶　　　E. 红霉素

7. 下列氯霉素的最佳适应证是

A. 伤寒、副伤寒　　　　　B. 结核性脑膜炎　　　　　C. 大叶性肺炎

D. 淋病　　　　　　　　　E. 流行性脑脊髓膜炎

8. 四环素类抗菌作用的机制是

A. 抑制菌体蛋白质生物合成　　B. 抑制细菌叶酸合成　　C. 抑制细菌 DNA 回旋酶

D. 抑制细菌细胞壁的合成　　　E. 改变胞浆膜的通透性

9. 用于治疗立克次体病的药物是

A. 四环素　　　B. 青霉素　　　C. 链霉素　　　D. 庆大霉素　　　E. 磺胺嘧啶

(二)B 型题(配伍选择题)

A. 氯霉素　　　B. 青霉素　　　C. 羧苄西林　　　D. 利福平　　　E. 四环素

1. 治疗结核病药物

2. 用于治疗梅毒药物

3. 用于治疗支原体肺炎药物

4. 用于治疗伤寒和副伤寒药物

5. 用于治疗铜绿假单胞菌感染药物

A. 头孢他啶　　B. 氯霉素　　　C. 青霉素 G　　　D. 多西环素　　　E. 卡那霉素

6. 治疗衣原体所致的鹦鹉热

7. 治疗结核病

8. 治疗溶血性链球菌引起的蜂窝织炎

9. 治疗铜绿假单胞菌引起的败血症

A. 两性霉素 B　　　B. 环丙沙星　　　C. 四环素　　　D. 庆大霉素　　　E. 氯霉素

10. 治疗伤寒、副伤寒

11. 治疗全身性深部真菌感染

12. 治疗铜绿假单胞菌感染

13. 治疗立克次体感染

(三)X 型题(多项选择题)

1. 氯霉素主要不良反应有

A. 不可逆的再生障碍性贫血　　B. 治疗性休克　　C. 耳毒性

D. 抑制婴儿骨骼生长　　　　　E. 对早产儿和新生儿可引起循环衰竭

2. 氯霉素的作用特点是

A. 首选用于治疗伤寒、副伤寒　　　B. 常用于其他药物疗效欠佳的脑膜炎患者

C. 首选用于百日咳、菌痢等　　　　D. 用于衣原体、支原体等感染

E. 可与氨基糖苷类抗生素合用,治疗厌氧菌心内膜炎、败血症

3. 下列关于四环素的正确叙述有
A. 是抑制细菌蛋白质合成的广谱抗生素
B. 对铜绿假单胞菌、真菌有效
C. 对革兰阳性菌作用不如青霉素和头孢菌素
D. 对革兰阴性菌作用不如链霉素和氯霉素
E. 妊娠 5 个月以上的孕妇、哺乳期妇女禁用

4. 克林霉素的作用特点是
A. 对各类厌氧菌有强大的抗菌作用　　B. 抑制细菌蛋白质合成
C. 与大环内酯类存在交叉耐药性　　D. 金葡菌引起的骨髓炎为首选药
E. 长期用药可能引起伪膜性肠炎

5. 对多西环素描述正确的是
A. 抗菌作用具有速效、强效、长效的特点　　B. 抑制细菌蛋白质生物合成
C. 药物经胆道排泄,易形成肠肝循环　　D. 对土霉素、四环素耐药的金葡菌有效
E. 适用于敏感菌引起的胆道感染

6. 四环素的不良反应包括
A. 局部刺激　　B. 影响牙和骨生长　　C. 再生障碍性贫血　　D. 二重感染
E. 肝脏毒性

7. 对四环素敏感的病原微生物是
A. G$^+$菌　　B. G$^-$菌　　C. 立克次体　　D. 真菌　　E. 病毒

8. 氯霉素的不良反应是
A. 胃肠道反应　　B. 耳毒性　　C. 骨髓抑制　　D. 灰婴综合征　　E. 二重感染

四、答案

(一)A 型题

1. C　2. D　3. C　4. C　5. B　6. C　7. A　8. A　9. A

(二)B 型题

1. D　2. B　3. E　4. A　5. C　6. D　7. E　8. C　9. A　10. E
11. A　12. D　13. C

(三)X 型题

1. ABE　2. ABD　3. ACDE　4. ABCDE　5. ABCDE　6. ABDE　7. ABC
8. ACDE

第十章 人工合成抗菌药

一、考试大纲

1. 喹诺酮类

(1)喹诺酮类的药动学特点、抗菌作用及机制、临床应用和不良反应

(2)诺氟沙星、环丙沙星、左氧氟沙星、司帕沙星、加替沙星等的抗菌作用及其临床应用

2. 磺胺类和甲氧苄啶

(1)磺胺类的抗菌作用及机制、临床应用和不良反应

(2)磺胺嘧啶、磺胺甲噁唑的抗菌作用特点及其临床应用

(3)甲氧苄啶的抗菌作用机制及其特点

二、应试指南

（一）喹诺酮类

1. 药动学特点

(1)口服吸收迅速而完全。

(2)广泛分布于组织和体液中,在肺、肝、肾、膀胱、前列腺、卵巢、输卵管和子宫内膜的药物浓度要高于血药浓度。

(3)大多数主要是以原形经肾小管分泌或肾小球滤过排出。

2. 抗菌作用及机制

主要是抑制细菌 DNA 回旋酶阻碍细菌 DNA 复制、转录,最终导致细胞死亡。

(1)具有强大抗革兰阴性菌活性。

(2)抗菌作用机制。

3. 临床应用

用于敏感菌引所致泌尿生殖道感染、肠道感染、呼吸系统感染、骨骼系统感染、皮肤软组织感染、化脓性脑膜炎及克雷伯菌属、肠杆菌属、沙雷菌属所致的败血症。

4. 不良反应

(1)胃肠道反应。

(2)严重中枢神经系统反应,表现为复视、色视、抽搐、幻觉等。

(3)变态反应。

(4)与使 Q-T 间期延长的药物合用产生心脏毒性。

(5)肝功能及肾功能的损害。

〈诺氟沙星〉

1. 诺氟沙星抗菌谱广、抗菌作用强。

2. 对大多数革兰阴性杆菌具有转高的抗菌活性。

3. 临床主要用于肠道和泌尿生殖道敏感菌的感染。

〈环丙沙星〉

1. 胆汁中药物浓度可超过血药浓度。

2. 对革兰阴性杆菌的体外抗菌活性在氟喹诺酮类中最强。

3. 治疗敏感菌引起的泌尿道、胃肠道、呼吸道、骨关节、腹腔及皮肤软组织等感染。

〈左氧氟沙星〉

抗菌作用特点及临床应用：

1. 对葡萄球菌、链球菌及厌氧菌的抗菌活性强。

2. 对支原体、衣原体及军团菌也有较强的杀灭作用。

3. 不良反应在氟喹诺酮类中最轻，主要为胃肠道反应。

〈司帕沙星〉

1. 半衰期长。组织穿透力强。胆汁中浓度高，可形成肝肠循环。

2. 对 G^+ 球菌的作用强，对厌氧菌及支原体、衣原体的抗菌活性强。

3. 用于敏感菌引起的胃肠道、呼吸道、泌尿生殖道、皮肤软组织等感染，以及对异烟肼、利福平耐药的结核病。

〈加替沙星〉

1. 加替沙星对肠杆菌科细菌的作用较强，对各种呼吸道病原体、MRSA 及粪肠球菌、厌氧菌均有良好作用。

2. 用于敏感菌引起的呼吸道感染及泌尿生殖系统、皮肤软组织、耳鼻喉等感染。

（二）磺胺类和甲氧苄啶

1. 磺胺类药物的抗菌作用机制

磺胺类药物与对氨基苯甲酸(PABA)二氢蝶酸合酶，阻止细菌二氢叶酸的合成，从而抑制细菌的生长繁殖。

2. 临床应用

(1)全身性感染：用于脑膜炎奈瑟菌所致的脑膜炎、流感杆菌所致的中耳炎、葡萄球菌和大肠埃希菌所致的单纯性泌尿道感染。与 TMP 合用治疗复杂性泌尿道感染、呼吸道感染、肠道感染和伤寒等。

(2)肠道感染：口服不吸收，磺胺类-柳氮磺吡啶治疗慢性炎症性肠道疾病。

(3)局部应用。

3. 不良反应

(1)在中性或酸性环境下易结晶尿，血尿或尿路阻塞，导致肾脏损害。

(2)发热、皮疹、剥脱性皮炎、荨麻疹、血管神经性水肿和斯-约二氏综合征等过敏反应。

(3)引起溶血性贫血或再生障碍性贫血、粒细胞减少、血小板减少或白血病样反应。

(4)新生儿发生核黄疸。

(5)黄疸、肝功能减退，严重者可发生急性肝坏死。

〈磺胺嘧啶〉

磺胺嘧啶口服易吸收，是磺胺类中血浆蛋白结合率最低和血脑屏障透过率最高的药物，用于防治流行性脑膜炎。

〈磺胺甲噁唑〉

磺胺甲噁唑口服吸收与排泄均较慢,$t_{1/2}$为 10～12h,与甲氧苄啶组成复方治疗泌尿道感染、中耳炎、呼吸道感染、支原体感染和伤寒等。

〈甲氧苄啶〉

甲氧苄啶抑制二氢叶酸还原酶,四氢叶酸生成减少,因而阻止细菌 DNA 合成。

三、考前模拟

(一)A 型题(最佳选择题)

1. 禁用于妊娠妇女和小儿的药物是

A. 头孢菌素类　　　B. 氟喹诺酮类　　C. 大环内酯类　　D. 维生素类　　E. 青霉素类

2. 可替代氯霉素用于治疗伤寒的药物是

A. 四环素类　　　　B. 氨基糖苷类　　C. 青霉素类　　　D. 氟喹诺酮类　　E. 大环内酯类

3. 属非氟喹诺酮类的药物是

A. 培氟沙星　　　　B. 诺氟沙星　　　C. 环丙沙星　　　D. 依诺沙星　　　E. 吡哌酸

4. 蛋白结合率最低、容易透过各种组织的磺胺药是

A. 柳氮磺吡啶　　　　　B. 磺胺甲基异噁唑　　　　C. 磺胺嘧啶　　　　D. 磺胺-6-甲氧嘧啶

E. 磺胺二甲基嘧啶

5. 下列与磺胺类药物作用相关的酶是

A. 二氢叶酸还原酶　　　B. 二氢蝶酸合酶　　　C. DNA 回旋酶　　　D. β-内酰胺酶

E. 拓扑异构酶

6. 治疗烧伤铜绿假单胞菌感染的首选药物是

A. 青霉素　　　　　　　B. 磺胺嘧啶　　　　　　C. 四环素　　　　　　D. 磺胺嘧啶银

E. 磺胺二甲基嘧啶

7. 竞争性对抗磺胺作用的物质是

A. AMP　　　B. GABA　　　C. PABA　　　D. 二氢叶酸　　　E. 四氢叶酸

8. 治疗和预防流行性脑脊髓膜炎的首选药是

A. 磺胺嘧啶银盐　　　　B. 磺胺嘧啶　　　　　　C. 四环素　　　　　　D. 链霉素

E. 磺胺-2,6-二甲氧嘧啶

9. 喹诺酮类主要抗菌作用机制

A. 抑制敏感菌二氢叶酸还原酶　　　B. 抑制转肽酶　　　C. RNA 聚合酶

D. 抑制细菌 DNA 回旋酶　　　E. β-内酰胺酶

10. 体外抗菌活性最强的喹诺酮类药是

A. 依诺沙星　　B. 氧氟沙星　　C. 环丙沙星　　D. 吡哌酸　　E. 洛美沙星

11. 氧氟沙星的特点是

A. 抗菌活性强　　　　　　　B. 抗菌活性弱　　　C. 胆汁药物浓度低于血药浓度

D. 作用短暂　　　　　　　　E. 对结核杆菌无效

12. 有关环丙沙星特点的叙述中错误的是

A. 禁用于孕妇、哺乳期妇女及青春前儿童　　　B. 对 G^+ 菌的作用较青霉素弱

C. 对铜绿假单胞菌、厌氧菌抗菌作用强   D. 对 G⁻ 菌作用强

E. 可用于呼吸道、泌尿道及皮肤软组织感染

13. 氟喹诺酮类药对厌氧菌呈天然抗菌活性,但属例外的是

A. 氧氟沙星   B. 环丙沙星   C. 左氧氟沙星   D. 洛美沙星   E. 诺氟沙星

14. 磺胺类药物的抗菌机制是

A. 与 PABA 竞争二氢蝶酸合酶   B. 抑制敏感菌二氢叶酸还原酶

C. 破坏细菌细胞壁   D. 增强机体免疫功能

E. 改变细菌细胞膜通透性

15. 服用磺胺类药物时,同服等量碳酸氢钠的目的是

A. 增强抗菌疗效   B. 使尿偏碱性,增加某些磺胺药的溶解度

C. 防止过敏反应   D. 防止药物排泄过快而影响疗效   E. 加快药物吸收速度

16. 新生儿使用磺胺类药物易出现脑核黄疸是因为药物

A. 减少胆红素的排泄   B. 与胆红素竞争血浆蛋白结合部位

C. 降低血脑屏障功能   D. 促进新生儿红细胞溶解

E. 抑制肝药酶

17. 下列不属于氟喹诺酮类药物不良反应的是

A. 抑制骨髓造血功能

B. 严重中枢神经系统反应表现为复视、色视、抽搐、幻觉等

C. 变态反应   D. 与能使 Q-T 间期延长的药物合用产生心脏毒性

E. 肝功能及肾功能的损害

18. 下列不属于磺胺类药物不良反应的是

A. 肾脏损害   B. 过敏反应   C. 溶血性贫血   D. 灰婴综合征

E. 严重者可发生急性肝坏死

(二)B 型题(配伍选择题)

A. 甲氧苄啶   B. 诺氟沙星   C. 萘啶酸   D. 呋喃唑酮   E. 磺胺嘧啶

1. 抗菌增效剂是

2. 对铜绿假单胞菌抗菌活性良好的药物

3. 对铜绿假单胞菌无效的喹诺酮类

A. 磺胺嘧啶和 TMP   B. 磺胺甲噁唑和 TMP   C. 柳氮磺吡啶

D. 磺胺醋酰钠   E. 磺胺嘧啶和链霉素

4. 治疗流行性脑脊髓膜炎

5. 治疗鼠疫

6. 治疗结肠炎

7. 治疗呼吸道感染

8. 治疗沙眼

A. 两性霉素 B   B. 环丙沙星   C. 四环素   D. 庆大霉素   E. 氯霉素

9. 治疗产青霉素酶的淋球菌感染

10. 治疗伤寒、副伤寒

11. 治疗全身性深部真菌感染

12. 治疗铜绿假单胞菌感染

13. 治疗立克次体感染

(三)X型题(多项选择题)

1. 喹诺酮类药物的特点有

A. 抗菌谱广,抗菌力强　　　　B. 口服吸收好,组织浓度高　　　C. 不良反应少

D. 与其他药物有交叉耐药性　　　　　　　　　　　　　　　E. 有较长PAE

2. 磺胺类药物的不良反应是

A. 过敏反应　　　　　　　　　B. 肾损害　　　　　　　　　　C. 抑制骨髓造血机能

D. 胃肠道反应　　　　　　　　E. 神经系统反应,头晕、乏力、失眠等

3. 为防止磺胺药引起肾损害应采取的措施是

A. 服药期间多饮水　　　　　　B. 同服等量碳酸氢钠　　　　　C. 避免长期大量用药

D. 肝、肾功能不良者慎用　　　　E. 与甲氧苄啶合用

4. 喹诺酮类药物的药动学特点是

A. 口服吸收良好　　　　　　　B. 血浆蛋白结合率高　　　　　C. 表观分布容积大,体内分布广

D. 主要通过肝脏代谢　　　　　E. 多数以原形经肾脏排泄

5. 喹诺酮类药物抗菌作用特点是

A. 广谱杀菌药　　　　　　　　B. 对结核杆菌、军团菌有效　　C. 对支原体和衣原体有效

D. 对厌氧菌有效　　　　　　　E. 抑制DNA回旋酶

6. 喹诺酮类药物的不良反应是

A. 胃肠道反应　　　　　　　　B. 中枢神经系统毒性　　　　　C. 光敏性皮炎

D. 软骨损害　　　　　　　　　E. 跟腱炎

四、答案

(一)A型题

1. B　　2. D　　3. E　　4. C　　5. B　　6. D　　7. C　　8. B　　9. D　　10. C

11. A　　12. C　　13. B　　14. A　　15. B　　16. B　　17. A　　18. D

(二)B型题

1. A　　2. B　　3. C　　4. A　　5. E　　6. C　　7. B　　8. D　　9. B　　10. E

11. A　　12. C　　13. C

(三)X型题

1. ABCE　　2. ABCDE　　3. ABCD　　4. ACE　　5. ABCDE　　6. ABCDE

第十一章 抗真菌药

一、考试大纲

1. 抗浅表真菌感染药

特比萘芬、酮康唑、咪康唑、克霉唑抗菌作用及临床应用

2. 抗深部真菌感染药

两性霉素 B、氟胞嘧啶、氟康唑、伊曲康唑的抗菌作用及临床应用

二、应试指南

(一)抗浅部真菌感染药

〈特比萘芬〉

1. 抗菌谱

对各种浅部真菌如毛癣菌属、小孢子癣菌属、表皮癣菌属均有明显的抗菌活性。

2. 抗菌作用与机制

抑制角鲨烯环氧化酶，麦角固醇合成减少，从而影响真菌细胞壁的合成。

3. 临床用于治疗由皮肤癣菌引起的甲癣、体癣、股癣、手癣、脚癣。

〈酮康唑〉

1. 抗菌谱

广谱抗真菌药，对深部真菌及浅部真菌均有抗菌活性。

2. 抗菌作用与机制

选择性地抑制真菌细胞膜上依赖细胞色素 P450 的 14-α-去甲基酶，膜通透性增加，细胞内重要物质外漏，导致真菌死亡。

3. 临床应用

治疗芽生菌病、组织胞浆菌病、类球孢子菌病、口腔和皮肤黏膜念珠菌感染，以及酵母菌和皮肤真菌所致的花斑癣、皮肤真菌病及发癣等。

〈咪康唑〉

1. 咪康唑具有广谱抗真菌活性。

2. 口服不良反应主要是消化道症状和皮疹等变态反应，静脉给药尚可出现畏寒发热、静脉炎、贫血、高脂血症。

3. 主要制成 2% 霜剂和 2% 洗剂用于皮肤癣菌或念珠菌所致皮肤黏膜感染。

〈克霉唑〉

1. 克霉唑对大多数真菌均有抗菌作用。

2. 口服吸收差，连续给药时，因肝药酶的诱导作用可使血药浓度降低。

3. 有消化道不良反应、肝毒性及抑郁、幻觉、定向力障碍等精神神经系统反应。

4. 局部用于治疗浅部真菌病或皮肤黏膜的念珠菌感染。

(二)抗深部真菌感染药

〈两性霉素 B〉

1. 抗菌谱

两性霉素 B 为广谱抗真菌药,对其敏感的真菌有新型隐球菌、皮炎芽生菌、组织胞浆菌属、球孢子菌属、孢子丝菌属、念珠菌属等。

2. 作用机制

药物与敏感真菌细胞膜上的麦角固醇结合,使膜通透性增加,细胞内重要物质外漏,导致真菌细胞死亡。

3. 临床应用

两性霉素 B 是治疗深部真菌病的首选药物。

〈氟胞嘧啶〉

1. 抗菌谱

抗菌谱窄,只对隐球菌属、念珠菌属和球拟酵母菌等具有较高抗菌活性。

2. 抗菌作用与机制

药物通过真菌细胞的渗透酶系统进入细胞内,抑制胸腺嘧啶核苷合成酶,最终结果均为阻断 DNA 的合成。

3. 临床应用

主要用于念珠菌病、隐球菌病和其他敏感真菌所致的感染。

〈氟康唑〉

1. 治疗念珠菌引起的口咽部、阴道、泌尿道感染及免疫缺陷病的念珠菌感染。

2. 艾滋病患者急性隐球菌脑膜炎首选,可与氟胞嘧啶联合用药。

〈伊曲康唑〉

伊曲康唑对浅部、深部真菌感染的病原菌均有抗菌活性,是治疗暗色孢科真菌、孢子丝菌及芽生菌和组织胞浆菌病感染的首选药物。

三、考前模拟

(一)A 型题(最佳选择题)

1. 对浅表和深部真菌感染都有较好疗效的药物是

A. 酮康唑　　B. 灰黄霉素　　C. 氟胞嘧啶　　D. 制霉菌素　　E. 两性霉素 B

2. 治疗艾滋病患者隐球菌性脑膜炎的首选药是

A. 特比萘芬　　B. 伊曲康唑　　C. 氟康唑　　D. 制霉菌素　　E. 灰黄霉素

3. 与两性霉素 B 合用治疗隐球菌性脑膜炎的药物是

A. 灰黄霉素　　B. 伊曲康唑　　C. 特比萘芬　　D. 制霉菌素　　E. 氟胞嘧啶

(二)B 型题(配伍选择题)

A. 两性霉素 B　　B. 氯霉素　　C. 四环素　　D. 庆大霉素　　E. 环丙沙星

1. 治疗铜绿假单胞菌感染

2. 治疗全身性深部真菌感染

3. 治疗立克次体感染

A. 两性霉素 B　　B. 氟胞嘧啶　　C. 酮康唑　　　　　D. 特比萘芬　　　E. 伊曲康唑

4. 选择性地抑制真菌细胞膜 14-α-去甲基酶

5. 与敏感真菌细胞膜上的麦角固醇结合

6. 抑制角鲨烯环氧化酶,影响真菌细胞壁合成

(三)X 型题(多项选择题)

1. 用于深部真菌感染的治疗药物有

A. 两性霉素 B　　B. 特比萘芬　　C. 氟康唑　　　　　D. 咪康唑　　　　E. 伊曲康唑

2. 可以治疗浅部真菌感染的药物是

A. 咪康唑　　　　B. 特比萘芬　　C. 两性霉素 B　　D. 克霉唑　　　　E. 酮康唑

3. 两性霉素 B 的不良反应是

A. 肾损伤　　　　B. 贫血　　　　C. 血栓性静脉炎　D. 肝损伤　　　　E. 低血压

4. 对两性霉素 B 敏感的真菌是

A. 新型隐球菌　　B. 皮炎芽生菌　C. 组织胞浆菌属　D. 球孢子菌属　　E. 念珠菌属

四、答案

(一)A 型题

1. A　　2. C　　3. E

(二)B 型题

1. D　　2. A　　3. C　　4. C　　5. A　　6. D

(三)X 型题

1. ACDE　　2. ABCDE　　3. ABCDE　　4. ABCDE

第十二章　抗病毒药

一、考试大纲

1. 抗人免疫缺陷病毒药
(1)齐多夫定的药理作用、临床应用及不良反应
(2)扎西他滨、司他夫定、拉米夫定、去羟肌苷的作用特点
2. 抗流感病毒药
金刚烷胺、扎那米韦、奥司他韦的药理作用、临床应用和不良反应
3. 抗疱疹病毒药
阿昔洛韦、阿糖腺苷和曲氟尿苷的药理作用及临床应用
4. 抗肝炎病毒药
阿德福韦酯和干扰素的药理作用及临床应用及不良反应

二、应试指南

(一)抗人免疫缺陷病毒药

〈齐多夫定〉

1. 齐多夫定是反转录酶抑制剂,属核苷类似物,竞争性抑制 RNA 反转录酶的活性,抑制 HIV 病毒 DNA 的合成并终止病毒 DNA 链的延伸。

2. 用于治疗艾滋病及重症艾滋病相关症候群,可降低死亡率及机会性感染率。

(二)抗流感病毒药

〈金刚烷胺〉

金刚烷胺能特异性地抑制甲型流感病毒,作用于病毒复制早期,干扰病毒进入细胞,阻止病毒脱壳及其核酸的释出,也可改变血凝素的构型而抑制病毒装配。临床用于预防和治疗甲型流感。

(三)抗疱疹病毒药

〈阿昔洛韦〉

1. 进入被感染细胞,竞争性抑制病毒 DNA 多聚酶,或掺入病毒 DNA 中,使病毒 DNA 合成受阻。

2. 局部应用治疗疱疹病毒性角膜炎、单纯疱疹和带状疱疹。

3. 在免疫缺陷和免疫抑制病人,可预防病毒感染的发生。

4. 与免疫调节剂(α-干扰素)联合应用治疗乙型肝炎。

〈阿糖腺苷〉

1. 具有广谱抗病毒活性,掺入到宿主细胞和病毒 DNA 中,抑制病毒 DNA 的合成。

2. 临床用于治疗 HSV 脑炎、新生儿 HSV 感染及免疫缺陷病人的水痘和带状疱疹感染。局部用药可治疗 HSV 角膜炎。

(四)抗肝炎病毒药

〈拉米夫定〉

1. 药理作用

拉米夫定在细胞内胸苷激酶作用下磷酸化,选择性抑制 HBV-DNA 多聚酶。对 HBV 和 HIV 病毒感染治疗有较好的效果。

2. 临床应用

用于治疗慢性乙型肝炎和 HIV 感染。

3. 不良反应

头痛、恶心、呕吐、疲乏、腹痛,耳、鼻、喉不适,偶见白细胞减少或贫血。

〈利巴韦林〉

1. 对多种 DNA 和 RNA 病毒均有抑制作用。

2. 竞争地抑制肌苷 5'-单磷酸脱氢酶,使细胞和病毒复制所必需的鸟嘌呤核苷减少,从而抑制多种 RNA、DNA 病毒的复制。

3. 用于治疗幼儿呼吸道合胞病毒肺炎和支气管炎及 HSV 角膜炎、结膜炎、口腔炎、带状疱疹。

三、考前模拟

(一)A 型题(最佳选择题)

1. 用于抗艾滋病病毒的药物是
A. 利巴韦林　　B. 扎那米韦　　C. 齐多夫定　　D. 阿昔洛韦　　E. 碘苷

2. 对 DNA 病毒和 RNA 病毒均有抑制作用的是
A. 阿昔洛韦　　B. 阿糖腺苷　　C. 更昔洛韦　　D. 利巴韦林　　E. 碘苷

3. 主要用于预防 A 型流感病毒感染的药物是
A. 碘苷　　B. 利巴韦林　　C. 金刚烷胺　　D. 磺苷　　E. 齐多夫定

4. 竞争性抑制腺苷酸合成酶,阻滞 DNA 合成的抗病毒药物是
A. 金刚烷胺　　B. 干扰素　　C. 利巴韦林　　D. 阿昔洛韦　　E. 阿糖胞苷

5. 对单纯疱疹病毒及带状疱疹病毒有很强抑制作用的药物是
A. 金刚烷胺　　B. 扎西他滨　　C. 利巴韦林　　D. 阿昔洛韦　　E. 拉米夫定

6. 兼有抗震颤麻痹作用的抗病毒药物是
A. 金刚烷胺　　B. 阿糖腺苷　　C. 更昔洛韦　　D. 利巴韦林　　E. 碘苷

(二)B 型题(配伍选择题)

A. 利巴韦林　　B. 齐多夫定　　C. 金刚烷胺　　D. 阿昔洛韦　　E. 沙奎那韦

1. 竞争性抑制病毒 DNA 多聚酶

2. 竞争性抑制 RNA 反转录酶的活性

3. 阻止病毒脱壳及其核酸的释出

4. 对多种 DNA 和 RNA 病毒均有抑制作用

5. 选择性抑制 HIV 蛋白酶

A. 阿糖腺苷　　B. 金刚烷胺　　C. 齐多夫定　　　　D. 阿昔洛韦　　　　E. 利巴韦林

6. 与免疫调节剂(α-干扰素)联合应用治疗乙型肝炎

7. 用于治疗 HSV 脑炎

8. 治疗幼儿呼吸道合胞病毒肺炎

9. 用于预防和治疗甲型流感

10. 治疗艾滋病及重症艾滋病相关症候群

(三)X 型题(多项选择题)

1. 阿昔洛韦主要用于治疗

A. 单纯疱疹病毒感染　　B. 生殖器疱疹病毒感染　　C. 带状疱疹病毒感染

D. 乙型肝炎病毒感染　　E. 流感病毒感染

2. 利巴韦林主要用于

A. 呼吸道合胞病毒肺炎　　B. HIV 病毒感染　　　　C. 急性甲型肝炎

D. 麻疹　　E. 丙型肝炎

3. 抗 HIV 的反转录酶抑制药是

A. 齐多夫定　　B. 扎西他滨　　C. 司他夫定　　D. 去羟肌苷　　E. 拉米夫定

4. 齐多夫定的不良反应是

A. 骨髓抑制　　　　B. 胃肠道反应　　　　C. 头痛

D. 灰婴综合征　　　　E. 外周神经炎

四、答案

(一)A 型题

1. C　　2. D　　3. C　　4. D　　5. D　　6. A

(二)B 型题

1. D　　2. B　　3. C　　4. A　　5. E　　6. D　　7. A　　8. E　　9. B　　10. C

(三)X 型题

1. ABCE　　2. ACE　　3. ABCD　　4. ABC

第十三章　抗结核病药和抗麻风病药

一、考试大纲

1. 抗结核病药

(1)异烟肼、利福平、乙胺丁醇的体内过程特点、抗菌作用和机制、临床应用及其不良反应

(2)链霉素、对氨基水杨酸、吡嗪酰胺的药理作用特点

(3)抗结核药合理用药原则和注意事项

2. 抗麻风病药

氨苯砜和沙利度胺的临床应用及不良反应

二、应试指南

(一)抗结核病药

〈异烟肼〉

1. 体内过程

(1)口服吸收迅速而且完全,含铝盐的抗酸剂可干扰其吸收。

(2)异烟肼穿透力强,可渗入关节腔,胸、腹水及纤维化或干酪化的结核病灶中,也易进入细胞内,作用于已被吞噬的结核杆菌。

(3)异烟肼乙酰化的速率有明显的个体差异。

(4)肝药酶抑制剂。

2. 抗菌作用机制

异烟肼对结核杆菌有高度选择性,抑制结核杆菌分枝菌酸的生物合成。

3. 临床应用

与其他第一线药物联合应用治疗各型结核病。对急性粟粒性结核和结核性脑膜炎应增大剂量。

4. 不良反应

常见皮疹、发热、黄疸及外周神经炎。中枢神经系统毒性反应为昏迷、惊厥、精神错乱,偶见中毒性脑病或中毒性精神病。肝毒性为暂时性转氨酶升高。

〈利福平〉

1. 体内过程

(1)口服吸收迅速而完全。

(2)穿透力强,能进入细胞、结核空洞、痰液及胎儿体内。脑膜炎时,脑脊液中浓度可达血药浓度的 20%。

(3)肝药酶诱导剂。

(4)主要从胆汁排泄,形成肝肠循环。其他排泄途径可将患者的尿液、粪便、泪液、痰液等均可染成橘红色。

2. 抗菌作用

(1)利福平有广谱抗菌作用,对结核杆菌、麻风杆菌和革兰阳性球菌特别是耐药性金葡菌都有很强的抗菌作用。

(2)利福平能特异性地抑制细菌 DNA 依赖性 RNA 多聚酶,阻碍 mRNA 合成。与异烟肼、乙胺丁醇等合用有协同作用,并能延缓耐药性的发生。

3. 临床应用

(1)利福平与其他抗结核病药合用,治疗各种结核病及其重症患者。

(2)对耐药性金葡菌及其他细菌所致的感染也有效。

(3)用于治疗麻风病。

4. 不良反应

(1)胃肠道刺激症状。

(2)肝脏损害,有肝病或与异烟肼合用时易发生。

(3)过敏反应。

〈乙胺丁醇〉

1. 口服吸收良好,迅速分布于组织与体液,脑膜炎时脑脊液中浓度可达血药浓度的 40%。

2. 乙胺丁醇对细胞内、外结核杆菌有较强杀菌作用,抗菌机制可能是与二价金属离子 Mg^{2+} 结合,干扰菌体 RNA 的合成。

3. 与异烟肼合用治疗各种类型的结核病。

4. 视神经炎是最严重的毒性反应,表现为视力下降、视野缩小,出现中央及周围盲点。

〈链霉素〉

1. 链霉素单用毒性较大且易产生耐药性,宜与其他药物合用。

2. 大多数类型的结核分枝杆菌对链霉素敏感,为抑菌药。

3. 主要用于治疗各种严重的或危及生命的结核杆菌感染,特别是结核性脑膜炎、粟粒性结核和重要器官的结核感染。

4. 主要不良反应是发生肾毒性和耳毒性。

〈对氨基水杨酸〉

1. 口服吸收迅速而完全,分布于全身组织、体液及干酪样病灶中。

2. 对结核杆菌只有抑菌作用,其抗菌机制可能与 PAS 抑制结核杆菌的叶酸代谢和分枝杆菌素合成有关。

3. 耐药性发生缓慢,与其他抗结核病药合用,可以延缓耐药性的发生。

4. 消化道不良反应最常见,饭后服药或服抗酸药可以减轻反应。

〈吡嗪酰胺〉

1. 口服迅速吸收,分布于各组织与体液,经肝代谢为吡嗪酸,约 70% 经尿排泄。

2. 结核杆菌对吡嗪酰胺易产生耐药性,但与其他抗结核药无交叉耐药。

3. 用低剂量、短程疗法,不良反应明显减少。

(二)抗结核药合理用药原则

1. 早期用药

早期病灶内结核杆菌生长旺盛,对药物敏感。

2. 联合用药

联合用药可提高疗效、降低毒性、延缓耐药性。

3. 短期疗法

初始治疗阶段选用作用较强的药物做充分的无间断的联合治疗。

(三)抗麻风病药

〈氨苯砜〉

1. 患者服用 3～6 个月后,症状即可改善,黏膜病变好转,细菌逐渐消失,皮肤及神经损害恢复,瘤型患者细菌消失则需要较长时间。

2. 麻风杆菌对砜类可产生耐药性,因而需采用联合疗法以减少或延缓耐药性的发生,减少复发和迅速消除其传染性。

3. 不良反应有急性溶血性贫血。有时出现胃肠道刺激症状、头痛、失眠、中毒性精神病及过敏反应。剂量过大还可引起肝损害及剥脱性皮炎。治疗早期或增量过快,患者可发生麻风症状加剧的反应。

三、考前模拟

(一)A 型题(最佳选择题)

1. 需同服维生素 B_6 的抗结核药是

A. 利福平　　B. 乙胺丁醇　　C. 异烟肼　　D. 对氨基水杨酸　　E. 乙硫异烟胺

2. 可诱导肝药酶活性的抗结核药是

A. 异烟肼　　B. 利福平　　C. 吡嗪酰胺　　D. 对氨基水杨酸　　E. 链霉素

3. 化学结构、抗菌作用和抗菌机制均与磺胺类药物相似的抗麻风病药物是

A. 利福平　　B. 氯法齐明　　C. 沙利度胺　　D. 阿奇霉素　　E. 氨苯砜

4. 异烟肼的作用特点是

A. 对细胞外的结核杆菌没有杀灭作用　　B. 对结核杆菌有高度选择性

C. 与其他抗结核药有交叉耐药性　　D. 对铜绿假单胞菌有抑杀作用

E. 对螺旋体有效

5. 乙胺丁醇剂量引起的不良反应是

A. 视神经炎　　B. 外周神经炎　　C. 耳神经损害　　D. 中毒性脑病

E. 粒细胞减少症

6. 抗结核杆菌作用强,能渗入细胞内、干酪样病灶及淋巴结杀灭结核杆菌的药物是

A. 链霉素　　B. 利福平　　C. 乙胺丁醇　　D. 异烟肼　　E. 对氨基水杨酸

7. 抗结核杆菌作用弱,但有延缓细菌产生耐药性,常与其他抗结核药合用的是

A. 异烟肼　　B. 利福平　　C. 链霉素　　D. 对氨基水杨酸　　E. 庆大霉素

8. 异烟肼治疗引起末梢神经炎时可选用

A. 维生素 B_6　　B. 维生素 B_1　　C. 维生素 C　　D. 维生素 A　　E. 维生素 E

9. 各种类型的结核病首选药是

A. 链霉素　　B. 利福平　　C. 异烟肼　　D. 乙胺丁醇　　E. 吡嗪酰胺

10. 利福平抗菌作用机制是

A. 抑制二氢叶酸还原酶   B. 抑制 DNA 回旋酶

C. 抑制依赖于 DNA 的 RNA 多聚酶   D. 抑制腺苷酸合成酶

E. 抑制分枝菌酸合成酶

11. 可作结核病预防应用的药物是

A. 异烟肼   B. 利福平   C. 链霉素   D. PAS   E. 乙胺丁醇

12. 目前最常用的抗麻风病药是

A. 苯丙砜   B. 氨苯砜   C. 醋氨苯砜   D. 利福平   E. 氯法齐明

13. 兼有抗结核病和抗麻风病的药物是

A. 异烟肼   B. 氨苯砜   C. 利福平   D. 苯丙砜   E. 乙胺丁醇

(二)B 型题(配伍选择题)

A. 卡那霉素   B. 对氨基水杨酸   C. 利福平   D. 异烟肼   E. 乙胺丁醇

1. 长期大量用药可致视神经炎,出现盲点、红绿色盲的药物是

2. 毒性较大,尤其对第八对脑神经和肾损害严重的药物是

A. 抑制 DNA 回旋酶   B. 抑制血浆依赖于 DNA 的 RNA 多聚酶

C. 抑制分枝菌酸的合成   D. 与 PABA 竞争性拮抗,阻碍叶酸合成

E. 与二价金属离子络合,干扰 RNA 合成

3. 异烟肼抗结核杆菌的作用机制是

4. 利福平抗结核杆菌的作用机制是

5. 乙胺丁醇抗结核杆菌的作用机制是

A. 利福平   B. 乙胺丁醇   C. 异烟肼   D. 卡那霉素   E. 对氨基水杨酸

6. 诱导肝微粒体酶,加速皮质激素和雌激素的代谢

7. 尿中析出结晶,损害肾脏,碱化尿液可减轻

A. 异烟肼   B. 乙胺丁醇   C. 利福平   D. 吡嗪酰胺   E. 对氨基水杨酸

8. 服用期间眼泪呈橘红色

9. 乙酰化代谢个体差异大

10. 可引起视野缩小

11. 可能诱发痛风

12. 在避光条件下使用

(三)X 型题(多项选择题)

1. 抗结核的一线药物有

A. 对氨基水杨酸   B. 卡那霉素   C. 异烟肼   D. 利福平   E. 乙胺丁醇

2. 下列关于异烟肼的正确叙述有

A. 对结核分枝杆菌选择性高,作用强   B. 对繁殖期和静止期细菌有杀灭作用

C. 对细胞内结核杆菌无作用   D. 抗菌作用机制是抑制分枝杆菌酸的合成

E. 单用易产生耐受性

3. 异烟肼的作用特点有

A. 结核杆菌不易产生抗药性　　　　　B. 穿透力强,可进入细胞内杀灭结核杆菌

C. 抑制结核杆菌细胞壁合成　　　　　D. 在肝脏乙酰化代谢灭活

E. 治疗中引起维生素 B_6 缺乏

4. 只对结核杆菌有效的药物是

A. 利福平　　　B. 氨苯砜　　　C. 异烟肼　　　D. 链霉素　　　E. 乙胺丁醇

5. 异烟肼的不良反应有

A. 周围神经炎　B. 肝损害　　　C. 白细胞减少　D. 过敏　　　　E. 耳毒性

6. 利福平的不良反应有

A. 肝损害　　　B. 流感综合征　C. 胃肠反应　　D. 抑制骨髓造血功能

E. 过敏性休克

7. 利福平用于治疗

A. 结核病　　　B. 胆道感染　　C. 麻风病　　　D. 结膜炎

E. 耐药的金葡菌的感染

四、答案

(一)A 型题

1. C　　2. B　　3. E　　4. B　　5. A　　6. D　　7. D　　8. A　　9. C　　10. C

11. A　　12. B　　13. C

(二)B 型题

1. E　　2. A　　3. C　　4. B　　5. E　　6. A　　7. E　　8. C　　9. A　　10. B

11. D　　12. E

(三)X 型题

1. CDE　　2. ADE　　3. BCDE　　4. CE　　5. ABD　　6. ABC　　7. ABCDE

第十四章 抗寄生虫药

一、考试大纲

1. 抗疟药

(1)氯喹、青蒿素和奎宁的抗疟作用、临床应用及不良反应

(2)乙胺嘧啶的药理作用及临床应用

(3)伯氨喹的药理作用及临床应用

2. 抗阿米巴病药与抗滴虫病药

(1)甲硝唑的药理作用、临床应用及不良反应

(2)替硝唑的临床应用

3. 抗血吸虫病药:

吡喹酮的药理作用、临床应用及不良反应

4. 抗肠蠕虫病药

(1)甲苯咪唑、阿苯达唑的药理作用、不良反应

(2)左旋咪唑、噻嘧啶、哌嗪和恩波维铵驱虫作用特点

二、应试指南

(一)抗疟药

〈氯喹〉

1. 抗疟作用

(1)氯喹对间日疟原虫和三日疟原虫及敏感的恶性疟原虫的红细胞内期裂殖体有杀灭作用。

(2)起效快、疗效高、作用持久。

(3)氯喹在红细胞内浓集,有利于杀灭疟原虫。

2. 临应应用

能杀灭阿米巴滋养体,可用于治疗阿米巴肝脓肿。

3. 不良反应

(1)胃肠道反应。

(2)长期大剂量应用引起视力障碍。

(3)6-磷酸葡萄糖脱氢酶缺乏病人产生溶血。

(4)大剂量或快速静脉给药时,可致低血压、心功能障碍、心脏骤停等。

(5)有致畸作用,孕妇禁用。

〈青蒿素〉

1. 抗疟作用

(1)青蒿素具有高效、迅速、安全抗疟作用。

(2)青蒿素能杀灭各种红细胞内期疟原虫,可能是其作用于疟原虫红细胞裂殖体中的环行体和早期滋养体。

2. 临床应用

主要用于耐氯喹或多药耐药的恶性疟,包括脑型疟的抢救。

3. 不良反应

胃肠道反应,偶有血清转氨酶轻度升高。动物实验发现有胚胎毒性,孕妇慎用。

〈奎宁〉

1. 抗疟作用

(1)对各种疟原虫的红细胞内期裂殖体有杀灭作用。

(2)抗疟机制可能与抑制血红素聚合酶活性而致血红素堆积有关。

2. 临床应用

主要用于耐氯喹或对多药耐药的恶性疟,尤其是脑型疟。

3. 不良反应

(1)金鸡纳反应:奎宁为金鸡纳树皮中的生物碱,治疗剂量引起耳鸣、头痛、恶心、呕吐、腹痛、腹泻、视力和听力减退等,故称为金鸡纳反应。

(2)心血管反应:用药过量或滴注速度过快时可致严重低血压和致死性心律失常。

(3)特异质反应:缺乏 G-6-PDH 恶性疟患者可出现特异质反应

〈乙胺嘧啶〉

1. 抑制二氢叶酸还原酶活性,阻止四氢叶酸的生成,从而抑制疟原虫的繁殖。

2. 杀灭各种疟原虫红细胞外期速发型子孢子发育、繁殖而成的裂殖体,用于病因性预防。

〈伯氨喹〉

1. 对间日疟红细胞外期迟发型子孢子有较强的杀灭作用。

2. 能杀灭各种疟原虫的配子体,阻止各型疟疾传播。

(二)抗阿米巴病药与抗滴虫病药

〈甲硝唑〉

1. 药理作用及临床应用

(1)抗阿米巴作用:对肠内、肠外阿米巴滋养体有强大杀灭作用,治疗重症急性阿米巴痢疾与肠外阿米巴感染。

(2)抗滴虫作用:为治疗阴道毛滴虫感染的首选药。

(3)抗厌氧菌作用:①用于革兰阳性或革兰阴性厌氧球菌和杆菌引起的产后盆腔炎、败血症和骨髓炎等治疗;②与抗菌药合用防止妇科手术、胃肠外科手术时厌氧菌感染。

2. 不良反应

(1)胃肠道反应,口腔金属味。

(2)少数患者出现荨麻疹、红斑、瘙痒、白细胞减少等。服药期间饮酒易致急性甲醛中毒。

(3)头昏、眩晕、惊厥、共济失调和肢体感觉异常等神经系统症状。

(4)长期大剂量使用有致癌和致突变作用,妊娠早期禁用。

(三)抗血吸虫病药

〈吡喹酮〉

1. 药理作用及临床应用

(1)吡喹酮对各种血吸虫有迅速而强效的杀灭作用,对各种绦虫感染和其幼虫引起的囊虫症有较好的疗效。

(2)吡喹酮增加虫体表膜对 Ca^{2+} 的通透性,引起虫体痉挛性麻痹,失去吸附能力。

(3)用于治疗各型血吸虫病及肝脏华支睾吸虫病、肠吸虫病、肺吸虫病及绦虫病等。

2. 不良反应

(1)口服后可出现胃肠道反应、头痛、眩晕、嗜睡。

(2)偶见发热、瘙痒、荨麻疹、关节痛、肌痛等,与虫体杀死后释放异体蛋白有关。

(四)驱肠虫药

〈甲苯达唑〉

1. 广谱驱肠虫药,对蛔虫、钩虫、蛲虫、鞭虫、绦虫和粪类圆线虫等肠道蠕虫均有效。

2. 驱虫机制是选择性抑制寄生虫体微管功能。抑制虫体生存及繁殖而死亡。

3. 用于治疗肠蠕虫单独感染或混合感染。

〈阿苯达唑〉

1. 阿苯达唑是高效、低毒的广谱驱肠虫药。能杀灭多种肠道线虫、绦虫和吸虫的成虫及虫卵。

2. 用于多种线虫混合感染。

〈左旋咪唑〉

1. 左旋咪唑对多种线虫有杀灭作用,其中对蛔虫的作用较强。

2. 抑制虫体琥珀酸脱氢酶活性,减少能量生成,使虫体肌肉麻痹,失去附着能力而排出体外。

3. 用于治疗蛔虫、钩虫、蛲虫感染,对丝虫病和囊虫病也有一定疗效。

〈噻嘧啶〉

1. 噻嘧啶为广谱抗肠蠕虫药。

2. 噻嘧啶抑制虫体胆碱酯酶,使乙酰胆碱堆积,虫体痉挛性麻痹,不能附壁而排出体外。

3. 用于蛔虫、钩虫、蛲虫单独或混合感染。

〈哌嗪〉

1. 哌嗪对蛔虫、蛲虫具有较强的驱虫作用。

2. 哌嗪阻断乙酰胆碱对蛔虫肌肉的兴奋作用。

3. 改变虫体肌细胞膜对离子的通透性,导致虫体弛缓性麻痹,虫体随粪便排出体外。

三、考前模拟

(一)A 型题(最佳选择题)

1. 目前临床治疗血吸虫病的首选药是

A. 硝硫氰胺　　B. 吡喹酮　　C. 乙胺嗪　　D. 伊维菌素　　E. 酒石酸锑钾

2. 主要用于疟疾病因预防的药物是

A. 乙胺嘧啶　　B. 奎宁　　C. 氯喹　　D. 青蒿素　　E. 伯氨喹

3. 对甲硝唑无效或禁忌的肠外阿米巴病患者可选用

A. 氯喹　　B. 替硝唑　　C. 依米丁　　D. 喹碘仿　　E. 乙酰胂胺

4. 目前临床治疗血吸虫病的首选药是

A. 硝硫氰胺　　B. 吡喹酮　　C. 乙胺嗪　　D. 伊维菌素　　E. 酒石酸锑钾

5. 对钩虫、蛔虫、蛲虫、鞭虫、绦虫感染均有效的药物是

A. 甲苯咪唑　　B. 吡喹酮　　C. 哌嗪　　D. 噻嘧啶　　E. 氯硝柳胺

6. 主要用于控制疟疾复发和传播的药物是

A. 青蒿素　　B. 氯喹　　C. 伯氨喹　　D. 奎宁　　E. 乙胺嘧啶

7. 乙胺嘧啶可用于

A. 预防疟疾　　B. 疟疾急性发作期　　C. 耐氯喹的恶性疟　　D. 凶险性疟疾

E. 防止复发和传播

8. 不属于阿苯达唑的作用是

A. 治疗血吸虫　　B. 驱钩虫　　C. 驱蛔虫　　D. 驱绦虫　　E. 有生殖毒性

9. 进入疟区时，作为病因性预防的常规用药是

A. 伯氨喹　　B. 氯喹＋伯氨喹　　C. 乙胺嘧啶＋伯氨喹　　D. 乙胺嘧啶＋氯喹

E. 奎宁

(二)B 型题(配伍选择题)

A. 乙胺嘧啶　　B. 奎宁　　C. 伯氨喹　　D. 青蒿素　　E. 氯喹

1. 有致畸作用，孕妇禁用的药物是

2. 对妊娠子宫有兴奋作用，孕妇忌用的药物是

A. 氯喹　　B. 乙胺嘧啶　　C. 奎宁　　D. 青蒿素　　E. 伯氨喹

3. 病因性预防

4. 强效、速效、长效的红内期裂殖体杀灭剂

5. 防止复发和传播

(三)X 型题(多项选择题)

1. 甲硝唑的药理作用包括

A. 抗阿米巴滋养体作用　　B. 抗滴虫作用　　C. 抗疟原虫作用

D. 抗贾第鞭毛虫作用　　E. 抗厌氧菌作用

2. 氯喹的药理作用特点为

A. 对疟原虫红细胞内期裂殖体具杀灭作用

B. 在红细胞内药物浓度比血浆内高 10~20 倍

C. 在肝中浓度高，是治疗阿米巴肝脓肿的主要药物

D. 偶尔用于类风湿关节炎

E. 在肝、肾、脾、肺中的浓度为血浆浓度的 200 倍以上

3. 下列关于青蒿素的正确叙述有

A. 对红细胞内期裂殖体有强大而迅速的杀灭作用

B. 对耐氯喹虫株感染有良好疗效

C. 最大缺点是复发率高

D. 动物实验大剂量时,曾发现骨髓抑制、肝损害、胚胎毒性

E. 用于病因性预防

4. 耐氯喹恶性疟可选用

A. 乙胺嘧啶　　B. 磺胺类　　C. 奎宁　　D. 青蒿素　　E. 伯氨喹

5. 伯氨喹可用于

A. 病因性预防　　B. 防止疟疾复发和传播　　C. 抑制蚊虫体内疟原虫的有性繁殖

D. 继发红细胞外期疟原虫及人体血液中各型疟原虫的配子体　　E. 控制症状

6. 主要用于控制症状的抗疟药有

A. 氯喹　　B. 伯氨喹　　C. 奎宁　　D. 青蒿素　　E. 乙胺嘧啶

7. 治疗抗阿米巴病的药物是

A. 依米丁　　B. 甲硝唑　　C. 乙酰胂胺　　D. 伯氨喹　　E. 喹碘仿

四、答案

(一)A 型题

1. B　　2. A　　3. A　　4. B　　5. A　　6. C　　7. A　　8. A　　9. C

(二)B 型题

1. E　　2. B　　3. B　　4. A　　5. E

(三)X 型题

1. ABDE　　2. ABCDE　　3. ABCD　　4. BCD　　5. BD　　6. ACD　　7. ABE

第十五章 抗恶性肿瘤药

一、考试大纲

1. 分类与机制

抗恶性肿瘤药的作用机制及分类

2. 干扰核酸生物合成的药

氟尿嘧啶、巯嘌呤、甲氨蝶呤和阿糖胞苷的临床应用及不良反应

3. 直接破坏 DNA 结构和功能药

环磷酰胺、白消安、丝裂霉素、博来霉素和顺铂等的临床应用和不良反应

4. 干扰 RNA 转录药：

放线菌素 D、多柔比星的临床应用和不良反应

5. 影响蛋白质合成和功能药

(1)长春碱、长春新碱和紫杉醇的临床应用及不良反应

(2)门冬酰胺酶、三尖杉碱作用特点

6. 影响体内激素平衡药

氨鲁米特、他莫昔芬和氟他胺的临床应用

二、应试指南

(一)抗恶性肿瘤药分类与机制

1. 抗恶性肿瘤药的作用机制

(1)干扰核酸生物合成：药物分别在不同环节阻止 DNA 的生物合成,属抗代谢物。根据药物主要干扰的生化步骤或所抑制的靶酶不同,可进一步分为以下几种。①二氢叶酸还原酶抑制剂,如甲氨蝶呤等;②胸苷酸合成酶抑制剂,如氟尿嘧啶等;③嘌呤核苷酸互变抑制剂,如巯嘌呤等;④核苷酸还原酶抑制剂,如羟基脲等;⑤DNA 多聚酶抑制剂,如阿糖胞苷等。

(2)直接影响 DNA 结构与功能：药物分别破坏 DNA 结构或抑制拓扑异构酶活性,影响 DNA 复制和修复功能。①DNA 交联剂如氮芥、环磷酰胺和塞替派等烷化剂;②破坏 DNA 的铂类配合物如顺铂;③破坏 DNA 的抗生素如丝裂霉素和博来霉素;④拓扑异构酶抑制剂如喜树碱类和鬼臼毒素衍生物。

(3)干扰转录过程和阻止 RNA 合成：药物可嵌入 DNA 碱基对之间,干扰转录过程,阻止 mRNA 的形成,属于 DNA 嵌入剂,如多柔比星等蒽环类抗生素和放线菌素 D。

(4)干扰蛋白质合成与功能：药物可干扰微管蛋白聚合功能、干扰核蛋白体的功能或影响氨基酸供应。①微管蛋白活性抑制剂如长春碱类和紫杉醇类等;②干扰核蛋白体功能的药物如三尖杉生物碱类;③影响氨基酸供应的药物如 L-门冬酰胺酶。

(5)影响激素平衡：药物通过影响激素平衡从而抑制某些激素依赖性肿瘤,如糖皮质激素、雌激素、雄激素等激素类或其拮抗药。

2. 根据药物作用的周期或时相特异性分类

(1)细胞周期非特异性药物:如烷化剂、抗肿瘤抗生素及铂类配合物等。

(2)细胞周期(时相)特异性药物:如抗代谢药物,长春碱类药物等。

(二)干扰核酸生物合成的药物

临床应用及不良反应:

〈氟尿嘧啶〉

1. 抑制脱氧胸苷酸合成酶,影响 DNA 的合成。

2. 以伪代谢产物形式掺入 RNA 中干扰蛋白质的合成。

3. 对消化系统癌和乳腺癌疗效较好,对宫颈癌、卵巢癌、绒毛膜上皮癌、膀胱癌、头颈部肿瘤有效。

4. 对骨髓和消化道毒性较大。

〈巯嘌呤〉

1. 巯嘌呤阻止肌苷酸转变为腺核苷酸及鸟核苷酸,阻碍核酸合成,对 S 期细胞作用最为显著。

2. 主要用于急性淋巴细胞白血病的维持治疗,大剂量对绒毛膜上皮癌亦有较好疗效。

3. 常见骨髓抑制和消化道黏膜损害,少数病人可出现黄疸和肝功能损害。

〈甲氨蝶呤〉

1. 甲氨蝶呤对二氢叶酸还原酶具有强大而持久的抑制作用。使脱氧胸苷酸(dTMP)合成受阻。

2. 阻止嘌呤核苷酸的合成,干扰蛋白质的合成。

3. 治疗儿童急性白血病和绒毛膜上皮癌。

4. 消化道反应、骨髓抑制,长期大量用药可致肝、肾损害,妊娠早期应用可致畸胎。

〈阿糖胞苷〉

1. 阿糖胞苷抑制 DNA 多聚酶的活性而影响 DNA 合成,也可掺入 DNA 中干扰其复制,使细胞死亡。

2. 阿糖胞苷治疗成人急性粒细胞性白血病或单核细胞白血病。

3. 有严重的骨髓抑制和胃肠道反应,静脉注射可致静脉炎。

(三)直接破坏 DNA 结构和功能的药物

〈环磷酰胺〉

环磷酰胺对恶性淋巴瘤疗效显著,对多发性骨髓瘤、急性淋巴细胞白血病、肺癌、乳腺癌、卵巢癌、神经母细胞瘤和睾丸肿瘤等均有一定疗效。

〈白消安〉

白消安小剂量即可明显抑制粒细胞生成,可能与药物对粒细胞膜通透性较强有关。对慢性粒细胞性白血病疗效显著,对慢性粒细胞白血病急性变无效。

〈丝裂霉素〉

丝裂霉素能与 DNA 的双链交叉联结,抑制 DNA 复制,也能使部分 DNA 链断裂。属细胞周期非特异性药物。抗瘤谱广,用于胃癌、肺癌、乳腺癌、慢性粒细胞性白血病、恶性淋巴瘤等。

〈博来霉素〉

1. 博来霉素与铜或铁离子络合，使氧分子转成氧自由基，从而使 DNA 单链断裂，阻止 DNA 的复制，干扰细胞分裂繁殖。

2. 主要用于鳞状上皮癌（头、颈、口腔、食管、阴茎、外阴、宫颈等）及淋巴瘤的联合治疗。

〈顺铂〉

1. 顺铂进入体内后，先将所含氯解离，然后与 DNA 链上的碱基形成交叉联结，从而破坏 DNA 的结构和功能。

2. 抗瘤谱广、对乏氧肿瘤细胞有效。

3. 对非精原细胞性睾丸癌最有效。

（四）干扰 RNA 转录的药物

〈放线菌素 D〉

1. 放线菌素 D 能嵌入到 DNA 双螺旋中相邻的鸟嘌呤和胞嘧啶（G-C）碱基之间，阻止 RNA 合成。

2. 属细胞周期非特异性药物，对 G_1 期作用较强。

3. 抗瘤谱较窄，对恶性葡萄胎、绒毛膜上皮癌、霍奇金病和恶性淋巴瘤、肾母细胞瘤、骨骼肌肉瘤及神经母细胞瘤疗效较好。

4. 常见有消化道反应，骨髓抑制会相继出现血小板减少、全血细胞减少。

〈多柔比星〉

1. 多柔比星嵌入 DNA 碱基对之间，抑制 RNA 合成及 DNA 复制。

2. 用于对常用抗肿瘤药耐药的急性淋巴细胞白血病或粒细胞白血病、恶性淋巴肉瘤、乳腺癌、卵巢癌、小细胞肺癌、胃癌、肝癌及膀胱癌等。

3. 最严重的毒性反应为心肌退行性病变和心肌间质水肿。

（五）影响蛋白质合成和功能的药物

〈长春碱、长春新碱〉

1. 长春碱类与微管蛋白结合，抑制有丝分裂。

2. 属细胞周期特异性药物，主要作用于 M 期细胞。

3. VLB 主要用于治疗急性白血病、恶性淋巴瘤及绒毛膜上皮癌。

4. VCR 对儿童急性淋巴细胞白血病疗效好、起效快，常与泼尼松合用作诱导缓解药。

5. VDS 主要用于治疗肺癌、恶性淋巴瘤、乳腺癌、食管癌、黑素瘤和白血病等。

6. NVB 主要用于治疗肺癌、乳腺癌、卵巢癌和淋巴瘤等。

7. 长春碱类毒性反应主要包括骨髓抑制、神经毒性、消化道反应、脱发及注射局部刺激等。

8. VCR 对外周神经系统毒性较大。

〈紫杉醇〉

1. 紫杉醇促进微管聚合，同时抑制微管的解聚，从而使纺锤体失去正常功能，细胞有丝分裂停止。

2. 对卵巢癌和乳腺癌有独特的疗效。

3. 有骨髓抑制、神经毒性、心脏毒性和过敏反应。

〈门冬酰胺酶〉

1. 将血清门冬酰胺水解而使肿瘤细胞缺乏门冬酰胺供应,生长受到抑制。

2. 主要用于急性淋巴细胞白血病。

3. 常见的不良反应有消化道反应等,偶见过敏反应,应做皮试。

〈三尖杉碱〉

1. 抑制蛋白合成的起始阶段,并使核蛋白体分解,释出新生肽链。

2. 对急性粒细胞白血病疗效较好。

3. 不良反应包括骨髓抑制、消化道反应、脱发等,偶有心脏毒性等。

(六)影响体内激素平衡的药物

〈氨鲁米特〉

1. 特异性地抑制雄激素转化为雌激素的芳香化酶,从而阻止雄激素转变为雌激素。

2. 刺激肝脏混合功能氧化酶系,促进雌激素的体内代谢,加速在血中的清除。

3. 用于绝经后晚期乳腺癌。

〈他莫昔芬〉

他莫昔芬抑制雌激素依赖性肿瘤细胞生长。主要用于乳腺癌,雌激素受体阳性病人疗效较好。

三、考前模拟

(一)A 型题(最佳选择题)

1. 主要作用于 M 期,抑制细胞有丝分裂的药物是

A. 放线菌素 D   B. 阿霉素   C. 拓扑特肯   D. 依托泊苷   E. 长春碱

2. 甲氨蝶呤主要用于

A. 消化道肿瘤   B. 儿童急性白血病   C. 慢性粒细胞性白血病

D. 恶性淋巴瘤   E. 肺癌

3. 阻碍细胞有丝分裂的抗癌药是

A. 阿霉素   B. 氟尿嘧啶   C. 长春新碱

D. 甲氨蝶呤   E. 卡莫司汀

4. 甲氨蝶呤抗肿瘤的主要机制是

A. 抑制肿瘤细胞的蛋白质合成   B. 抑制二氢叶酸还原酶

C. 阻碍肿瘤细胞的嘌呤合成代谢   D. 干扰肿瘤细胞的 mRNA 转录

E. 阻止转录细胞的 DNA 复制

5. 烷化剂中易发生出血性膀胱炎的抗癌药是

A. 氮芥   B. 环磷酰胺   C. 马利兰   D. 长春新碱   E. 卡莫司汀

6. 有细胞周期特异性的抗肿瘤药物是

A. 5-氟尿嘧啶   B. 环磷酰胺   C. 阿霉素   D. 氮芥   E. 塞替派

7. 环磷酰胺抗肿瘤作用特点是

A. 在体内外均有活性   B. 在体外有抑杀癌细胞作用

C. 干扰有丝分裂　　　　D. 干扰转录过程

E. 在体内转化为醛磷酰胺后产生抗肿瘤作用

8. 抑制二氢叶酸还原酶的抗肿瘤药是

A. 顺铂　　　　B. 阿霉素　　　C. 环磷酰胺　　　D. 5-氟尿嘧啶　　　E. 甲氨蝶呤

9. 烷化剂中易诱发出血性膀胱炎的药物是

A. 甲酰溶肉瘤素　　B. 卡莫司汀　　C. 环磷酰胺　　　D. 苯丁酸氮芥　　　E. 氮芥

10. 治疗绒毛膜上皮癌和恶性葡萄胎疗效最差的是

A. 6-巯基嘌呤　　B. 喜树碱　　C. 甲氨蝶呤　　　D. 放线菌素 D　　E. 博来霉素

11. 对儿童急性淋巴细胞性白血病疗效好、见效快的是

A. 长春新碱　　　B. 阿糖胞苷　　C. 巯嘌呤　　　D. 丝裂霉素　　　E. 环磷酰胺

12. 不抑制骨髓造血功能的抗肿瘤药物是

A. 烷化剂　　　　B. 抗代谢类　　C. 抗生素类　　D. 植物碱类　　E. 激素类

13. 应用环磷酰胺疗效显著的是

A. 多发性骨髓瘤　　　B. 急性淋巴细胞性白血病　　　C. 卵巢癌

D. 乳腺癌　　　　　E. 恶性淋巴瘤

14. 以下属于 M 期特异性抗肿瘤药物是

A. 长春新碱　　B. 环磷酰胺　　C. 鬼臼毒素　　D. 左旋门冬酰胺酶

E. 甲氨蝶呤

15. 以下属于 S 期特异性的抗肿瘤药物是

A. 喜树碱　　B. 博来霉素　　C. 甲氨蝶呤　　D. 左旋门冬酰胺酶　　E. 鬼臼毒素

16. 作为基本用药 5-氟尿嘧啶治疗

A. 绒毛膜上皮癌　　　B. 急性淋巴细胞白血病　　　C. 慢性粒细胞性白血病

D. 消化道肿瘤　　　　E. 恶性黑素瘤

17. 预防环磷酰胺引起出血性膀胱炎的是

A. 维生素 B_{12}　　B. 叶酸　　C. 碳酸氢钠　　D. 甲酰四氢叶酸钙　　E. 巯乙磺酸钠

18. 顺铂首选用于治疗

A. 慢性淋巴细胞性白血病　　　B. 睾丸癌　　　　C. 多发性骨髓瘤

D. 恶性淋巴瘤　　　　　E. 绒毛膜上皮癌

19. 阿糖胞苷抗肿瘤作用机制是

A. 核苷酸还原酶抑制剂　　　B. 胸苷酸合成酶抑制剂　　　C. DNA 多聚酶抑制剂

D. 二氢叶酸还原酶抑制剂　　　E. 嘌呤核苷酸互变抑制剂

20. 白消安的临床最佳适应证是

A. 急性淋巴细胞性白血病　　　B. 再生障碍性贫血　　　C. 慢性淋巴细胞白血病

D. 慢性粒细胞性白血病　　　E. 多发性骨髓瘤

21. 下列抗肿瘤药物中,骨髓抑制较轻的是

A. 柔红霉素　　B. 博来霉素　　C. 丝裂霉素　　D. 放线菌素 D

E. 羟基柔红霉素

(二)B型题(配伍选择题)

A. 长春碱 B. 紫杉醇 C. 羟基喜树碱 D. 他莫昔芬 E. 氟他米特

1. 影响微管的装配,阻碍纺锤体的形成

2. 促进微管的装配,抑制其解聚

A. 紫杉醇 B. 顺铂 C. 氟尿嘧啶 D. 三尖杉酯碱 E. 放线菌素D

3. 阻碍 DNA 合成的药物是

4. 与 DNA 结合,进而抑制 DNA 和 RNA 合成的药物是

5. 主要作用于聚合态的微管,抑制微管解聚的药物是

6. 抑制蛋白质合成的起始阶段,使核蛋白体分解的药物是

A. 氟尿嘧啶 B. 阿糖胞苷 C. 羟基脲 D. 甲氨蝶呤 E. 巯嘌呤

7. 抑制脱氧胸苷酸合成酶的药物是

8. 抑制 DNA 多聚酶的药物是

9. 阻止胞苷酸转化为脱氧胞苷酸的药物是

A. 阿霉素 B. 放线菌素D C. 环磷酰胺 D. 丝裂霉素 E. 紫杉醇

10. 抗瘤谱较广,还可用于治疗自身免疫性疾病的药物是

11. 须先用地塞米松及组胺 H_1 和 H_2 受体阻断药预防过敏反应的药物是

A. 博来霉素 B. 马利兰 C. 放线菌素D D. 环磷酰胺 E. 雌激素

12. 治疗急性淋巴细胞白血病的药物是

13. 治疗绒毛膜上皮癌的药物是

14. 治疗前列腺癌的药物是

15. 治疗鳞状上皮癌的药物是

A. 二氢叶酸还原酶抑制剂 B. 胸苷酸合成酶抑制剂 C. 嘌呤核苷酸互变抑制剂

D. 核苷酸还原酶抑制剂 E. 脱氧核糖核酸多聚酶抑制剂

16. 甲氨蝶呤的抗癌作用机制是

17. 氟尿嘧啶的抗癌作用机制是

18. 巯嘌呤的抗癌作用机制是

19. 阿糖胞苷的抗癌作用机制是

A. 己烯雌酚 B. 丙酸睾酮 C. 甲氨蝶呤 D. 白消安 E. 放射性[131]I

20. 治疗绒毛膜上皮癌的药物是

21. 治疗慢性骨髓性白血病的药物是

A. 外周神经毒性 B. 肺纤维化 C. 出血性膀胱炎 D. 肝脏毒性

E. 急性心衰

22. 长期应用长春新碱易引起的毒性反应是

23. 长期应用博来霉素易引起的毒性反应是

24. 长期应用环磷酰胺易引起的毒性反应是

(三)X型题(多项选择题)

1. 下列周期特异性抗肿瘤药物是

A. 甲氨蝶呤　　B. 顺铂　　　C. 羟基喜树碱　　　D. 长春新碱　　　E. 氟尿嘧啶

2. 下列对甲氨蝶呤的正确描述是

A. 抑制二氢叶酸还原酶　　B. 抑制微管聚合　　C. 用于治疗儿童急性淋巴细胞白血病

D. 主要不良反应有消化道反应、骨髓抑制和脱发等　E. 有致畸作用

3. 抗恶性肿瘤药物共有的毒性有

A. 消化道黏膜损害　　　B. 肝、肾功能损害　　C. 脱发

D. 骨髓抑制　　　　　　E. 抑制免疫功能

4. 下列属于周期非特异性抗肿瘤药物是

A. 环磷酰胺　　B. 5-氟尿嘧啶　　C. 放线菌素D　　D. 柔红霉素　　E. 丝裂霉素

5. 烷化剂的作用特点是

A. 是一类高度活泼的化合物　　B. 使细胞中的核酸、蛋白质等烷基化

C. 属于周期非特异性药物　　　D. 对肿瘤细胞和正常细胞的选择性低

E. 对分裂增殖快的骨髓细胞、肠道上皮细胞产生抑制，从而表现为毒性反应

6. 按作用机制将抗恶性肿瘤药物分为

A. 破坏DNA结构和功能从而阻止其复制的药物　　B. 干扰核酸生物合成的药物

C. 嵌入DNA中干扰转录过程阻止RNA合成的药物

D. 影响蛋白质合成的药物　　　　　　　　E. 影响体内激素水平的抗癌药物

7. 干扰核酸生物合成的抗肿瘤药物包括

A. 嘌呤核苷酸互变抑制药物　　B. 胸苷酸合成酶抑制药

C. 二氢叶酸还原酶抑制药　　　D. 核苷酸还原酶抑制药

E. DNA多聚酶抑制剂

8. 通过嵌入DNA中干扰转录过程阻止RNA合成的抗肿瘤药物是

A. 放线菌素D　　B. 阿霉素　　C. 羟基脲　　D. 柔红霉素　　E. 紫杉醇

9. 直接影响DNA结构与功能的抗肿瘤药物是

A. 博来霉素　　B. 阿糖胞苷　　C. 丝裂霉素　　D. 紫杉醇　　　E. 顺铂

四、答案

(一)A型题

1. E　　2. B　　3. C　　4. B　　5. B　　6. A　　7. E　　8. E　　9. C　　10. E
11. A　　12. E　　13. E　　14. A　　15. C　　16. D　　17. E　　18. B　　19. C　　20. D
21. B

(二)B型题

1. A　　2. B　　3. C　　4. E　　5. A　　6. D　　7. A　　8. B　　9. C　　10. C
11. E　　12. D　　13. C　　14. E　　15. A　　16. A　　17. B　　18. C　　19. E　　20. C
21. D　　22. A　　23. B　　24. C

(三)X 型题

1. ADE 2. ACDE 3. ABCDE 4. ACDE 5. ABCDE 6. ABCDE
7. ABCDE 8. ABD 9. ACE

第十六章 传出神经系统药

一、考试大纲

1. 胆碱酯酶抑制药和胆碱酯酶复活药

(1)新斯的明药动学特点、药理作用、临床应用和不良反应;毒扁豆碱作用特点

(2)有机磷中毒机制、症状及防治

(3)碘解磷定的药动学特点、用途和不良反应

2. M胆碱受体阻断药

(1)阿托品的药理作用、临床应用、不良反应及中毒解救

(2)常用的阿托品合成代用品及其作用特点

3. 肾上腺素受体激动药

(1)肾上腺素的药理作用、临床应用、不良反应和禁忌证

(2)多巴胺、去甲肾上腺素和伪麻黄碱的药理作用特点及其临床应用

(3)异丙肾上腺素的药理作用和临床应用与不良反应

4. 肾上腺素受体阻断药

(1)酚妥拉明的药理作用特点及主要临床应用

(2)普萘洛尔等β肾上腺素受体阻断药的药理作用、临床应用、不良反应及禁忌证

二、应试指南

(一)胆碱酯酶抑制药和胆碱酯酶复活药

〈新斯的明〉

1. 药理作用和临床应用

(1)兴奋骨骼肌,治疗重症肌无力。

(2)对抗非除极化型肌松药(筒箭毒碱)中毒。

(3)兴奋胃肠道平滑肌,用于手术后腹胀和尿潴留。

(4)引起心率减慢,传导减慢,用于阵发性室上性心动过速。

2. 不良反应和禁忌证

(1)过量可引起胆碱能危象。

(2)禁用于机械性肠梗阻和泌尿道梗阻病人。

〈毒扁豆碱〉

1. 选择性作用差,易通过血脑屏障,小剂量兴奋中枢,大剂量抑制中枢。

2. 对眼睛作用比毛果芸香碱强而持久,局部滴眼治疗青光眼。

〈有机磷酸酯类〉

1. 中毒机制

(1)有机磷酸酯类与 AChE 牢固结合,生成磷酰化胆碱酯酶,使胆碱酯酶失去水解乙酰胆

碱能力,从而抑制了该酶的活性,造成体内 ACh 大量积聚。

(2)若不及时抢救,AChE 迅速"老化"。

2. 急性中毒作用及表现

(1)M 样作用及表现:睫状肌、虹膜括约肌收缩,表现为瞳孔缩小,视物模糊、眼痛。腺体分泌增加,表现为流涎、流泪、出汗、呼吸道分泌物增加。呼吸系统症状,由于呼吸道支气管平滑肌收缩、呼吸道腺体分泌增加所致的呼吸困难。胃肠道症状,由于胃肠道平滑肌收缩,表现为厌食、恶心、呕吐、腹痛和腹泻等。膀胱括约肌松弛,表现为小便失禁。心脏抑制,心动过缓。血管扩张,血压下降。

(2)N 样作用及表现:激动骨骼肌 NM 受体,表现为肌无力、不自主肌束抽搐、震颤,并可导致肌肉麻痹,严重时可引起呼吸肌麻痹。激动神经节 NM 受体,表现为心动过速,血压升高。

(3)中枢神经系统:表现为先兴奋后抑制,严重时呼吸和循环衰竭,引起死亡。

3. 急性中毒解救

(1)清除毒物。

(2)使用解救药。胆碱酯酶复活药:碘解磷定和氯磷定。阿托品:M 胆碱受体阻断药。对症处理。

〈碘解磷定〉

1. 药理作用

(1)恢复乙酰胆碱酯酶活性。

(2)与体内有机磷酸酯类直接结合,生成无毒的磷酰化碘解磷定排出体外。

2. 临床应用

(1)对不同有机磷酸酯类中毒疗效存在差异。内吸磷、马拉硫磷和对硫磷中毒疗效较好。敌百虫、敌敌畏中毒疗效稍差。乐果中毒则无效。

(2)碘解磷定能迅速抑制肌束颤动。

(3)由于碘解磷定不能直接对抗体内积聚的乙酰胆碱的作用,故应与阿托品合用。

(二)M 胆碱受体阻断药

〈阿托品〉

1. 药理作用与临床应用

随着剂量增加阿托品药理作用及临床应用如下:

(1)抑制腺体分泌,用于盗汗、流涎症和麻醉前给药。

(2)散瞳,用于虹膜睫状体炎;调节麻痹,用于儿童验光配镜;眼内压升高,为不良反应。

(3)松弛胃肠道和膀胱平滑肌痉挛,用于各种内脏绞痛,胆绞痛或肾绞痛常与阿片类镇痛药合用。

(4)治疗量时,可使部分患者心率暂时轻度减慢。较大剂量的阿托品,可引起心率加快。阿托品可用于治疗窦房阻滞、房室阻滞等缓慢型心律失常。

(5)解除血管痉挛,舒张外周血管,改善微循环,治疗感染性休克。

(6)解救有机磷酸酯类中毒。

2. 不良反应及中毒解救

(1)不良反应：口干、视物模糊、心率加快、瞳孔扩大及皮肤潮红等。剂量过大,可出现中枢中毒症状。

(2)中毒解救：主要为对症治疗,并可用毒扁豆碱解救。

(三)肾上腺素受体激动药

〈去甲肾上腺素〉

1. 药理作用

对 α 受体激动作用强,对 β_1 受体作用较弱,对 β_2 受体无作用。

激动血管 α_1 受体,特别是小动脉和小静脉收缩。皮肤黏膜血管收缩最明显,其次内脏和骨骼肌血管。但可使冠状动脉舒张。

主要激动心脏 β_1 受体,兴奋心脏。

小剂量时,收缩压和舒张压均升高,脉压略加大;较大剂量时,血压升高而脉压变小。

大剂量时血糖升高。

2. 临床应用

早期神经源性休克及嗜铬细胞瘤切除后或药物中毒时的低血压。

3. 不良反应与注意事项

剂量过大或滴注时间过长可致局部缺血坏死和肾衰。

〈肾上腺素〉

1. 药理作用

(1)激动 α 受体,使皮肤、黏膜和肾脏血管收缩。激动 β_2 受体,使骨骼肌血管和冠脉血管舒张。

(2)肾上腺素激动 β_1 受体,兴奋心脏。

(3)小剂量和治疗量舒张压不变或下降,脉压增大。大剂量收缩压和舒张压均升高。用 α 受体阻断药后,再用肾上腺素则使肾上腺素升压作用变为降压作用。

(4)激动支气管平滑肌的 β_2 受体,舒张支气管平滑肌。激动支气管黏膜血管的 α 受体,使之收缩,消除水肿;激动肥大细胞的 β_2 受体,抑制肥大细胞释放过敏反应物质。

(5)肾上腺素可激动肝脏的 α 和 β_2 受体,促进糖原和脂肪分解。

2. 临床应用

(1)心搏骤停。

(2)过敏性休克。

(3)支气管哮喘急性发作及其他速发型变态反应。

(4)延缓局麻药的吸收,增强局麻效应。

(5)治疗青光眼。

〈多巴胺〉

1. 药理作用

激动 α、β 肾上腺素受体和多巴胺受体。

(1)激动 β_1 受体,同时促进去甲肾上腺素能神经末梢释放 NA,引起正性频率和正性肌力效应。

(2)低浓度多巴胺激动肾血管的 D_1 受体,使血管扩张。大剂量多巴胺激动肾脏 α_1 受体,使血管收缩。

(3)收缩压升高,舒张压不变。

(4)排钠利尿。

2. 临床应用

(1)治疗各种休克,如心源性、感染性、中毒和出血性休克。对于心肌收缩力减弱及尿量减少者尤其适用。

(2)与利尿药合用治疗急性肾衰竭。

〈麻黄碱〉

1. 直接激动 α_1、α_2、β_1、β_2 受体;并促进 NA 释放。

2. 较肾上腺素作用弱而持久。

3. 中枢兴奋作用较显著。

4. 防治支气管哮喘发作、低血压、鼻黏膜充血和荨麻疹。

5. 易产生快速耐受性。

〈异丙肾上腺素〉

1. 药理作用

激动 β 受体作用较强,对 β_1、β_2 受体的选择性很低,对 α 受体无作用。

(1)心脏激动 β_1 受体,兴奋心脏,对正位节律点的兴奋作用强于异位节律点,故不易引起心律失常。

(2)血管激动血管 β_2 受体,舒张冠状动脉和骨骼肌血管。

(3)收缩压升高或不变而舒张压略下降,脉压增大。

(4)平滑肌激动支气管平滑肌的 β_2 受体,对支气管平滑肌的舒张作用比肾上腺素强。

(5)抑制组胺及其他炎症递质释放。促进脂肪和糖原分解。

2. 临床应用

(1)常与肾上腺素、去甲肾上腺素配伍,做心室内注射,可产生强大起搏作用。

(2)治疗二、三度房室传导阻滞。

(3)适用于中心静脉压高、心排血量低的感染性休克。

(4)支气管哮喘急性发作。

(四)肾上腺素受体阻断药

〈酚妥拉明〉

1. 药理作用

竞争性阻断 α_1 或 α_2 受体。

(1)阻断血管 α_1 受体和直接舒张血管效应,使外周阻力下降,血压下降。

(2)反射性兴奋交感神经和阻断突触前膜 α_2 受体,可兴奋心脏。

(3)拟胆碱作用,收缩胃肠道平滑肌。

(4)拟组胺作用,使胃酸分泌增加。

2. 临床应用

(1)治疗外周血管痉挛性疾病如肢端动脉痉挛的雷诺综合征、血栓闭塞性脉管炎及冻伤后遗症。

(2)治疗去甲肾上腺素滴注外漏引起的局部组织坏死。

(3)治疗休克。

(4)治疗急性心肌梗死和顽固性充血性心力衰竭。

(5)嗜铬细胞瘤的鉴别诊断和防治手术过程中突然发生的高血压危象。

〈普萘洛尔〉

1. 药理作用

(1)β受体阻断作用。竞争性阻断β受体,拮抗或减弱神经递质或拟肾上腺素药对β受体的激动作用;阻断心脏β$_1$受体,抑制心脏。对高血压患者有降压作用。阻断支气管平滑肌的β$_2$受体,使支气管平滑肌收缩。抑制糖、脂肪代谢。抑制肾小球旁细胞的β受体,减少交感神经兴奋所致肾素的释放。降低眼内压,临床用于治疗青光眼。

(2)膜稳定作用。某些β受体阻断药阻滞 Na$^+$ 通道,稳定心肌细胞膜电位的作用。

(3)内在拟交感活性。有些β受体阻断药在与β受体结合时,会产生激动效应。

2. 临床应用

(1)心律失常。

(2)β受体阻断药是治疗高血压的基础药物。

(3)β受体阻断药对冠心病心绞痛有良好的疗效。

(4)充血性心力衰竭。

(5)甲状腺功能亢进。

(6)治疗青光眼。

(7)β受体阻断药还可用于偏头痛、减轻肌肉震颤及酒精中毒等。

3. 不良反应

(1)诱发或加重支气管哮喘。

(2)抑制心脏功能。

(3)外周血管收缩和痉挛,阻断血管平滑肌β$_2$受体。

(4)停药反跳现象。

4. 禁忌证

严重左心室功能不全、窦性心动过缓、中度房室传导阻滞和支气管哮喘病人禁用。

三、考前模拟

(一)A 型题(单项选择题)

1. 有机磷酸酯类急性中毒表现为
A. 腺体分泌减少、胃肠平滑肌兴奋　　B. 膀胱逼尿肌松弛、呼吸肌麻痹
C. 支气管平滑肌松弛、唾液腺分泌增加　　D. 神经节兴奋、心血管作用复杂
E. 脑内乙酰胆碱水平下降、瞳孔扩大

2. 碘解磷定
A. 可以多种途径给药　　B. 不良反应比氯磷定少　　C. 可以与胆碱受体结合
D. 可以直接对抗体内聚集的乙酰胆碱的作用
E. 与磷酰化胆碱酯酶结合后,才能使酶活性恢复

3. 碘解磷定治疗有机磷酸酯类农药中毒的主要机制是

A. 与磷酰化胆碱酯酶结合,使酶复活　　B. 与胆碱酶结合,使酶功能增强

C. 与胆碱受体结合,使受体不能激动　　D. 与"老化"的胆碱酯酶结合,使酶复活

E. 与乙酰胆碱结合,阻止其作用于受体

4. 阿托品禁用于

A. 虹膜睫状体炎　　B. 有机磷中毒　　C. 酸中毒　　D. 青光眼　　E. 休克

5. 阿托品不良反应是

A. 乏力　　B. 瞳孔缩小　　C. 心动过缓　　D. 泌汗减少,夏日易中暑

E. 呕吐

6. 新斯的明不可用于治疗

A. 有机磷酸酯中毒　　B. 肌松药过量中毒　　C. 阿托品中毒　　D. 手术后腹胀气

E. 重症肌无力

7. 治疗重症肌无力,应首选

A. 毒扁豆碱　　B. 阿托品　　C. 新斯的明　　D. 胆碱酯酶复活药

E. 琥珀胆碱

8. 新斯的明最强的作用是

A. 膀胱逼尿肌兴奋　　B. 心脏抑制　　C. 腺体分泌增加　　D. 骨骼肌兴奋

E. 胃肠平滑肌兴奋

9. 用新斯的明治疗重症肌无力,产生了胆碱能危象

A. 表示药量不足,应增加用量　　B. 表示药量过大,应减量停药

C. 应用中枢兴奋药对抗　　　　D. 应该用琥珀胆碱对抗

E. 应该用阿托品对抗

10. 下列哪种药物既可抑制代谢酶的活性又可直接激动受体

A. 毒扁豆碱　　B. 新斯的明　　C. 毛果芸香碱　　D. 肾上腺素　　E. 间羟胺

11. 使磷酰化胆碱酯酶复活的药物是

A. 阿托品　　B. 解磷定　　C. 毛果芸香碱　　D. 毒扁豆碱　　E. 新斯的明

12. 有机磷酸酯类急性中毒病人出现口吐白沫、严重的恶心、呕吐和呼吸困难时,应立即注射的药物是

A. 碘解磷定　　B. 哌替啶　　C. 麻黄碱　　D. 肾上腺素　　E. 阿托品

13. 碘解磷定可解救有机磷农药中毒的药理基础是

A. 生成磷酰化胆碱酯酶　　B. 生成磷酰化碘解磷定　　C. 促进胆碱酯酶复活

D. 具有阿托品样作用　　E. 可促进乙酰胆碱再摄取

14. 有机磷酸酯类中毒症状中,不属M样症状的是

A. 瞳孔缩小　　B. 口吐白沫、大汗淋漓　　C. 不自主肌束颤动　　D. 腹痛腹泻

E. 心率减慢

15. 有机磷农药中毒时,M样症状产生的原因是

A. M受体敏感性增加　　B. 胆碱能神经递质释放增加　　C. 药物排泄减慢

D. 胆碱能神经递质水解减慢　　E. 药物兴奋胆碱能神经

16. 敌百虫口服中毒时,采用下述哪种处理可使它的毒性增加

A. 生理盐水洗胃　　　B. 硫酸镁导泻　　　C. 高锰酸钾溶液洗胃　　　D. 醋酸溶液洗胃

E. 碳酸氢钠溶液洗胃

17. 阿托品用于治疗

A. 失血性休克　　　B. 过敏性休克　　　C. 神经源性休克　　　D. 感染中毒性休克

E. 心源性休克

18. 阿托品显著解除平滑肌痉挛是

A. 支气管平滑肌　　　B. 胆管平滑肌　　　C. 胃肠平滑肌　　　D. 子宫平滑肌

E. 膀胱平滑肌

19. 肾绞痛或胆绞痛时可用何药治疗

A. 颠茄片　　　B. 新斯的明　　　C. 派替啶　　　D. 阿托品　　　E. 阿托品和哌替啶

20. 治疗过量阿托品中毒的药物是

A. 山莨菪碱　　　B. 东莨菪碱　　　C. 毒扁豆碱　　　D. 琥珀胆碱　　　E. 后马托品

21. 下述哪一种药物中毒时可用阿托品进行解救

A. 新斯的明　　　B. 山莨菪碱　　　C. 东莨菪碱　　　D. 筒箭毒碱　　　E. 美加明

22. 阿托品抗感染中毒性休克的主要原因是

A. 抗菌、抗毒素作用,消除休克的原因　　　B. 抗迷走神经活性,兴奋心脏,升高血压

C. 兴奋中枢,对抗中枢抑制　　　D. 扩张支气管,缓解呼吸困难

E. 解除血管痉挛,改善微循环,增加重要脏器的血流量

23. 阿托品对眼睛的作用是

A. 散瞳、升高眼内压、调节麻痹　　　B. 散瞳、降低眼内压、调节麻痹

C. 散瞳、升高眼内压、调节痉挛　　　D. 缩瞳、降低眼内压、调节麻痹

E. 缩瞳、升高眼内压、调节痉挛

24. 能引起调节麻痹的药物是

A. 肾上腺素　　　B. 去甲肾上腺素　　　C. 后马托品　　　D. 筒箭毒碱　　　E. 毛果芸香碱

25. 碘解磷定对哪一种有机磷农药中毒无效

A. 内吸磷　　　B. 乐果　　　C. 敌百虫　　　D. 敌敌畏　　　E. 对硫磷

26. 马拉硫磷中毒的解救药物是

A. 尼可刹米　　　B. 阿托品　　　C. 碘解磷定　　　D. 阿托品和碘解磷定

E. 去甲肾上腺素

27. 多巴胺对心血管系统和肾脏的作用是

A. 大剂量使外周血管扩张、肾血管收缩　　　B. 大剂量使外周血管收缩、肾血管扩张

C. 小剂量使外周血管和肾血管收缩　　　D. 小剂量使外周和肾血管扩张

E. 不影响肾血管和肾血流

28. 异丙肾上腺素的药理作用是

A. 收缩瞳孔　　　B. 减慢心脏传导　　　C. 松弛支气管平滑肌　　　D. 升高舒张压

E. 增加糖原合成

29. 普萘洛尔的禁忌证是

A. 甲状腺功能亢进　　　B. 心绞痛　　　C. 高血压　　　D. 心律失常　　　E. 支气管哮喘

30. 普萘洛尔的药理作用是

A. 增加冠状动脉血流量　　B. 降低心肌收缩力　　C. 加速心脏传导

D. 降低呼吸道阻力　　E. 增加糖原分解

31. 能引起心率加快、收缩压上升、舒张压下降的药物是

A. 去氧肾上腺素　　　B. 酚妥拉明　　　　　C. 肾上腺素

D. 去甲肾上腺素　　　E. 普萘洛尔

32. 普萘洛尔属于

A. 选择性 β_1 受体阻断药　　B. 非选择性 β 受体阻断药　　C. 选择性 α 受体阻断药

D. 非选择性 α 受体阻断药　　E. α、β 受体阻断药

33. 滴鼻给药,治疗鼻塞的药物是

A. 去甲肾上腺素　　　B. 异丙肾上腺素　　　C. 麻黄碱

D. 多巴胺　　　　　　E. 多巴酚丁胺

34. β 肾上腺素受体阻断药可

A. 抑制胃肠道平滑收缩　　B. 促进糖原分解　　　C. 加快心脏传导

D. 升高血压　　　　　　　E. 使支气管平滑肌收缩

35. 用于治疗急性肾衰竭的药物是

A. 甲氧明　　　　　　B. 多巴胺　　　　　　C. 去甲肾上腺素

D. 间羟胺　　　　　　E. 去氧肾上腺素

36. 抢救心脏骤停使用的药物是

A. 多巴胺　　B. 间羟胺　　C. 肾上腺素　　D. 麻黄碱　　E. 阿托品

37. 支气管哮喘急性发作时,应选用

A. 异丙肾上腺素气雾吸入　　B. 麻黄碱　　　　C. 普萘洛尔　　D. 色甘酸钠

E. 阿托品

38. 青霉素过敏性休克时,首选何药抢救

A. 多巴胺　　B. 去甲肾上腺素　　C. 肾上腺素　　D. 葡萄糖酸钙

E. 阿拉明

39. 过量最易引起心动过速、心室颤动的药物是

A. 肾上腺素　　B. 麻黄碱　　C. 异丙肾上腺素　　D. 多巴胺　　E. 阿拉明

40. 急性肾衰竭时,可用何药与利尿药配伍来增加尿量

A. 多巴胺　　B. 麻黄碱　　C. 去甲肾上腺素　　D. 异丙肾上腺素　　E. 肾上腺素

41. 兼有增加心肌收缩力和明显舒张肾血管的药物是

A. 肾上腺素　　B. 麻黄碱　　C. 去甲肾上腺素　　D. 多巴胺　　E. 甲氧明

42. 反复使用麻黄碱时,药理作用逐渐减弱的原因是

A. 肝药酶诱导作用　　B. 肾排泄增加　　C. 身体产生依赖性

D. 受体敏感性降低　　E. 神经末梢的去甲肾上腺素贮存减少、耗竭

43. 溺水、麻醉意外引起的心脏骤停应选用

A. 去甲肾上腺素　　B. 肾上腺素　　C. 麻黄碱　　D. 多巴胺　　E. 地高辛

44. 异丙肾上腺素不具有肾上腺素的哪项作用

A. 激动 β_2 受体　　　　　B. 激动 β_1 受体　　　　C. 收缩支气管黏膜血管

D. 松弛支气管平滑肌　　E. 抑制肥大细胞释放过敏性物质

45. 为了延长局麻药的作用时间和减少不良反应,可加用

A. 肾上腺素　　　　　　B. 异丙肾上腺素　　　　C. 多巴胺

D. 去甲肾上腺素　　　　E. 麻黄碱

46. 禁止用于皮下和肌内注射的拟肾上腺素药物是

A. 肾上腺素　　　　　　B. 间羟胺　　　　　　　C. 去甲肾上腺素

D. 麻黄碱　　　　　　　E. 去氧肾上腺素

47. 去甲肾上腺素作用最明显的器官是

A. 胃肠道和膀胱平滑肌　B. 心血管系统　　　　　C. 支气管平滑肌

D. 眼睛　　　　　　　　E. 腺体

48. 无尿休克病人禁用

A. 去甲肾上腺素　　　　B. 阿托品　　　　　　　C. 多巴胺

D. 间羟胺　　　　　　　E. 肾上腺素

49. 具有较强中枢兴奋作用的拟肾上腺素药物是

A. 肾上腺素　　　　　　B. 麻黄碱　　　　　　　C. 异丙肾上腺素

D. 多巴胺　　　　　　　E. 阿拉明

50. 能促进神经末梢递质释放,对中枢有兴奋作用的拟肾上腺素药是

A. 异丙肾上腺素　　　　B. 肾上腺素　　　　　　C. 多巴胺

D. 麻黄碱　　　　　　　E. 去甲肾上腺素

51. 何药只能由静脉给药产生全身作用

A. 肾上腺素　　　　　　B. 去甲肾上腺素　　　　C. 阿拉明

D. 异丙肾上腺素　　　　E. 麻黄碱

52. 具有舒张肾血管的拟肾上腺素药是

A. 异丙肾上腺素　　　　B. 间羟胺　　　　　　　C. 去甲肾上腺素

D. 麻黄碱　　　　　　　E. 肾上腺素

53. 急慢性鼻炎、鼻窦炎引起鼻充血时,可用何药滴鼻

A. 去甲肾上腺素　　　　B. 麻黄碱　　　　　　　C. 异丙肾上腺素

D. 肾上腺素　　　　　　E. 多巴胺

54. 可口服用于治疗上消化道出血的药物是

A. 间羟胺　　　　　　　B. 多巴胺　　　　　　　C. 去甲肾上腺素

D. 异丙肾上腺素　　　　E. 肾上腺素

55. 肾上腺素与局麻药配伍目的主要是

A. 防止过敏性休克　　　B. 中枢镇静作用　　　　C. 局部血管收缩,促进止血

D. 延长局麻药作用时间及防止吸收中毒　　　　　E. 防止出现低血压

56. 麻黄碱与肾上腺素比较,其作用特点是

A. 升压作用弱、持久,易引起耐受性　　　B. 作用较强、不持久,能兴奋中枢

C. 作用弱、维持时间短,有舒张平滑肌作用

D. 可口服给药,可避免发生耐受性及中枢兴奋作用

E. 无血管扩张作用,维持时间长,无耐受性

57. 去甲肾上腺素静脉滴注发生外漏时所致的局部组织缺血,可选用下列哪种药物

A. 阿托品　　　　B. 阿替洛尔　　　C. 多巴胺　　　　D. 酚妥拉明　　　E. 肾上腺素

58. 下列属竞争性 α 受体阻断药是

A. 间羟胺　　　　B. 酚妥拉明　　　C. 酚苄明　　　　D. 甲氧明　　　　E. 新斯的明

59. β 受体阻断药的适应证不包括

A. 心律失常　　　B. 心绞痛　　　　C. 高血压　　　　D. 支气管哮喘　　E. 青光眼

60. 酚妥拉明的适应证中没有下面哪一项

A. 血栓性静脉炎　B. 冠心病　　　　C. 难治性心衰　　D. 感染性休克

E. 嗜铬细胞瘤的术前应用

61. 酚妥拉明使血管扩张的原因是

A. 直接扩张血管和阻断 α 受体　　　　B. 扩张血管和激动 β 受体

C. 阻断 α 受体　　　　　　D. 激动 β 受体　　　E. 直接扩张血管

62. 美托洛尔和普萘洛尔的区别在于前者

A. 没有内在拟交感活性　　　B. 对哮喘病人慎用　　C. 用于治疗高血压病

D. 对 $β_1$ 受体有选择性　　　E. 抑制糖原分解

63. 预防腰麻时血压降低宜用

A. 异丙肾上腺素　B. 多巴胺　　　　C. 肾上腺素　　　D. 去甲肾上腺素　　E. 麻黄碱

64. 下列哪项不是 β 受体阻断药的不良反应

A. 诱发和加剧支气管哮喘　　B. 外周血管收缩和痉挛　　C. 反跳现象

D. 眼-皮肤黏膜综合征　　　E. 心绞痛

65. 普萘洛尔不具有的作用是

A. 治疗甲状腺功能亢进　　　B. 治疗偏头痛　　　　　C. 治疗酒精中毒

D. 抗血小板聚集　　　　　E. 治疗青光眼

66. 普萘洛尔没有下面哪一个作用

A. 抑制心脏　　　B. 减慢心率　　　C. 减少心肌耗氧量　　D. 收缩血管

E. 直接扩张血管产生降压作用

67. 与肾上腺素比较,麻黄碱不具备的特点是

A. 化学性质稳定,口服有效　　　B. 拟肾上腺素作用弱而持久

C. 首选治疗过敏性休克　　　　D. 中枢兴奋作用较显著　　E. 易产生快速耐受性

(二)B 型题(配伍选择题)

A. 新斯的明　　　B. 异丙肾上腺素　　C. 可乐定　　　D. 阿托品　　　E. 酚妥拉明

1. β 受体激动药

2. α 受体阻断药

A. 眼内压下降　　　B. 休克　　　C. 重症肌无力患者肌张力增加　　　D. 肌肉松弛

E. 缓解流涎、震颤和肌肉强直症状

3. 琥珀胆碱可引起

4. 新斯的明可引起

5. 东莨菪碱可引起

A. 新斯的明　　　B. 毒扁豆碱　　　C. 阿托品　　　D. 碘解磷定　　　E. 氯磷定

6. 临床用于术后腹胀气与尿潴留效果好的药物是

7. 局部应用治疗青光眼,作用较毛果芸香碱强而持久的药物是

A. 阿托品　　　　B. 东莨菪碱　　　C. 山莨菪碱　　D. 后马托品　　E. 哌仑西平

8. 中毒时,有中枢兴奋作用的药物是

9. 对胃酸分泌抑制作用强的药物是

A. 毛果芸香碱　　B. 阿托品　　　　C. 卡巴胆碱　　D. 美加明　　　　E. 毒扁豆碱

10. 胆碱酯酶抑制药

11. M 受体阻断药

A. 解磷定　　　　B. 苯海索　　　　C. 新斯的明　　D. 阿托品　　　　E. 左旋多巴

12. 治疗窦性心动过缓

13. 治疗重症肌无力

14. 治疗有机磷中毒时的肌震颤

A. 新斯的明　　　B. 后马托品　　　C. 东莨菪碱　　D. 阿托品　　　　E. 毒扁豆碱

15. 治疗青光眼

16. 感染性休克可选用

17. 重症肌无力可选用

18. 眼底检查时散瞳可选用

A. 可乐定　　　　B. 哌唑嗪　　　　C. 普萘洛尔　　D. 琥珀胆碱　　　E. 去甲肾上腺素

19. 对 β 受体有阻滞作用的药物是

20. 对 α_1 和 α_2 受体均有激动作用的药物是

A. 去甲肾上腺素　B. 多巴胺　　　　C. 麻黄碱　　　D. 肾上腺素　　　E. 可乐定

21. 与利尿药合用治疗急性肾衰竭的药物是

22. 治疗上消化道出血应选用的药物是

A. 支气管哮喘　　B. 青光眼　　　　C. 外周血管痉挛　　　D. 心律失常

E. 重症肌无力

23. 酚妥拉明可用于治疗

24. 异丙肾上腺素可用于治疗

A. 选择性激动 β_1 受体　　　B. 选择性激动 β_2 受体　　　C. 对 β_1 和 β_2 受体都有激动作用

D. 对 β 受体作用很弱　　　E. 对 α、β_1 和多巴胺受体都有激动作用

25. 肾上腺素

26. 多巴胺

A. 肾上腺素　　　B. 去甲肾上腺素　　　C. 异丙肾上腺素　　　D. 普萘洛尔

E. 酚妥拉明

27. 主要激动 α 受体

28. 主要激动 β 受体

29. 抢救过敏性休克首选

30. 治疗心绞痛

31. 阻断 α 受体

A. 酚妥拉明　　　B. 肾上腺素　　　　C. 甲氧明　　　　　D. 异丙肾上腺素

E. 阿托品

32. 肢端动脉痉挛

33. 过敏性休克

34. 支气管哮喘

35. 有机磷农药中毒

A. β_1 受体激动药　　B. β_2 受体激动药　　C. β 受体激动药　　D. β_1 受体阻断药

E. β 受体阻断药

36. 异丙肾上腺素

37. 普萘洛尔

38. 阿替洛尔

39. 多巴酚丁胺

(三) X 型题(多项选择题)

1. 阿托品用于解救有机磷酸酯类农药中毒,下列叙述正确的是

A. 必须足量、反复使用,必要时使病人达到"阿托品化"　　B. 只在严重中毒时才使用

C. 单独使用无效　　D. 能迅速制止骨骼肌震颤

E. 合用氯磷定时,应调整阿托品的剂量

2. 阿托品可

A. 引起骨骼肌松弛　　B. 引起内脏平滑肌松弛　　C. 治疗青光眼

D. 治疗室上性心动过速　　E. 抑制汗腺分泌

3. 阿托品可用于

A. 减少全麻时的腺体分泌　　B. 全麻时的骨骼肌松弛　　C. 有机磷中毒抢救

D. 感染性休克伴高热　　E. 虹膜睫状体炎

4. 阿托品的药理作用包括

A. 升高眼内压　　B. 减少腺体分泌　　C. 缩瞳

D. 收缩血管　　E. 松弛平滑肌

5. 下列属胆碱酯酶抑制药是

A. 有机磷酸酯类　　B. 毒蕈碱　　C. 烟碱

D. 毒扁豆碱　　E. 新斯的明

6. M 胆碱受体阻断药有

A. 筒箭毒碱　　B. 阿托品　　C. 哌仑西平

D. 山莨菪碱　　E. 琥珀胆碱

7. 青光眼病人禁用的药物有

A. 山莨菪碱　　B. 阿托品　　C. 东莨菪碱

D. 筒箭毒碱　　E. 后马托品

8. 新斯的明作用机制包括

A. 抑制胆碱酯酶的活性　　B. 促进乙酰胆碱的水解　　C. 直接激动 M 受体

D. 直接激动骨骼肌运动终板上 NM 受体

E. 促进运动神经末梢释放乙酰胆碱

9. 新斯的明用于

A. 重症肌无力　　B. 机械性肠梗阻和尿路梗阻　　C. 非除极型肌松药中毒解救

D. 术后腹胀气、尿潴留　　　　　　　　E. 室上性阵发性心动过速

10. 新斯的明禁用于

A. 机械性肠梗阻　　B. 琥珀胆碱中毒　　C. 支气管哮喘　　D. 术后腹胀气

E. 胆碱能危象

11. 碘解磷定的正确叙述是

A. 剂量过大本身也可抑制胆碱酯酶　　B. 能使被有机磷抑制的胆碱酯酶活性恢复

C. 能与体内游离的有机磷酸酯类直接结合

D. 能迅速制止肌束颤动　　E. 对乐果疗效较好

12. 碘解磷定对哪几种有机磷农药中毒有效

A. 对硫磷　　　B. 内吸磷　　　C. 敌百虫　　　D. 马拉硫磷　　　E. 乐果

13. 有机磷农药中毒引起呼吸衰竭的原因有

A. 呼吸肌麻痹　B. 急性肺水肿　C. 支气管收缩　　D. 支气管腺体分泌物增加

E. 呼吸中枢抑制

14. 拟胆碱药有

A. 吡斯的明　　B. 哌仑西平　　C. 毒扁豆碱　　D. 新斯的明　　E. 筒箭毒碱

15. 新斯的明的禁忌证是

A. 尿路梗阻　　B. 腹胀气　　C. 机械性肠梗阻　D. 支气管哮喘　E. 青光眼

16. 用于解救有机磷酸酯类中毒的药物是

A. 毛果芸香碱　B. 新斯的明　C. 碘解磷定　　D. 氯解磷定　　E. 阿托品

17. 有机磷酸酯类中毒的解救药有

A. 肾上腺素　　B. 碘解磷定　　C. 氯解磷定　　D. 毛果芸香碱　E. 阿托品

18. 阿托品用于解救有机磷酸酯类中毒的正确叙述是

A. 必须及早、足量、反复　　　　B. 能迅速解除 M 样症状

C. 能迅速制止骨骼肌震颤　　　　D. 能解除部分中枢神经系统中毒症状

E. 与氯解磷定合用时,阿托品剂量应适当减少

19. 阿托品与镇痛药配伍可治疗

A. 胃肠痉挛　　B. 支气管痉挛　　C. 肾绞痛　　D. 胆绞痛　　E. 心绞痛

20. 阿托品可用于治疗

A. 窦性心动过缓　　B. 虹膜睫状体炎　　C. 胃肠绞痛　　D. 有机磷中毒

E. 感染性休克

21. 麻黄碱的特点包括

A. 激动 α、β 受体,促进递质释放　　B. 明显的中枢抑制作用　　C. 可透过血脑屏障

D. 作用弱而持久　　E. 不易发生继发性血压下降的现象

22. 肾上腺素的禁忌证包括

A. 冠状动脉粥样硬化　　　　B. 甲状腺功能亢进　　　　C. 高血压

D. 器质性心脏病　　　　E. 哮喘

23. 肾上腺素的药理作用包括

A. 心率加快　　　　　　　　B. 骨骼肌血管血流增加　　　C. 收缩压下降

D. 促进糖原合成　　　　　　E. 扩张支气管

24. 普萘洛尔用于治疗

A. 心律失常　　　　　　　　B. 高血压　　　　　　　　　C. 甲状腺功能亢进

D. 糖尿病　　　　　　　　　E. 心绞痛

25. 普萘洛尔可用于治疗

A. 支气管哮喘　　　　　　　B. 心律失常　　　　　　　　C. 高血压

D. 心绞痛　　　　　　　　　E. 甲状腺功能亢进

26. β受体阻断药的正确叙述是

A. 可使心率加快、心排血量增加　　　B. 有时可诱发或加重哮喘发作

C. 抑制脂肪分解　　　　　　　　　　D. 抑制肾素分泌

E. 升高眼内压作用

27. 主要作用于α和β受体的拟肾上腺素药有

A. 去甲肾上腺素　　　　　　B. 异丙肾上腺素　　　　　　C. 肾上腺素

D. 麻黄碱　　　　　　　　　E. 多巴胺

28. 内源性拟肾上腺素药有

A. 去甲肾上腺素　　　　　　B. 多巴胺　　　　　　　　　C. 麻黄碱

D. 肾上腺素　　　　　　　　E. 异丙肾上腺素

29. 肾上腺素的正确叙述是

A. 常用于预防支气管哮喘的发作　　　B. 松弛支气管平滑肌

C. 激动支气管平滑肌β受体　　　　　D. 抑制肥大细胞释放过敏性物质

E. 使支气管黏膜血管收缩

30. 麻黄碱与肾上腺素相比,前者的特点是

A. 中枢兴奋较明显　　　　B. 可口服给药　　　　　C. 扩张支气管作用强、快、短

D. 扩张支气管作用温和而持久　　　　　　E. 反复应用易产生快速耐受性

31. 酚妥拉明可以

A. 治疗外周血管痉挛性疾病　　B. 治疗支气管哮喘　　　C. 治疗原发性高血压

D. 用于充血性心力衰竭

E. 局部浸润注射,拮抗注射 NA 药液外漏引起的血管强烈收缩

32. 酚妥拉明的适应证为

A. 外周血管痉挛性疾病　　　B. 感染性休克　　　　　　　C. 嗜铬细胞瘤术前准备

D. 心力衰竭　　　　　　　　E. 心律失常

33. 麻黄碱和肾上腺素不同之处是

A. 作用出现缓慢而持久　　　B. 口服吸收快　　　　　　　C. 反复用药易产生耐受性

D. 对代谢的影响不明显　　　E. 有中枢兴奋作用

34. 肾上腺素收缩的血管包括

A. 皮肤黏膜血管　　　B. 肾血管　　　C. 骨骼肌血管　　　D. 冠状动脉血管

E. 脑血管

35. 多巴胺是

A. 激动 M 受体　　　　B. 激动 β_1 受体　　　　C. 排钠利尿作用

D. 低剂量对心血管作用不明显　　　E. 激动多巴胺受体,使肾和肠系膜血管舒张

36. 异丙肾上腺素和肾上腺素相似的作用是

A. 心肌收缩力加强,心率加快　　B. 血管收缩,血压升高　　　C. 支气管平滑肌松弛

D. 肥大细胞释放过敏物质减少　　E. 促进糖原和脂肪分解

37. 普萘洛尔临床用于治疗

A. 高血压　　B. 心律失常　　C. 心绞痛　　D. 甲状腺功能亢进　　E. 支气管哮喘

38. 下列肾上腺素的效应中能被普萘洛尔阻断的是

A. 支气管扩张　　B. 血管收缩　　C. 心输出量增加　　D. 瞳孔散大

E. 心收缩力增强

四、答案

(一) A 型题

1. D	2. E	3. A	4. D	5. D	6. E	7. C	8. E	9. B	10. B
11. C	12. E	13. C	14. C	15. D	16. E	17. D	18. C	19. E	20. C
21. A	22. E	23. A	24. C	25. B	26. D	27. D	28. C	29. E	30. B
31. C	32. B	33. C	34. E	35. D	36. C	37. A	38. C	39. A	40. A
41. D	42. E	43. B	44. C	45. A	46. C	47. B	48. A	49. B	50. D
51. B	52. A	53. B	54. C	55. B	56. A	57. D	58. B	59. D	60. A
61. A	62. D	63. E	64. E	65. E	66. E	67. C			

(二) B 型题

1. B	2. E	3. D	4. C	5. E	6. A	7. B	8. A	9. E	10. E
11. B	12. D	13. C	14. A	15. E	16. D	17. A	18. B	19. C	20. E
21. B	22. A	23. C	24. A	25. C	26. B	27. B	28. C	29. A	30. D
31. E	32. A	33. B	34. D	35. E	36. C	37. E	38. D	39. A	

(三) X 型题

1. AE	2. BE	3. ACE	4. ABE	5. ADE	6. BCD
7. ABCE	8. ADE	9. ACDE	10. ABCE	11. ABCD	12. ABCD
13. ABCD	14. ACD	15. ACD	16. CDE	17. BCE	18. ABDE
19. CD	20. ABCDE	21. ACE	22. ABCD	23. ABE	24. ABCE
25. BCDE	26. BCD	27. CDE	28. ABD	29. BCDE	30. ABDE
31. ADE	32. ABCD	33. ABCDE	34. ABCE	35. BCDE	36. ACDE
37. ABCD	38. ACE				

第十七章 镇静催眠药

一、考试大纲

1. 苯二氮䓬类药物的药理作用、作用机制、临床应用和不良反应
2. 地西泮、氟硝西泮、劳拉西泮、奥沙西泮、艾司唑仑的药理作用、临床应用与不良反应
3. 巴比妥类药物的药理作用、临床应用与不良反应
4. 其他镇静催眠药,如唑吡坦、佐匹克隆、扎来普隆、水合氯醛和甲喹酮的临床应用

二、应试指南

(一)苯二氮䓬类

〈地西泮〉

1. 药理作用与临床应用

(1)抗焦虑:小剂量即可显著改善恐惧、紧张、忧虑、失眠等症状,并对各种原因引起的焦虑均有显著疗效。作用部位主要是大脑调节情绪反应的边缘系统。治疗焦虑症。

(2)镇静催眠:可显著缩短入睡时间,延长睡眠持续时间,减少觉醒次数。治疗各种原因引起的失眠症。

(3)抗惊厥、抗癫痫:地西泮对癫痫大发作能迅速缓解症状,对癫痫持续状态疗效显著,静脉注射地西泮被首选用于治疗癫痫持续状态。

(4)中枢性肌松弛:临床用于治疗脑血管意外、脊髓损伤等引起的中枢性肌强直,缓解局部关节病变、腰肌劳损及内窥镜检查所致的肌肉痉挛。

2. 作用机制

苯二氮䓬类药物作用于 $GABA_A$ 受体上的苯二氮䓬类结合位点,促进 GABA 与 $GABA_A$ 受体结合,通过增加 Cl⁻ 通道开放的频率增强 GABAA 受体的作用而呈现中枢抑制效应。

3. 不良反应

(1)嗜睡、头昏、乏力和记忆力下降。

(2)早醒、易激动、头痛、步履不稳和共济失调,还可影响技巧动作和驾驶安全。

(3)长期应用可产生耐受性,用于催眠时耐受性产生较快,而用于抗焦虑时则耐受性产生缓慢。长期应用还可产生精神和躯体依赖性。

(4)过量中毒除采取洗胃、对症治疗外,还可用特效拮抗药氟马西尼。

〈奥沙西泮〉

奥沙西泮是短效苯二氮䓬类镇静催眠药,为地西泮的活性代谢物。作用与地西泮相似,有较强的抗焦虑及抗惊厥作用,催眠作用较弱。主要用于焦虑症,也用于失眠和癫痫的辅助治疗。

〈氟硝西泮〉

氟硝西泮是中效苯二氮䓬类镇静催眠药,具有镇静催眠及抗惊厥、抗癫痫等作用。可用于

惊厥、癫痫和麻醉前给药,尤适于婴儿痉挛及阵发性肌痉挛。

〈艾司唑仑〉

艾司唑仑是中效苯二氮䓬类镇静催眠药,为新型 BDZ 药物,具有较强的镇静催眠、抗惊厥、抗焦虑作用及较弱的肌肉松弛作用。

(二)巴比妥类

1. 药理作用与临床应用

(1)镇静、催眠:小剂量可致安静,缓解焦虑和烦躁不安状态,中剂量产生催眠作用。巴比妥类药物可缩短 REMS,改变正常睡眠的模式,引起非生理性睡眠。缺点:①易产生耐受性和依赖性,引起严重的戒断症状;②诱导肝药酶的活性,影响其他药物的肝脏代谢;③不良反应较多,过量可产生严重毒性。因此,苯巴比妥类已不作镇静催眠药常规使用。

(2)抗惊厥:苯巴比妥有较强的抗惊厥作用及抗癫痫作用,临床可用于癫痫大发作和癫痫持续状态的治疗。

(3)麻醉及麻醉前给药:短效及超短效巴比妥类,如己烯巴比妥、美索巴比妥和硫喷妥等钠盐静脉注射可产生短暂的麻醉作用(诱导麻醉)。

(4)增强中枢抑制药作用。

2. 作用机制

巴比妥类药物与 $GABA_A$ 受体上巴比妥类结合位点结合,增加 Cl^- 的通透性,使细胞膜超极化。与苯二氮䓬类药物增加 Cl^- 通道的开放频率不同,巴比妥类主要延长 Cl^- 通道的开放时间。

3. 不良反应与注意事项

(1)后遗作用:服用药物次晨可出现头晕、困倦、思睡、精神不振及定向障碍等,亦称"宿醉"(hangover)。

(2)耐受性:原因可能是神经组织对巴比妥类产生适应性和诱导肝药酶加速自身代谢有关。

(3)依赖性:长期连续服用巴比妥类使患者产生对该药的精神依赖和躯体依赖,因此对巴比妥类药物必须严格控制,避免长期使用。

(4)呼吸抑制:尤其对肺功能不全者更明显,与剂量呈正相关。呼吸深度抑制是巴比妥类药物中毒致死的主要原因。巴比妥类可透过胎盘和乳汁,故分娩期和哺乳期妇女慎用。

(5)中毒与解救:急性中毒主要表现为深度昏迷、高度呼吸抑制、血压下降、体温降低、休克及肾衰竭等。深度呼吸抑制是急性中毒的直接死因。

对急性中毒者应积极采取抢救措施,维持呼吸与循环功能,保持呼吸道通畅,吸氧,必要时进行人工呼吸,甚至气管切开,并应用中枢兴奋药。为加速巴比妥类药物的排泄,用碳酸氢钠等碱性药物以碱化尿液,减少肾小管的再吸收,严重中毒病例采用透析疗法。

(三)其他镇静催眠药

〈水合氯醛〉

催眠作用较强,不缩短 REMS,无宿醉后遗效应,用于顽固性失眠或对其他催眠药效果不佳的患者。大剂量有抗惊厥作用,可用于子痫、破伤风及小儿高热惊厥等。

三、考前模拟

(一)A型题(最佳选择题)

1. 苯二氮䓬类药物的催眠作用机制是

A. 与GABA_A受体α亚单位结合　　　B. 增强GABA能神经传递和突触抑制

C. 与β亚单位苯二氮䓬受体结合　　　D. 促进GABA的释放

E. 减慢GABA的降解

2. 不属于苯二氮䓬类药物作用特点的是

A. 具有抗焦虑作用　　B. 具有外周性肌松作用　　C. 具有镇静作用

D. 具有催眠作用　　E. 用于癫痫持续状态

3. 地西泮的作用机制是

A. 不通过受体,直接抑制中枢　　　B. 诱导生成一种新蛋白质而起作用

C. 作用于GABA受体,增强体内抑制性递质的作用

D. 作用于苯二氮䓬受体,增加GABA与GABA受体的亲和力

E. 作用于阿片受体

4. 苯二氮䓬类药物不具有的药理作用是

A. 镇静　　B. 催眠　　C. 抗惊厥　　D. 抗癫痫　　E. 麻醉

5. 低剂量地西泮即具有的作用是

A. 中枢性肌肉松弛　　B. 记忆缺失　　C. 明显降低血压　　D. 抑制肺泡换气功能

E. 抑制边缘系统电活动的发放和传递

6. 可致短暂记忆缺失的药物是

A. 苯巴比妥　　B. 氟马西尼　　C. 丁螺环酮　　D. 地西泮　　E. 水合氯醛

7. 地西泮抗焦虑的主要作用部位是

A. 中脑网状结构　　B. 下丘脑　　C. 边缘系统　　D. 大脑皮质

E. 纹状体

8. 具有中枢性肌肉松弛作用的药物是

A. 苯巴比妥　　B. 水合氯醛　　C. 硫喷妥钠　　D. 戊巴比妥　　E. 地西泮

9. 巴比妥类药物中能用于短时麻醉的药物是

A. 苯巴比妥　　B. 戊巴比妥　　C. 异戊巴比妥　　D. 司可巴比妥　　E. 硫喷妥钠

10. 地西泮不具有的作用是

A. 镇静、催眠、抗焦虑作用　　B. 抗抑郁作用　　C. 抗惊厥作用

D. 缩短慢波睡眠时间　　E. 中枢性肌肉松弛作用

11. 下面的巴比妥类药物中作用时间最长的是

A. 异戊巴比妥　　B. 戊巴比妥　　C. 苯巴比妥　　D. 司可巴比妥　　E. 硫喷妥钠

12. 苯二氮䓬类与巴比妥类比较,前者不具有的作用是

A. 镇静、催眠　　B. 抗焦虑　　C. 麻醉作用　　D. 抗惊厥　　E. 抗癫痫作用

13. 抢救口服巴比妥类药物中毒,最重要的措施是

A. 排空胃内容物及结合残留的毒物　　B. 碱化尿液以促进毒物排泄

C. 保持呼吸道通畅及充分的肺通气量　　D. 输液以增加回心血量及心排血量

E. 静脉滴注间羟胺以升高血压

14. 巴比妥类中毒时,对病人最危险的是

A. 呼吸麻痹　　B. 心跳停止　　C. 深度昏迷　　D. 吸入性肺炎　　E. 肝损害

15. 苯巴比妥起效慢,其原因是

A. 与血浆蛋白质结合率高　　B. 肾排泄慢　　C. 脂溶性低

D. 体内再分布　　E. 肝内破坏快

16. 苯巴比妥钠连续应用产生耐受性的主要原因是

A. 再分布于脂肪组织　　B. 排泄加快　　C. 被假性胆碱酯酶破坏

D. 被单胺氧化酶破坏　　E. 诱导肝药酶使自身代谢加快

17. 巴比妥类中毒时用静脉滴注碳酸氢钠以达解毒目的,其机制为

A. 巴比妥为弱碱,碱化尿液,加速其由肾排泄

B. 碳酸氢钠入血,加速巴比妥在血中分解

C. 巴比妥为弱酸,碱化尿液加速其排泄

D. 碳酸氢钠促进巴比妥类在肝内与葡萄糖醛酸结合

E. 碳酸氢钠促进巴比妥类在肝药酶作用下分解

18. 具有镇静、催眠、抗惊厥、抗癫痫作用的药物是

A. 苯妥英钠　　B. 苯巴比妥　　C. 水合氯醛　　D. 扑米酮　　E. 戊巴比妥钠

19. 不产生成瘾性的药物是

A. 巴比妥类　　B. 苯二氮䓬类　　C. 吗啡　　D. 哌替啶　　E. 苯妥英钠

20. 下列药物中显效最快的是

A. 苯巴比妥　　B. 戊巴比妥　　C. 巴比妥　　D. 司可巴比妥　　E. 硫喷妥钠

21. 下列关于地西泮的不良反应的叙述中错误的是

A. 治疗量可见困倦等中枢抑制作用　　B. 治疗量口服可产生心血管抑制

C. 大剂量常见共济失调等肌张力降低现象

D. 长期服用可产生习惯性、耐受性、成瘾性

E. 久用突然停药可产生戒断症状如失眠

22. 下列关于巴比妥类的作用和应用的叙述中不正确的是

A. 剂量不同时对中枢神经系统产生不同程度的抑制作用　　B. 均可用于抗惊厥

C. 可用于麻醉或麻醉前给药　　　　　　　　　　　　　　　D. 均可用于抗癫痫

E. 可诱导肝药酶,加速自身代谢

(二)B型题(配伍选择题)

A. 苯巴比妥　　B. 丁螺环酮　　C. 硫喷妥钠　　D. 唑吡坦　　E. 水合氯醛

1. 起效快,几乎不改变睡眠结构

2. 静脉麻醉,立即起效

3. 治疗癫痫大发作及癫痫持续状态

4. 有显著抗焦虑作用,但无肌松作用

5. 直肠给药吸收迅速

A. 后遗效应　　B. 抗组胺作用　　C. 治疗急慢性荨麻疹　　D. β受体阻断作用

E. 增加氯离子通道开放频率

6. 苯巴比妥

7. 羟嗪

8. 地西泮

9. 甲喹酮

(三)C型题(多项选择题)

1. 巴比妥类可引起的不良反应有

A. 躯体依赖性　　B. 呕吐　　C. 眩晕、困倦

D. 中等剂量可轻度抑制呼吸　　E. 对严重肺功能不全呼吸抑制尤为明显

2. 苯二氮䓬类药物作用机制有

A. 促进GABA与GABA$_A$受体结合　　B. 主要延长Cl$^-$通道的开放时间

C. 通过增加Cl$^-$通道开放的频率增强GABA$_A$受体

D. 主要抑制Na$^+$内流　　E. 主要抑制Ca^{2+}内流

3. 地西泮的药理作用有

A. 抗焦虑作用　　B. 抗惊厥、抗癫痫　　C. 抗心绞痛　　D. 中枢性肌松弛

E. 镇静催眠作用

4. 对小儿高热惊厥有效的是

A. 地西泮　　B. 水合氯醛　　C. 苯巴比妥　　D. 苯妥英钠

E. 卡马西平

5. 巴比妥类药物作用特点是

A. 对中枢神经系统呈普遍性抑制作用　　B. 不缩短REMS,引起生理性睡眠

C. 随着剂量的增加其中枢抑制作用也由弱到强

D. 大剂量会导致麻醉作用　　E. 过量可致呼吸中枢麻痹而致死

6. 地西泮镇静催眠药特点是

A. 对REM的影响较小　　B. 对肝药酶几无诱导作用　　C. 大剂量会导致麻醉作用

D. 呼吸抑制作用较小　　E. 对中枢神经系统呈普遍性抑制作用

7. 巴比妥类药物的禁忌证是

A. 失眠患者　　B. 支气管哮喘　　C. 颅脑损伤　　D. 严重肝功能不全

E. 过敏患者

四、答案

(一)A型题

1.B　2.B　3.D　4.E　5.E　6.C　7.D　8.E　9.E　10.B

11.C　12.C　13.C　14.A　15.C　16.E　17.C　18.B　19.E　20.E

21.B　22.D

(二)B 型题

1. D   2. C   3. A   4. B   5. E   6. A   7. C   8. E   9. B

(三)X 型题

1. ACDE   2. AC4   3. ABDE   4. ABC   5. ACDE   6. ABD   7. BCDE

第十八章　抗癫痫药和抗惊厥药

一、考试大纲

(一)抗癫痫药

1. 苯妥英钠、卡马西平、乙琥胺、丙戊酸钠的药理作用、临床应用及其不良反应
2. 苯巴比妥、扑米酮、地西泮、氯硝西泮、氨己烯酸、托吡酯的临床应用

(二)抗惊厥药

硫酸镁的药理作用及临床应用

二、应试指南

(一)抗癫痫药

〈苯妥英钠〉

1. 药理作用机制

苯妥英钠不能抑制癫痫病灶异常放电,但可阻止异常放电向病灶周围的正常脑组织扩散。

(1)阻断电压依赖性钠通道苯妥英钠主要与失活状态的 Na^+ 通道结合,阻止 Na^+ 内流,称为钠通道"利用依赖性"阻滞。

(2)阻断电压依赖性钙通道,能选择阻断 L-型和 N-型 Ca^{2+} 通道。

2. 临床应用

(1)苯妥英钠是治疗癫痫大发作和局限性发作的首选药。对精神运动性发作亦有效,但对小发作无效。

(2)治疗外周神经痛,如三叉神经、舌咽神经和坐骨神经等疼痛。

(3)抗心律失常。

3. 不良反应

(1)局部刺激:对胃肠道有刺激性,口服易引起食欲减退、恶心、呕吐、腹痛等症状,宜饭后服用。长期应用可引起牙龈增生,多见于儿童及青少年。

(2)神经系统反应:表现为眼球震颤、复视、共济失调等。

(3)造血系统反应:引起巨幼红细胞性贫血,与抑制叶酸吸收和代谢有关,可用甲酰四氢叶酸治疗。

(4)变态反应:粒细胞缺乏、血小板减少、再生障碍性贫血、肝坏死。

(5)骨骼系统:本药诱导肝药酶,加速维生素 D 代谢,可用维生素 D 预防。

〈卡马西平〉

1. 药理作用和临床应用

卡马西平的作用与苯妥英钠类似,对于各种类型的癫痫均有不同程度的疗效,对精神运动

性发作疗效较好,对大发作亦有效,对小发作(失神性发作)效果差。

机制与其降低神经细胞膜对 Na^+ 和 Ca^{2+} 的通透性、降低神经元的兴奋性、延长不应期和增强 GABA 神经元的突触传递功能有关。

2. 不良反应

常见的不良反应有眩晕、视物模糊、恶心、呕吐,少数患者可出现共济失调、手指震颤、皮疹、粒细胞及血小板减少甚至骨髓抑制。

〈乙琥胺〉

乙琥胺对小发作(失神性发作)有效,其疗效虽不及氯硝基安定,但副作用及耐受性的产生较后者少,故为防治小发作的首选药。对其他类型癫痫无效。

〈丙戊酸钠〉

丙戊酸钠不抑制癫痫病灶异常放电,但能阻止病灶异常放电的扩散。对各类型癫痫有效,为一种新型广谱抗癫痫药。

其机制包括:①增强 GABA 能神经元的突触传递功能。抑制脑内 GABA 转氨酶,减慢 GABA 的代谢;提高谷氨酸脱羧酶的活性,使 GABA 形成增多;抑制 GABA 转运体,减少 GA-BA 的摄取,使脑内 GABA 含量增高;提高突触后膜对于 GABA 的反应性,从而增强 GABA 能神经突触后抑制。②丙戊酸钠也能抑制 Na^+ 通道和 L 型 Ca^{2+} 通道。

〈苯巴比妥〉

苯巴比妥既能提高病灶周围正常组织的兴奋阈值、限制异常放电扩散,又能降低病灶内细胞的兴奋性,从而抑制病灶的异常放电。可能的机制包括:①作用于突触后膜上的 GABA 受体,增加 Cl^- 的电导,降低其兴奋性;②作用于突触前膜,降低前膜对 Ca^{2+} 的通透性,减少 Ca^{2+} 依赖性神经递质(NA、ACh 和谷氨酸等)的释放;③巴比妥类也抑制电压依赖性 Ca^{2+} 通道。

苯巴比妥用于防治癫痫大发作及治疗癫痫持续状态。

〈扑米酮〉

扑米酮化学结构与苯巴比妥类似,对大发作及局限性发作疗效较好,可作为精神运动性发作的辅助药。

〈苯二氮䓬类〉

(1)地西泮是治疗癫痫持续状态的首选药,起效快,且较其他药物安全;

(2)硝西泮和氯硝西泮主要用于癫痫小发作,特别是肌阵挛性发作及婴儿痉挛等。

(二)抗惊厥药

〈硫酸镁〉

1. 药理作用及应用

(1)口服硫酸镁有泻下及利胆作用,临床用于导泻。

(2)注射给药通过中枢抑制和骨骼肌松弛产生抗惊厥作用,产生骨骼肌松弛的机制是由于运动神经末梢 ACh 的释放过程需要 Ca^{2+} 参与,而 Mg^{2+} 与 Ca^{2+} 化学性质相似,相互竞争致运动神经末梢 ACh 释放减少而产生骨骼肌松弛。在临床上主要用于缓解子痫、破伤风等惊厥,

(3)注射给药还可产生扩张血管,降低血压。常用于高血压危象的救治。

2. 不良反应与防治

血镁过高可引起呼吸抑制、血压剧降和心脏骤停而致死。中毒时应立即进行人工呼吸,并

缓慢静脉注射氯化钙或葡萄糖酸钙予以紧急抢救。

三、考前模拟

(一)A型题(最佳选择题)

1. 能治疗癫痫发作而无镇静催眠作用的药物是

A. 地西泮　　　B. 苯妥英钠　　　C. 苯巴比妥　　　D. 扑米酮　　　E. 生理盐水

2. 巴比妥类药物中具有抗癫痫作用的是

A. 巴比妥　　　B. 戊巴比妥　　　C. 苯巴比妥　　　D. 异戊巴比妥　　E. 硫喷妥钠

3. 长期应用能引起牙龈增生的药物是

A. 苯巴比妥　　　B. 苯妥英钠　　　C. 乙琥胺　　　D. 丙戊酸钠　　　E. 卡马西平

4. 临床上最常用的抗惊厥药物是

A. 苯巴比妥　　　B. 乙琥胺　　　C. 丙戊酸钠　　　D. 硫酸镁　　　E. 苯妥英钠

5. 用于硫酸镁过量抢救的药物是

A. 苯巴比妥　　　B. 氯化钙　　　C. 地西泮　　　D. 生理盐水　　　E. 氟马西尼

6. 癫痫持续状态时首选

A. 苯巴比妥钠肌注　　　B. 苯妥英钠静注　　　C. 水合氯醛灌肠　　　D. 地西泮静注

E. 硫喷妥钠静注

7. 癫痫大发作时应首选

A. 苯巴比妥　　　B. 苯妥英钠　　　C. 乙琥胺　　　D. 丙戊酸钠　　　E. 地西泮

8. 对癫痫小发作最有效的药物是

A. 苯巴比妥　　　B. 乙琥胺　　　C. 丙戊酸钠　　　D. 地西泮　　　E. 苯妥英钠

9. 卡马西平对何种癫痫的疗效最好

A. 大发作　　　B. 小发作　　　C. 癫痫持续状态　　　D. 精神运动性发作

E. 失神性发作

10. 癫痫小发作时应首选

A. 苯巴比妥　　　B. 苯妥英钠　　　C. 乙琥胺　　　D. 丙戊酸钠　　　E. 地西泮

11. 治疗三叉神经痛首选的药物是

A. 地西泮　　　B. 苯妥英钠　　　C. 氟奋乃静　　　D. 卡马西平　　　E. 镇痛药

12. 苯妥英钠抗癫痫作用的主要机制是

A. 抑制病灶本身异常放电　　　B. 稳定神经细胞膜　　　C. 抑制脊髓神经元

D. 具有肌肉松弛作用　　　E. 对中枢神经系统普遍抑制

(二)B型题(配伍选择题)

A. 乙琥胺　　　B. 地西泮　　　C. 卡马西平　　　D. 硫喷妥钠　　　E. 硝西泮

1. 可用于诱导麻醉的药物是

2. 对癫痫持续状态最有效的药物是

3. 治疗癫痫小发作的药物是

4. 治疗精神运动性发作的药物是

(三)X 型题(多项选择题)

1. 注射给药硫酸镁的药理作用是

A. 泻下和利胆作用　　　B. 中枢抑制　　　　C. 骨骼肌松弛　　　D. 扩张血管

E. 抗惊厥作用

2. 卡马西平的适应证是

A. 三叉神经痛　　　　B. 不稳定型心绞痛　　C. 躁狂症患者　　　D. 精神运动性发作

E. 舌咽神经痛

3. 苯妥英钠的不良反应有

A. 巨幼红细胞性贫血　　　　　B. 眼球震颤、复视、共济失调等

C. 长期应用引起牙龈增生　　　D. 过敏反应　　　E. 儿童患者可发生佝偻病样改变

4. 苯巴比妥的抗癫痫作用特点有

A. 限制异常放电扩散,并降低病灶内细胞的兴奋性　　　B. 防治癫痫大发作

C. 治疗癫痫持续状态　　　D. 起效快、疗效好、毒性低和价格低廉等

E. 对小发作效果差

5. 常用抗惊厥的药物有

A. 巴比妥类　　　B. 乙琥胺　　　C. 地西泮　　　D. 水合氯醛　　　E. 注射硫酸镁

四、答案

(一)A 型题

1. B　　2. C　　3. B　　4. D　　5. B　　6. D　　7. B　　8. A　　9. D　　10. C

11. D　　12. B

(二)B 型题

1. D　　2. B　　3. A　　4. C

(三)X 型题

1. BCDE　　2. ACDE　　3. ABCDE　　4. ABCDE　　5. ACDE

第十九章 治疗中枢神经退行性病变药

一、考试大纲

1. 抗帕金森病药

(1)左旋多巴的药动学特点、药理作用、临床应用及其不良反应

(2)卡比多巴、司来吉兰、硝替卡朋、溴隐亭、恩他卡朋、普拉克索、金刚烷胺及苯海索的作用机制临床应用及其不良反应

2. 抗老年痴呆症药

多奈哌齐、加兰他敏、利斯的明、石杉碱甲、美金刚的药理作用的临床应用及其不良反应

二、应试指南

(一)抗帕金森病药

〈左旋多巴〉

1. 药理作用

(1)治疗 PD:左旋多巴治疗 PD 的作用机制是其在脑内转变为 DA,补充了纹状体中 DA 的不足,抑制胆碱能神经元的功能。L-DOPA 被外周组织的 L-芳香族氨基酸脱羧酶脱羧成为多巴胺,仅 1% 左右的 L-DOPA 能进入中枢神经系统而发挥治疗作用。

(2)治疗肝性脑病:左旋多巴在体内(特别在脑内)转变为 NA,恢复中枢神经系统功能,从而使肝性脑病患者意识苏醒。

2. 药动学特点

与外周多巴脱羧酶抑制剂合用时,左旋多巴在外周的代谢减少,血浆左旋多巴的水平提高。同时给予外周多巴脱羧酶抑制剂能将左旋多巴的用量减少 75%。

3. 不良反应

左旋多巴的不良反应大多是由于左旋多巴在体内生成的 DA 所引起的。主要为胃肠道反应、心血管反应、异常不随意运动("开-关"现象)、精神障碍等。

〈卡比多巴〉

卡比多巴是外周脱羧酶抑制剂,可减少左旋多巴在外周组织脱羧。两药合用的优点如下:减少左旋多巴剂量;明显减轻或防止左旋多巴对心脏的毒性作用;在治疗开始时能更快达到左旋多巴的有效治疗浓度。

〈硝替卡朋〉

硝替卡朋是儿茶酚氧位甲基转移酶抑制药,可使 3-氧位甲基多巴减少,增加纹状体中左旋多巴和 DA,由于不易穿透血脑屏障,与卡比多巴合用时,只抑制外周的 COMT,而不影响脑内 COMT。

〈溴隐亭〉

溴隐亭 D_2 受体的选择性激动剂,较大剂量激动黑质-纹状体 DA 通路的 D_2 受体。由于其

不良反应较多,仅适合不能耐受左旋多巴治疗的 PD 患者。主要不良反应有恶心、头痛、眩晕、呕吐等。

〈司来吉兰〉

司来吉兰可选择性抑制 MAO-B,抑制纹状体中的 DA 降解,使基底神经节贮存 DA,从而增强左旋多巴的疗效。本药还是抗氧化剂,阻滞 DA 氧化应激过程中 OH⁻ 自由基的形成,从而保护黑质 DA 神经元,延缓 PD 症状的发展。司立吉兰的主要治疗作用是增加左旋多巴的作用,减少左旋多巴的剂量和毒性,使左旋多巴的"开-关"现象消失。

〈苯海索〉

苯海索通过阻断胆碱受体而减弱黑质-纹状体通路中 ACh 的作用,抗震颤效果好,亦能改善运动障碍和肌肉强直。对僵直及运动迟缓的疗效较差。

〈金刚烷胺〉

金刚烷胺抗震颤麻痹的机制可能是促进黑质-纹状体 DA 能神经末梢释放 DA 及减少神经元的重摄取,这可能与其具有较弱的 NMDA 谷氨酸受体拮抗作用有关。疗效弱于左旋多巴,但对左旋多巴有增强作用。长期应用因局部释放儿茶酚胺而引起血管收缩所致。与抗胆碱药合用或有精神病史的患者可出现幻觉、精神错乱和噩梦,偶见失眠、眩晕和昏睡。

(二)抗老年痴呆症药

〈石杉碱甲〉

石杉碱甲为高选择性可逆性胆碱酯酶抑制药,具有显著的改善记忆和认知功能的作用。不良反应较少。

〈利斯的明〉

利斯的明是第二代 AChE 抑制剂,选择性抑制大脑皮质和海马中的 AChE 活性,而对纹状体、脑桥、髓质及心脏中的 AChE 活性抑制效应很弱。不良反应较少且轻微,最常见的是恶心、呕吐、眩晕和腹泻等症状。

〈加兰他敏〉

加兰他敏属于第二代 AChE 抑制剂。疗效与他克林相当,但没有肝毒性。

〈美金刚〉

美金刚是一种特异、非竞争性 N-甲基-D-天冬氨酸(NMDA)受体拮抗剂。其作用机制可能是干扰谷氨酸兴奋性毒性或是通过影响海马神经元的功能而改善症状。美金刚可降低谷氨酸所引起的兴奋性毒性,与其他 NMDA 受体如金刚烷胺不同,美金刚可以适度结合 NMDA 受体,既可阻断 NMDA 受体过度激活所引起的兴奋性毒性,也可保留正常学习和记忆所需要的 NMDA 受体活性。

三、考前模拟

(一)A 型题(最佳选择题)

1. 用左旋多巴或 M 受体阻断药治疗震颤麻痹(帕金森病),不能缓解的症状是
A. 肌肉强直   B. 随意运动减少   C. 动作缓慢   D. 面部表情呆板
E. 静止性震颤

2. 能提高左旋多巴疗效的药物是

A. 多巴酚丁胺　　B. 多巴胺　　　C. 氯丙嗪　　　D. 苯海索　　　E. 卡比多巴

3. 左旋多巴治疗帕金森病的机制是

A. 补充纹状体内多巴胺的不足　　　B. 提高纹状体中乙酰胆碱的含量

C. 提高纹状体中 5-羟色胺的含量　　D. 降低黑质中乙酰胆碱的含量

E. 阻断黑质中胆碱受体

4. 下列药物中单用抗帕金森病无效的是

A. 卡比多巴　　B. 左旋多巴　　C. 金刚烷胺　　　D. 苯海索　　　E. 溴隐亭

5. 抗精神病药引起的帕金森综合征应选用

A. 左旋多巴　　B. 卡比多巴　　C. 金刚烷胺　　　D. 溴隐亭　　　E. 苯海索

6. 与苯海索治疗帕金森病无关的是

A. 阻断胆碱受体　　B. 阻断多巴胺受体　　　C. 抗震颤效果好

D. 减弱黑质-纹状体通路中 ACh 的作用　　E. 对僵直和运动迟缓的疗效较差

7. 金刚烷胺治疗震颤麻痹的主要作用机制是

A. 转化为多巴胺而起作用　　B. 抗胆碱作用　　　　C. 阻断多巴胺受体

D. 促进多巴胺释放　　　　　E. 抑制外周脱羧酶

(二)B 型题(配伍选择题)

A. 中枢抗胆碱　　B. 促进 DA 神经末梢释放 DA　　C. 抑制外周脱羧酶

D. 选择性抑制 MAO-B　　E. 补充多巴胺不足

1. 左旋多巴

2. 卡比多巴

3. 金刚烷胺

4. 司来吉兰

5. 苯海索

A. 抑制胆碱酯酶　　B. 非竞争性 NMDA 受体阻断剂　　　C. 抑制外周脱羧酶

D. 选择性激动 D_3 受体　　E. 选择性外周 COMT 抑制剂

6. 恩他卡朋

7. 加兰他敏

8. 美金刚

9. 普拉克索

(三)X 型题(多项选择题)

1. 选择性外周 COMT 抑制剂是

A. 卡比多巴　　B. 恩他卡朋　　C. 硝替卡朋　　D. 吡贝地尔　　E. 溴隐亭

2. 治疗帕金森病的中枢抗胆碱药是

A. 金刚烷胺　　B. 苯海索　　C. 丙环定　　D. 吡哌立登　　E. 雷沙吉兰

3. 治疗老年痴呆症药的胆碱酯酶抑制药是

A. 多奈哌齐　　B. 加兰他敏　　C. 利斯的明　　D. 石杉碱甲　　E. 新斯的明

四、答案

(一)A 型题

1. E　　2. E　　3. A　　4. E　　5. B　　6. D　　7. E

(二)B 型题

1. E　　2. C　　3. B　　4. D　　5. A　　6. E　　7. A　　8. B　　9. D

(三)X 型题

1. BC　　2. BCD　　3. ABCD

第二十章　抗精神病药

一、考试大纲

1. 抗精神病药

(1)氯丙嗪的药理作用、临床应用和不良反应

(2)氟哌啶醇、舒必利、奋乃静、氯氮平、利培酮、奥氮平、喹硫平、阿立哌唑、齐拉西酮的临床应用和不良反应

2. 抗躁狂症药

碳酸锂药理作用和临床应用

3. 抗抑郁症药

(1)抗抑郁症药物分类

(2)丙咪嗪、文拉法辛、地昔帕明、马普替林、氟西汀、帕罗西汀、舍曲林、曲唑酮及托洛沙酮的药理作用及其临床应用

二、应试指南

(一)抗精神病药

〈氯丙嗪〉

1. 药理作用

(1)中枢神经系统作用

①镇静作用和抗精神病作用。氯丙嗪对中枢神经系统有抑制作用。精神分裂症患者服用氯丙嗪后,能消除患者的幻觉、妄想,迅速控制兴奋躁动状态、减轻思维障碍,使病人恢复理智,情绪稳定,生活自理。现认为吩噻嗪类抗精神病的作用是通过阻断中脑-边缘叶及中脑-皮质通路中的 D_2 样受体产生。

②镇吐作用。小剂量氯丙嗪可对抗阿扑吗啡的催吐作用,这是由于氯丙嗪抑制了延髓第四脑室底部极后区的催吐化学感受区 CTZ 的 D_2 受体;大剂量则直接抑制呕吐中枢;氯丙嗪也可治疗顽固性呃逆。

③对体温调节的作用。氯丙嗪对下丘脑体温调节中枢有很强的抑制作用,在物理降温配合下,不但降低发热机体的体温,而且还能降低正常体温。

(2)对自主神经系统的作用:氯丙嗪阻断 α 受体,可致血管扩张、血压下降;氯丙嗪阻断 M 受体,可引起口干、便秘和视物模糊等不良反应。

(3)对内分泌系统的影响:阻断结节-漏斗通路 D_2 受体,减少催乳素抑制因子的释放,使催乳素上升;抑制促性腺激素释放因子的释放,使雌孕激素下降;抑制 ACTH 的释放,使糖皮质激素下降;降低垂体生长素的释放,使垂体生长素减少。

2. 临床应用

(1)精神分裂症。

(2)呕吐和顽固性呃逆。

(3)低温麻醉与人工冬眠:氯丙嗪配合物理降温(冰袋、冰浴)可用于低温麻醉,以减少心、脑等重要脏器的耗氧量,有利于某些手术。氯丙嗪与其他中枢抑制药(哌替啶、异丙嗪)合用,进行"人工冬眠",有利于机体度过危险的缺氧、缺少能量期。人工冬眠多用于严重创伤、感染性休克、高热惊厥、中枢性高热及甲状腺危象等病症的辅助治疗。

3. 不良反应

(1)一般不良反应:包括中枢抑制症状(嗜睡、淡漠、无力等)、M 受体阻断症状(视物模糊、口干、无汗、便秘、眼压升高等)、α 受体阻断症状(鼻塞、血压下降、直立性低血压及反射性心悸等)。

(2)锥体外系反应

①帕金森综合征(parkinsonism)。多见于中老年人,表现为肌张力增高、面容呆板、动作迟缓、肌肉震颤、流涎等。

②静坐不能(akathisia)。青中年人多见,患者出现坐立不安、反复徘徊。

③急性肌张力障碍(acutedystonia)。多见于青少年,出现在用药后 1~5 日,由于舌、面、颈及背部肌肉痉挛,患者可出现强迫性张口、伸舌、斜颈、呼吸运动障碍及吞咽困难。可用胆碱受体阻断药(苯海索、东莨菪碱)或促 DA 释放药(金刚烷胺)缓解锥体外系反应。

④迟发性运动障碍(tardivedyskinesia,TD)。是长期服用氯丙嗪后引起一种特殊而持久的运动障碍。仅见于部分患者,表现为口-舌-颊三联症:吸吮、舔舌、咀嚼不自主的刻板运动及四肢舞蹈样动作。其机制可能是因 DA 受体长期被阻断,受体敏感性增加或反馈性促进突触前膜 DA 释放增加所致。

(3)神经阻滞药恶性综合征(neuroleptic malignant syndrome)。

(4)其他不良反应:药源性精神异常、过敏反应、肝功能损害。一次吞服大剂量氯丙嗪后,可致急性中毒,患者出现昏睡,血压下降,休克和心肌损害如心动过速、心电图异常。

(二)抗躁狂症药

〈碳酸锂〉

1. 药理作用

锂离子通过离子通道进入细胞后,抑制钠离子产生动作电位,使细胞兴奋性降低;锂离子抑制中枢神经递质 NA 和 DA 释放,促进神经元突触的再摄取,使突触间隙中 NA 和 DA 浓度降低;锂离子抑制磷酸酶,阻断 IP_2(二磷酸肌醇)→IP_1(一磷酸肌醇)→PI(肌醇)转变过程,从而使 IP_3 和 DAG 前体物质 PIP_2(磷脂酰肌醇二磷酸)生成减少,进而降低细胞 IP_3 和 DAG 含量,减弱细胞膜 PKC 活性,抑制靶蛋白磷酸化,最终使 NA 激动 α 受体后的效应明显减弱,缓解躁狂症状。

2. 不良反应

恶心、腹泻、烦渴、多尿、乏力;晚期症状有甲状腺肿大、黏液性水肿、体重增加、心电图非特异性 T 波改变。

（三）抗抑郁症药

〈丙咪嗪〉

1. 药理作用

（1）丙咪嗪阻断 NA 和 5-HT 递质的再摄取，从而使突触间隙的递质浓度增高，促进突触传递功能而发挥抗抑郁作用。正常人服用后出现以镇静为主的症状，但抑郁症患者服药后却出现精神振奋，情绪高昂，但疗效较慢，连续用药 2～3 周后才显效。

（2）阻断 M 胆碱受体，表现为口干、视物模糊、便秘、尿潴留和青光眼加剧等。

（3）阻断受体，从而可降低血压，引起心律失常。

2. 临床应用

用于各种原因引起的抑郁症，对内源性抑郁症、更年期抑郁症效果较好，还可用于治疗遗尿症。

三、考前模拟

（一）A 型题（最佳选择题）

1. 氯丙嗪抗精神病作用机制是

A. 阻断中枢多巴胺受体　　　　　B. 激动中枢 M 胆碱受体

C. 抑制脑干网状结构上行激活系统　D. 阻断中枢 5-HT 受体

E. 阻断中枢 α 肾上腺素受体

2. 氯丙嗪临床不用于

A. 甲状腺危象的辅助治疗　　B. 精神分裂症或躁狂症　　C. 晕动病引起呕吐

D. 加强镇痛药的作用　　　　E. 人工冬眠疗法

3. 氯丙嗪引起锥体外系反应的机制是

A. 阻断中脑-边缘系统的多巴胺受体　　B. 阻断黑质-纹状体的多巴胺受体

C. 阻断中脑-皮质的多巴胺受体　　　　D. 阻断结节-漏斗部的多巴胺受体

E. 阻断脑内 M 受体

4. 可用于人工冬眠的药物是

A. 苯巴比妥　　B. 吗啡　　　C. 芬太尼　　　D. 喷他佐辛　　　E. 哌替啶

5. 锥体外系反应最轻的吩噻嗪类抗精神病药是

A. 氯丙嗪　　　B. 氟奋乃静　　C. 奋乃静　　　D. 三氟拉嗪　　　E. 甲硫哒嗪

6. 长期应用氯丙嗪治疗精神病，最常见的不良反应是

A. 直立性低血压　B. 过敏反应　　C. 锥体外系反应　D. 内分泌障碍

E. 消化系统症状

7. 氯丙嗪不适用于

A. 人工冬眠　　B. 麻醉前给药　C. 镇吐　　　D. 帕金森病

E. 精神分裂症

8. 氯丙嗪过量中毒引起的低血压应选用

A. 肾上腺素　　　　B. 酚妥拉明　　　　C. 异丙肾上腺素　　D. 去甲肾上腺素　E. 多巴胺

9. 下述药物中属长效抗精神病药的是

A. 氯丙嗪　　　　B. 氟奋乃静　　　C. 五氟利多　　　　D. 奋乃静　　　　　E. 氯氮平

10. 下述药物中几乎无锥体外系反应的是

A. 氯丙嗪　　　　B. 氟奋乃静　　　C. 奋乃静　　　　　D. 三氟拉嗪　　　E. 氯氮平

11. 氯丙嗪引起的锥体外系反应中不能用苯海索缓解的是

A. 帕金森综合征　　B. 急性肌张力障碍　　C. 肌张力增强　　　D. 迟发性运动障碍

E. 静坐不能

12. 碳酸锂主要用于治疗

A. 焦虑症　　B. 躁狂症　　C. 抑郁症　　D. 精神分裂症状　　E. 失眠症

13. 具有抗抑郁作用的抗精神病药物是

A. 氯氮平　　B. 氯丙嗪　　C. 碳酸锂　　D. 丙咪嗪　　　　E. 氟哌啶醇

14. 丙咪嗪抗抑郁症的机制是

A. 可能抑制突触前膜 NA 的释放　　　B. 使脑内单胺类递质减少

C. 使脑内 5-HT 缺乏　　　　　　　　D. 抑制突触前膜 NA 和 5-HT 的再摄取

E. 使脑内儿茶酚胺类递质耗竭

(二)B 型题(配伍选择题)

A. 阻断 D_1、D_2 受体　　　B. 使突触间隙的 NA 浓度下降　　　C. 阻断 N 胆碱受体

D. 对心肌有奎尼丁样作用　　　E. 阻断中枢 5-HT 受体

1. 氯丙嗪

2. 丙咪嗪

3. 碳酸锂

A. 躁狂症　　　B. 抑郁症　　　C. 精神分裂症　　　D. 晕动病　　　E. 帕金森综合征

4. 氯丙嗪主要用于

5. 碳酸锂主要用于

6. 丙咪嗪主要用于

7. 地昔帕明主要用于

(三)X 型题(多项选择题)

1. 氯丙嗪的抗精神病作用与阻断下列哪些通路多巴胺受体有关

A. 黑质-纹状体　　　B. 中脑-边缘叶　　　C. 下丘脑-垂体　　　D. 中脑-大脑皮质

E. 小脑

2. 苯海索对氯丙嗪引起的哪些不良反应有效

A. 急性肌张力障碍　　B. 直立性低血压　　C. 静坐不能　　　D. 帕金森综合征

E. 迟发型运动障碍

3. 氯丙嗪的锥体外系反应有

A. 急性肌张力障碍　　B. 直立性低血压　　C. 静坐不能　　　　D. 帕金森综合征

E. 迟发型运动障碍

4. 氯丙嗪禁用于

A. 昏迷病人　　　　　B. 癫痫　　　　　C. 严重肝功能损害　　D. 高血压

E. 胃溃疡

5. 氯丙嗪的中枢药理作用包括

A. 抗精神病　　　　　B. 镇吐　　　　　C. 降低血压　　　　D. 降低体温

E. 增加中枢抑制药的作用

6. 氯丙嗪扩张血管的原因包括

A. 阻断肾上腺素受体　　B. 阻断 M 胆碱受体　　　C. 抑制血管运动中枢

D. 减少 NA 的释放　　　E. 直接舒张血管平滑肌

四、答案

(一) A 型题

1. A　　2. C　　3. B　　4. E　　5. E　　6. C　　7. D　　8. D　　9. C　　10. E

11. D　　12. B　　13. D　　14. D

(二) B 型题

1. A　　2. D　　3. B　　4. C　　5. A　　6. B　　7. B

(三) X 型题

1. BD　　2. ACD　　3. ACDE　　4. ABC　　5. ABDE　　6. AC

第二十一章　镇痛药

一、考试大纲

1. 阿片受体激动药

(1)吗啡的药动学特点、药理作用、临床应用和不良反应及其禁忌证

(2)可待因、哌替啶、芬太尼、美沙酮、二氢埃托啡的药理作用及其临床应用

(3)阿片类药物滥用的危害及其治疗

2. 阿片受体的部分激动药和激动-拮抗药

喷他佐辛、丁丙诺啡、布托啡诺、纳布啡、佐辛、曲马多的药理作用、临床应用及其不良反应

3. 其他镇痛药

罗痛定、布桂嗪、奈福泮、高乌甲素、氟吡汀、齐考诺肽的药理作用特点和临床应用

4. 阿片受体拮抗药

纳洛酮、纳曲酮等的药理作用及其临床应用

二、应试指南

(一)阿片类镇痛药

〈吗啡〉

1. 药理作用

(1)中枢神经系统：①强大的镇痛作用；②疼痛患者或成瘾者给予阿片类药物之后,常有欣快感；③镇静作用；④抑制中枢对血中 CO_2 的敏感性,剂量愈大,抑制作用就愈显著；⑤抑制咳嗽反射,用于无痰干咳；⑥中脑盖前核部位的阿片受体被激活,瞳孔缩小呈针尖样；⑦激活延脑极后区的阿片受体,导致恶心和呕吐。

(2)外周作用：①对中枢血管运动-稳定机制的抑制及其组胺释放作用,使外周血管扩张,可能发生直立性低血压；②减少胃肠道推进性蠕动,引起便秘；③减少肾血流量；④降低子宫平滑肌张力,延长产程。

2. 作用机制

阿片类镇痛药物激动脊髓胶质区、丘脑内侧、脑室及导水管周围灰质的阿片受体,产生模拟内源性阿片肽的作用,发挥镇痛作用。

3. 临床应用

(1)镇痛：其他镇痛药物无效的急性锐痛和严重创伤、烧伤、晚期癌症等引起的疼痛。心肌梗死引起的剧痛如果患者的血压正常,亦可用吗啡镇痛。

(2)急性肺水肿：静脉注射吗啡对于左心衰竭突发急性肺水肿而引起的呼吸困难。

(3)咳嗽：可待因可治疗剧烈的无痰干咳。

(4)腹泻：阿片酊可用于慢性腹泻。

(5)复合麻醉：由于阿片类药物的镇静、止痛和抗焦虑作用,常作手术前用药。有时也在术

中配合其他麻醉药物,以提高麻醉效果。

〈哌替啶〉

哌替啶是人工合成的镇痛药。大部分药物在肝内代谢成哌替啶酸核去甲哌替啶。中枢神经系统作用的镇静、镇痛、呼吸抑制作用与吗啡相似,但较吗啡弱,无缩瞳作用;对胃肠平滑肌作用弱,不引起便秘,无止泻作用;不对抗缩宫素兴奋子宫作用,故不延长产程。临床主要用于镇痛、麻醉前给药、人工冬眠及治疗心源性哮喘。因其抑制呼吸作用轻。

〈美沙酮〉

美沙酮的药效学特点与吗啡非常相似,其耐受性和依赖性的发生较缓慢。美沙酮成瘾患者的戒断症状明显轻于吗啡,因此美沙酮作为吗啡或海洛因的替代品,用来进行戒毒治疗。停用美沙酮,虽然患者仍然有一定程度的戒断症状,但比海洛因的戒断症状为轻,一般能够耐受。

(二)阿片受体拮抗药

〈纳洛酮〉

纳洛酮和纳曲酮均为阿片受体的完全拮抗剂。单独应用纳洛酮或纳曲酮无明显的药理作用,但可消除几乎吗啡所有的药理作用。对吗啡过量中毒的患者,阿片受体拮抗剂纳洛酮可以有效地消除诸如呼吸抑制、意识模糊、瞳孔缩小、肠蠕动减弱等中毒症状。

三、考前模拟

(一)A 型题(最佳选择题)

1. 吗啡临床应用范围不包括

A. 镇痛　　　B. 急性肺水肿　　　C. 心源性哮喘　　　D. 分娩止痛　　　E. 止泻

2. 吗啡镇痛作用的部位是

A. 大脑边缘系统　　　B. 脑室及导水管周围灰质　　　C. 纹状体　　　D. 中脑盖前核

E. 脑干网状上行激活系统

3. 关于吗啡的作用描述错误的是

A. 强而持久的镇痛作用　　　B. 治疗心源性哮喘　　　C. 呼吸抑制

D. 降低胃肠平滑肌张力　　　E. 引起直立性低血压

4. 吗啡不具有的作用是

A. 抑制呼吸　　　B. 镇痛　　　C. 引起腹泻　　　D. 抑制咳嗽　　　E. 欣快感

5. 吗啡不宜口服,采用注射给药的原因是

A. 首过消除明显,生物利用度小　　　B. 口服对胃肠刺激性大　　　C. 口服不吸收

D. 易被胃酸破坏　　　　　　　　　　E. 片剂不稳定

6. 拮抗剂和有效地消除吗啡急性中毒的药物是

A. 美沙酮　　　B. 肾上腺素　　　C. 普萘洛尔　　　D. 纳洛酮　　　E. 哌替啶

7. 吗啡的缩瞳作用部位是

A. 延髓的孤束核　　　B. 导水管周围灰质　　　C. 中脑盖前核

D. 蓝斑核　　　E. 脑干极后区

8. 哌替啶的中枢作用不包括

A. 镇痛　　　　　B. 抑制呼吸　　　C. 镇静　　　　　D. 恶心呕吐　　　E. 直立性低血压

9. 下列药物激动 κ、σ 受体，拮抗 μ 受体的是

A. 喷他佐新　　　B. 吗啡　　　　　C. 哌替啶　　　　D. 芬太尼　　　　E. 美沙酮

10. 哌替啶叙述错误的是

A. 镇痛　　　　　B. 人工冬眠　　　C. 心源性哮喘　　D. 麻醉前给药　　E. 止泻

11. 与脑内阿片受体无关的镇痛药是

A. 哌替啶　　　　B. 曲马朵　　　　C. 罗痛定　　　　D. 二氢埃托啡　　E. 芬太尼

12. 对创伤性剧痛无明显疗效的药物是

A. 哌替啶　　　　B. 美沙酮　　　　C. 罗痛定　　　　D. 芬太尼　　　　E. 曲马朵

13. 迅速诱发吗啡戒断症状的药物是

A. 喷他佐新　　　B. 纳洛酮　　　　C. 美沙酮　　　　D. 曲马朵　　　　E. 布桂嗪

14. 心源性哮喘的治疗最好选用

A. 纳洛酮　　　　B. 芬太尼　　　　C. 吗啡　　　　　D. 尼可刹米　　　E. 地塞米松

15. 吗啡的作用包括

A. 镇痛、镇静、镇咳　　　　　B. 镇痛、镇静、抗震颤麻痹　　　C. 镇痛、兴奋呼吸

D. 镇痛、欣快、镇吐　　　　　E. 镇痛、安定、散瞳

16. 镇痛效力明显强于吗啡的药物是

A. 美沙酮　　　　B. 喷他佐辛　　　C. 芬太尼　　　D. 哌替啶　　　E. 可待因

17. 呼吸抑制作用最弱的镇痛药是

A. 吗啡　　　　　B. 哌替啶　　　　C. 芬太尼　　　D. 喷他佐辛　　E. 美沙酮

18. 吗啡中毒致死的主要原因是

A. 昏睡　　　　　B. 血压下降　　　C. 心律失常　　D. 心力衰竭　　E. 呼吸抑制

19. 吗啡禁用于下列哪种患者

A. 严重创伤　　　B. 血压正常的心肌梗死引起剧痛　　　　C. 心源性哮喘

D. 颅脑外伤引起剧痛者　　　　　E. 大面积烧伤引起的剧痛者

(二)B 型题(配伍选择题)

A. 哌替啶　　　B. 芬太尼　　　C. 喷他佐新　　　D. 吗啡　　　E. 美沙酮

1. 阿片受体的部分激动药是

2. 对海洛因成瘾的患者进行戒毒治疗的药物是

3. 禁用于分娩止痛的药物是

4. 有明显的抗 M 胆碱受体作用镇痛药是

(三)X 型题(多项选择题)

1. 吗啡的作用部位描述正确的是

A. 吗啡的成瘾性及戒断症状与蓝斑核有关

B. 吗啡镇痛部位是脑室及导水管周围灰质

C. 吗啡缩瞳与中脑盖前核有关

D. 与咳嗽反射及呼吸抑制有关的是脑干脊外侧核

E. 与胃肠活动有关的是延髓孤束核

2. 吗啡对中枢神经系统的药理作用包括

A. 镇痛、镇静　　B. 止泻　　C. 恶心呕吐　　D. 呼吸抑制　　E. 瞳孔缩小

3. 吗啡禁用于

A. 慢性呼吸道阻塞性疾病　　B. 支气管哮喘和肺心病　　C. 颅内压升高

D. 心源性哮喘　　E. 分娩止痛

4. 吗啡的临床应用有

A. 创伤痛　　B. 止泻　　C. 复合麻　　D. 急性肺水肿　　E. 心肌梗死引起的剧痛

5. 阿片受体的拮抗药有

A. 曲马朵　　B. 二氢埃托啡　　C. 纳洛酮　　D. 罗痛定　　E. 纳曲酮

6. 喷他佐新的叙述正确的有

A. 激动 κ、σ 受体,拮抗 μ 受体　　B. 为苯并吗啡烷类衍生物

C. 它的镇痛效力为吗啡的 1/3　　D. 拮抗 μ 受体,故成瘾性小

E. 能促进吗啡戒断症状的产生

7. 可引起直立性低血压的药物有

A. 吗啡　　B. 芬太尼　　C. 喷他佐新　　D. 哌替啶　　E. 氯丙嗪

8. 哌替啶的临床应用有

A. 内脏绞痛　　B. 支气管哮喘　　C. 心源性哮喘　　D. 麻醉前给药

E. 人工冬眠

9. 吗啡对消化道的作用有

A. 抑制胃肠道运动,造成便秘　　B. 抑制中枢神经系统,使患者便意迟钝

C. 抑制消化腺分泌,使食物消化延缓　　D. 使胃肠道的张力增加,蠕动减弱

E. 胃肠道内容物排空减慢

10. 曲马朵的特点有

A. 镇咳效力为可待因的 1/2　　B. 治疗量不抑制呼吸　　C. 无明显的心血管作用

D. 用于中重度疼痛　　E. 长期使用易成瘾

四、答案

(一)A 型题

1. D　2. B　3. D　4. C　5. A　6. D　7. C　8. E　9. A　10. E

11. C　12. C　13. B　14. C　15. A　16. C　17. D　18. E　19. D

(二)B 型题

1. C　2. E　3. D　4. A

(三)X 型题

1. ABC　2. ACDE　3. ABCE　4. ABDE　5. CE　6. ABCDE　7. ADE

8. ACDE　9. ABCDE　10. ABCDE

第二十二章　解热镇痛抗炎药

一、考试大纲

1. 非选择性环氧酶抑制药

(1)阿司匹林的药理作用、临床应用、不良反应及药物相互作用

(2)对乙酰氨基酚、吲哚美辛、布洛芬、萘普生、奥沙普秦、吡罗昔康、双氯芬酸的药理作用及其临床应用

2. 选择性环氧酶-2抑制药

美洛昔康、氯诺昔康、尼美舒利、塞来昔布、帕瑞昔布的药理作用特点、临床应用及其注意事项。

3. 抗痛风药

秋水仙碱、别嘌醇的药理作用、药物分类及其代表药

二、应试指南

(一)非选择性环氧酶抑制药

〈阿司匹林〉

1. 药理作用

抑制环氧酶,使前列腺素合成减少。

(1)水杨酸类药物对于轻、中度疼痛都有作用。尤其是炎症性疼痛有明显疗效,为临床常用的一类镇痛药物,长期使用不产生耐受性和依赖性。

(2)阿司匹林能迅速使发热者体温降至正常。

(3)抗炎、抗风湿作用。

(4)抑制血小板聚集。

2. 临床应用

(1)解热是此类药物的常见用途,临床常用于感冒发热。

(2)临床常用于感冒发热头痛、偏头痛、牙痛、神经痛、关节痛、肌肉痛和痛经等。

(3)风湿性及类风湿关节炎。

(4)防止血栓形成,使用小剂量阿司匹林预防心肌梗死和深静脉栓塞等疾病。

〈对乙酰氨基酚〉

对乙酰氨基酚为苯胺衍生物,此类药物的解热镇痛作用与阿司匹林相似,但抗炎作用弱。毒副作用小于阿司匹林;对乙酰氨基酚的解热镇痛作用缓和持久故作为解热镇痛药优于阿司匹林。因此临床用于解热镇痛。

〈吲哚美辛〉

吲哚美辛具有很强的非选择性COX抑制剂,抗炎、镇痛和解热作用强大。目前临床主要用于抗炎和镇痛,治疗风湿性和类风湿关节炎及痛风性关节炎、滑囊炎、腱鞘炎、强直性脊柱炎

等。但其不良反应明显限制其应用。

三、考前模拟

(一)A 型题(最佳选择题)

1. 解热镇痛药的解热作用机制是
A. 抑制中枢 PG 合成　　　B. 抑制外周 PG 合成　　　C. 抑制中枢 PG 降解
D. 抑制外周 PG 降解　　　E. 增加中枢 PG 释放

2. 无抗风湿作用的药物是
A. 阿司匹林　　　　　　　B. 布洛芬　　　　　　　　C. 对乙酰氨基酚
D. 保泰松　　　　　　　　E. 吲哚美辛

3. 阿司匹林解热作用的机制是
A. 兴奋汗腺上的 M 受体,使出汗增加,散热增加
B. 抑制前列腺素的合成
C. 抑制下丘脑体温调节中枢
D. 中和内毒素　　　　E. 中和前列腺素对下丘脑的作用

4. 对胃肠道无刺激作用的药物是
A. 阿司匹林　　　　　　　B. 吲哚美辛　　　　　　　C. 布洛芬
D. 对乙酰氨基酚　　　　　E. 萘普生

5. 布洛芬临床主要用于
A. 解热　　　　　　　　　B. 心源性哮喘　　　　　　C. 类风湿关节炎
D. 冠心病　　　　　　　　E. 镇静、催眠

6. 治疗慢性痛风的药物是
A. 保泰松　　　　　　　　B. 别嘌醇　　　　　　　　C. 呋塞米
D. 氢氯噻嗪　　　　　　　E. 青霉素

7. 关于解热镇痛抗炎药的叙述错误的是
A. 能使高热者体温下降　　B. 具有中等度镇痛作用　　C. 大多数均具有抗炎作用
D. 对正常体温无影响　　　E. 本类药均具有抗血栓形成的作用

8. 解热镇痛抗炎药共同的作用机制是
A. 抑制白三烯的生成　　　B. 抑制阿片受体　　　　　C. 抑制 PG 的生物合成
D. 抑制体温调节中枢　　　E. 抑制中枢镇痛系统

9. 阿司匹林预防血栓形成的机制是
A. 抑制环氧酶,减少 TXA_2 的形成　　　B. 直接抑制血小板的聚集
C. 抑制凝血酶的形成　　　D. 激活血浆中抗凝血酶Ⅲ　　　E. 抑制 PG 的合成

10. 有关阿司匹林的解热作用描述错误的是
A. 直接作用于体温调节中枢　　　B. 通过抑制 PG 的合成而发挥解热作用
C. 只降低发热者的体温　　　D. 对直接注射 PG 引起的发热无效
E. 对正常体温无影响

11. 阿司匹林的下述哪一个不良反应最常见的是

A. 胃肠道反应　　　　　　B. 凝血障碍　　　　　　C. 诱发哮喘

D. 水杨酸反应　　　　　　E. 视力障碍

12. 解热镇痛抗炎药镇痛的作用特点正确的是

A. 对心绞痛有效　　　　　　B. 镇痛部位在中枢　　　　　　C. 可抑制 P 物质的释放

D. 抑制 PG 的合成,可用于锐痛　　E. 减轻 PG 的致痛作用和痛觉增敏作用

13. 下列哪种药物不属于解热镇痛抗炎药

A. 对乙酰氨基酚　　　　　　B. 尼美舒利　　　　　　C. 布洛芬

D. 扑米酮　　　　　　E. 美洛昔康

14. 解热镇痛药的降温特点是

A. 仅降低发热者体温,不影响正常体温

B. 既降低发热者体温,也降低正常体温

C. 抑制体温调节中枢

D. 对体温的影响随外界环境温度而变化

E. 可抑制 P 物质的释放

15. 伴有胃溃疡的类风湿关节炎患者最好选用

A. 吲哚美辛　　　　　　B. 美洛昔康　　　　　　C. 阿司匹林

D. 保泰松　　　　　　E. 对乙酰氨基酚

16. 阿司匹林预防血栓形成的机制是

A. 抑制 TXA_2 合成　　　　　B. 促进 PGI_2 合成　　　　　C. 加强维生素 K 的作用

D. 降低凝血酶活性　　　　　E. 抑制凝血酶原

17. 阿司匹林的不良反应不包括

A. 水杨酸反应　　　　　　B. 过敏反应　　　　　　C. 水钠潴留

D. 凝血障碍　　　　　　E. 胃肠道反应

18. 抗炎作用极弱的药物是

A. 保泰松　　　　　　B. 布洛芬　　　　　　C. 阿司匹林

D. 对乙酰氨基酚　　　　　E. 萘普生

19. 支气管哮喘患者禁用

A. 阿司匹林　　　　　　B. 布洛芬　　　　　　C. 吡罗昔康

D. 茶碱　　　　　　E. 尼美舒利

(二)B 型题(配伍选择题)

A. 阿司匹林　　B. 吲哚美辛　　C. 布洛芬　　D. 保泰松　　E. 对乙酰氨基酚

1. 引起急性胰腺炎的是

2. 导致视物模糊、中毒性弱视的是

3. 胃肠道反应严重的药物是

4. 导致过敏性休克的是

(三)X 型题(多项选择题)

1. 引起哮喘的药物是

A. 吲哚美辛　　B. 布洛芬　　C. 对乙酰氨基酚　　D. 阿司匹林　　E. 保泰松

2. 阿司匹林的叙述正确的是

A. 对胃肠道痉挛引起的疼痛无效　　B. 小剂量抑制血栓形成

C. 少数患者可出现荨麻疹　　D. 解热作用部位在中枢

E. 镇痛作用部位在外周

3. 吲哚美辛的不良反应有

A. 阿司匹林哮喘　　B. 急性胰腺炎　　C. 头痛、眩晕　　D. 溶血性贫血

E. 皮疹

4. 避免阿司匹林诱发胃溃疡的方法是

A. 饭后服用　　B. 将药片嚼碎　　C. 同服碳酸氢钠　　D. 服用肠溶片

E. 与酸奶同服

5. 阿司匹林引起凝血障碍

A. 抑制血小板聚集　　B. 延长出血时间　　C. 抑制凝血酶原形成　　D. 维生素K可预防

E. 肝损伤者避免用阿司匹林

6. 主要用于风湿性、类风湿关节炎的是

A. 对乙酰氨基酚　　B. 阿司匹林　　C. 保泰松　　D. 布洛芬

E. 甲芬那酸

7. 治疗急性痛风的药物有

A. 阿司匹林　　B. 别嘌醇　　C. 秋水仙碱　　D. 保泰松

E. 水杨酸钠

8. 治疗慢性痛风的药物是

A. 丙磺舒　　B. 别嘌醇　　C. 秋水仙碱　　D. 阿司匹林

E. 苯溴马隆

9. 水杨酸类对代谢的影响描述正确的是

A. 中毒剂量的水杨酸类药物造成负氮平衡

B. 水杨酸类抑制脂肪酸合成

C. 大剂量使用水杨酸类时,肝糖原和肌糖原耗竭,造成高血糖或糖尿

D. 超大剂量的水杨酸类药物影响激素水平

E. 耗氧↓,CO_2生成↓

四、答案

(一)A型题

1. A　　2. C　　3. B　　4. D　　5. C　　6. B　　7. E　　8. C　　9. A　　10. A

11. A　　12. E　　13. D　　14. A　　15. B　　16. A　　17. C　　18. D　　19. A

(二)B型题

1. B　　2. C　　3. D　　4. A

(三)X 型题

1. AD   2. ABCDE   3. ABCDE   4. ABCD   5. ABCDE   6. BCDE

7. CD   8. ABE   9. ABCD

第二十三章 抗心律失常药

一、考试大纲

1. 药物的作用机制及分类

抗心律失常药的药理作用、药物分类及其代表药

2. 常用抗心律失常药

(1)奎尼丁、利多卡因、普罗帕酮、普萘洛尔、胺碘酮、维拉帕米和腺苷的药理作用、临床应用及主要不良反应

(2)普鲁卡因胺、苯妥英钠、地尔硫䓬药理作用及其临床应用

3. 抗心律失常药物的选择

二、应试指南

(一)药物的作用及其分类

1. 抗心律失常药的药理作用

(1)降低自律性:抗心律失常药物通过降低4相除极化速度、提高动作电位的发生阈值、增加静息膜电位绝对值等方式降低自律性。

(2)减少后除极及触发活动:①钙通道阻滞药通过抑制细胞内钙超载而减少滞后除极;②缩短动作电位时程的药物可减少早后除极。

(3)改变膜反应性及传导性而消除折返:①抗心律失常药物主要通过抑制传导或延长有效不应期消除折返;②钙通道阻滞药和β肾上腺素受体阻断药可减慢房室结的传导性,消除房室结折返所致的室上性心动过速;③钠通道阻滞药和钾通道阻滞药可延长快反应细胞的有效不应期,钙通道阻滞药(维拉帕米)和钾通道阻滞药可延长慢反应细胞的有效不应期。

2. 抗心律失常药物分类及代表药

(1)Ⅰ类——钠通道阻滞药

①Ⅰa类。适度阻滞钠通道。代表药有奎尼丁、普鲁卡因胺等。

②Ⅰb类。轻度阻滞钠通道,开放钾通道。代表药有利多卡因、苯妥英钠等。

③Ⅰc类。明显阻滞钠通道。代表药有普罗帕酮、氟卡尼等。

(2)Ⅱ类——β肾上腺素受体阻断药:阻断心脏受体,抑制交感神经兴奋,降低自律性,减慢传导。代表药有普萘洛尔等。

(3)Ⅲ类——延长动作电位时程药:抑制多种钾电流,延长动作电位时程和有效不应期。代表药有胺碘酮等。

(4)Ⅳ类——钙通道阻滞药:抑制L-型钙电流,降低窦房结自律性,减慢房室结传导性,减少心肌细胞钙超载。代表药物有维拉帕米和地尔硫䓬。

（二）常用抗心律失常药

〈奎尼丁〉

1. 药理作用

(1)奎尼丁阻滞钠通道,降低自律性。

(2)阻滞钠通道,减慢传导性。

(3)延长动作电位时程及有效不应期。

(4)阻滞多种钾通道,延长心房、心室和浦肯野细胞的动作电位时程。

(5)减少 Ca^{2+} 内流,具有负性肌力作用。

2. 临床应用

(1)奎尼丁为广谱抗心律失常药,适用于心房纤颤、心房扑动、室上性和室性心动过速的转复和预防,以及频发室上性和室性期前收缩的治疗。

(2)对心房纤颤、心房扑动目前虽多采用电转律法,奎尼丁用于转律后防止复发。

3. 不良反应

(1)消化道反应,如恶心、呕吐、腹泻等。

(2)"金鸡纳反应"表现为头痛、头晕、耳鸣、腹泻、恶心、视物模糊等症状。

(3)奎尼丁心脏毒性较为严重,中毒浓度可致房室及室内传导阻滞。Q-T 间期延长和尖端扭转型心动过速。

〈利多卡因〉

1. 药理作用

(1)缩短 ADP、相对延长 ERP。

(2)利多卡因降低动作电位 4 相除极速率,提高兴奋阈值,降低自律性。

(3)影响传导性,改变病区传导速度。

2. 临床应用

用于室性心律失常,如心脏手术、心导管术、急性心肌梗死或强心苷中毒所致的室性心动过速或心室纤颤。

3. 不良反应

(1)肝功能不良病人静脉注射过快,可出现头晕、嗜睡或激动不安、感觉异常等。

(2)剂量过大可引起心率减慢、房室传导阻滞和低血压。

(3)二、三度房室传导阻滞病人禁用。

(4)眼球震颤是利多卡因毒性反应先兆。

(5)心力衰竭、肝功能不全者长期静脉滴注后可产生药物蓄积,儿童或老年人应适当减量。

〈普罗帕酮〉

1. 药理作用

(1)普罗帕酮明显阻滞钠通道,减慢心房、心室和浦肯野纤维的传导。

(2)抑制钾通道,延长心肌细胞动作电位时程和有效不应期。

2. 临床应用

用于维持室上性心动过速的窦性心率,也用于室性心律失常。

3. 不良反应

(1)心血管系统不良反应常见加重折返性室性心动过速,加重充血性心力衰竭。

(2)拮抗肾上腺素受体可导致窦性心动过缓和支气管痉挛。

(3)消化道不良反应常见恶心、呕吐、味觉改变等。

〈普萘洛尔〉

1. 药理作用

(1)普萘洛尔降低窦房结、心房和浦肯野纤维自律性。

(2)减少儿茶酚胺所致的滞后除极发生,减慢房室结传导。

(3)延长房室结有效不应期。

2. 临床应用

(1)主要用于室上性心律失常,对于交感神经兴奋性过高引起的窦性心动过速效果良好。

(2)控制房扑、房颤及阵发性室上性心动过速时的心室率。

(3)用于运动或情绪变动所引发的室性心律失常,减少肥厚型心肌病所致的心律失常。

3. 不良反应

(1)窦性心动过缓、房室传导阻滞。

(2)诱发心力衰竭和哮喘。

(3)长期应用对脂质代谢和糖代谢有不良影响。

(4)突然停药产生反跳现象。

〈胺碘酮〉

1. 药理作用

(1)胺碘酮对心脏 Na、Ca、K 等离子通道均有抑制作用,降低窦房结、浦肯野纤维的自律性和传导性,明显延长动作电位时程和有效不应期。

(2)非竞争性拮抗 α、β 受体,扩张血管平滑肌作用,增加冠脉流量,减少心肌耗氧量。

2. 临床应用

胺碘酮为广谱抗心律失常药,对心房扑动、心房颤动、室上性心动过速和室性心动过速有效。

3. 不良反应

(1)静脉给药常见低血压、血栓性静脉炎。

(2)窦性心动过缓、房室传导阻滞及 Q-T 间期延长,偶见尖端扭转型室性心动过速。

(3)甲状腺功能亢进或减退,角膜褐色微粒沉着,停药后逐渐消失。

(4)个别患者出现间质性肺炎或肺纤维化及肝坏死。

〈维拉帕米〉

1. 药理作用

维拉帕米抑制钙通道:①降低窦房结自律性,减少或取消后除极所引发的触发活动;②减慢房室结传导性,终止折返,防止房扑、房颤引起的心室率加快;③延长窦房结、房室结的有效不应期。

2. 临床应用

(1)室上性和房室结折返引起的心律失常。

(2)对急性心肌梗死、心肌缺血及洋地黄中毒引起的室性期前收缩有效。

(3)为阵发性室上性心动过速急性发作的首选药。

3. 不良反应

(1)胃肠道反应。

(2)静脉给药可引起血压降低、心动过缓、暂时窦性停搏。

(3)二、三度房室传导阻滞、严重心衰、低血压、心源性休克病人禁用。

〈腺苷〉

1. 药理作用

(1)作用于腺苷受体,激活心房、窦房结、房室结的乙酰胆碱敏感 K^+ 通道,引起动作电位时程缩短、细胞膜超极化,自律性降低。

(2)减慢窦性频率和房室结传导,延长房室结有效不应期。

2. 临床应用

治疗折返性阵发性室上性心律失常。

3. 不良反应

静脉注射速度过快可致短暂心脏停搏。治疗剂量,多数病人会出现胸闷、呼吸困难。

(三)抗心律失常药物的选择

1. 窦性心动过速

β受体阻断药或维拉帕米。

2. 心房颤动和心房扑动

转律用奎尼丁(宜先给强心苷)、普鲁卡因酰胺、胺碘酮,减慢心室率用β受体阻断药、维拉帕米、强心苷类。转律后用奎尼丁、丙吡胺防止复发。

3. 房性早期前收缩

β受体阻断药、维拉帕米、地尔硫䓬或Ⅰ类抗心律失常药。

4. 阵发性室上性心动过速

首选维拉帕米,亦可选用强心苷类、β受体阻断药、腺苷等。慢性或预防发作可选用强心苷类、奎尼丁、普鲁卡因胺等。

5. 阵发性室性心动过速

转律用利多卡因、丙吡胺、普鲁卡因酰胺、美西律、胺碘酮、奎尼丁,维持用药与治疗室性早搏相同。

6. 室性期前收缩

首选普鲁卡因胺、丙吡胺、美西律或其他Ⅰ类抗心律失常药及胺碘酮。心肌梗死急性期通常静脉滴注利多卡因。强心苷中毒者用苯妥英钠。

7. 心室纤颤

转律可选用利多卡因、普鲁卡因胺和胺碘酮。

三、考前模拟

(一)A型题(最佳选择题)

1. 利多卡因抗心律失常的作用机制是

A. β受体阻断作用　　　B. 促进 K^+ 外流和 Na^+ 内流　　　C. 抑制 K^+ 外流和 Na^+ 内流

D. 提高心肌自律性　　E. 改变病区传导速度

2. 对利多卡因的正确描述是

A. 可口服,也可静脉注射　　　B. 对室上性心律失常有效

C. 肝脏代谢少,主要以原形经肾排泄　　　　D. 属于 Ic 类抗心律失常药

E. 为急性心肌梗死引起室性心律失常的首选药

3. 维拉帕米的药理作用是

A. 直接抑制 Na^+ 内流　　B. 增加心肌收缩力　　　C. 促进 Ca^{2+} 内流

D. 降低窦房结和房室结的自律性　　　　E. 升高血压

4. 胺碘酮抗心律失常的作用机制是

A. 激动 α 及 β 受体　　　B. 加快浦肯野纤维和窦房结的传导速度

C. 缩短心房和浦肯野纤维的动作电位时程、有效不应期

D. 阻滞心肌细胞 Na^+、K^+、$Ca2^+$ 通道

E. 提高窦房结和浦肯野纤维的自律性

5. 关于普罗帕酮叙述错误的是

A. 阻滞 Na^+ 内流,降低自律性　　　B. 降低 0 相除极速度和幅度,减慢传导

C. 有局麻作用　　　　D. 弱的 β 受体阻断作用,抑制心肌收缩力

E. 促进 K^+ 外流,相对延长有效不应期

6. 可引起致死性肺毒性和肝毒性的抗心律失常药物是

A. 维拉帕米　　　B. 胺碘酮　　　C. 普萘洛尔　　　D. 利多卡因　　　E. 奎尼丁

7. 窦性心动过速的首选药是

A. 普萘洛尔　　　B. 奎尼丁　　　C. 胺碘酮　　　D. 苯妥英钠　　　E. 普鲁卡因胺

8. 急性心肌梗死引起室性心动过速的首选药物是

A. 普萘洛尔　　　B. 利多卡因　　　C. 维拉帕米　　　D. 美西律　　　E. 索他洛尔

9. 细胞外 K^+ 浓度较高时能减慢传导,血 K^+ 降低时能加速传导的药物是

A. 丙吡胺　　　B. 索他洛尔　　　C. 利多卡因　　　D. 氟卡尼　　　E. 胺碘酮

10. 对普萘洛尔叙述错误的是

A. 阻断 β 受体　　B. 减慢传导速度　　　C. 降低窦房结的自律

D. 延长房室结的 ERP　　　E. 促进房室结传导性

11. 胺碘酮对心肌的作用不存在

A. 阻滞 K^+ 通道　　　B. 阻滞 Ca^{2+} 通道　　　C. 阻滞 β 受体　　　D. 阻滞 Na^+ 通道

E. 阻滞 M 受体

12. 可引起金鸡纳反应的抗心律失常药是

A. 丙吡胺　　B. 妥卡尼　　　C. 普鲁卡因胺　　　D. 奎尼丁　　　E. 维拉帕米

13. 能阻断 α 受体而扩张血管,降低血压,并能减弱心肌收缩力的抗心律失常药是

A. 苯妥英钠　　　B. 普鲁卡因胺　　　C. 普萘洛尔　　　D. 奎尼丁　　　E. 普罗帕酮

14. 禁用于慢性阻塞性支气管病变患者的抗心律失常药是

A. 普鲁卡因胺　　　B. 普萘洛尔　　　C. 维拉帕米　　　D. 苯妥英钠

E. 利多卡因

15. 易引起药热、粒细胞减少和红斑性狼疮综合征等过敏反应的抗心律失常药是

A. 利多卡因   B. 维拉帕米   C. 普鲁卡因胺   D. 普罗帕酮   E. 氟卡尼

16. 可引起甲状腺功能紊乱的抗心律失常药是

A. 普萘洛尔   B. 腺苷   C. 普罗帕酮   D. 胺碘酮   E. 奎尼丁

17. 利多卡因无效的心律失常是

A. 室性期前收缩   B. 室颤   C. 室上性心动过速

D. 强心苷中毒所致的室性期前收缩   E. 心肌梗死所致的室性期前收缩

18. 下列关于抗心律失常药叙述错误的是

A. 普鲁卡因胺可引起药热,粒细胞减少

B. 普萘洛尔长期应用对糖代谢产生不良影响

C. 胺碘酮可引起间质性肺炎、肺泡纤维化

D. 利多卡因可引起红斑性狼疮样综合征

E. 普罗帕酮可减弱心肌收缩力,诱发急性左心衰竭

(二)B 型题(配伍选择题)

A. 奎尼丁   B. 苯妥英钠   C. 普萘洛尔   D. 普鲁卡因胺   E. 维拉帕米

1. 选择性阻滞钙通道的药物是

2. 能引起金鸡纳反应的药物是

3. 兼有抗癫痫作用的药物是

A. 维拉帕米   B. 胺碘酮   C. 奎尼丁   D. 普鲁卡因胺   E. 丙吡胺

4. 治疗窦性心动过速宜用

5. 治疗心室纤颤选用

6. 延长动作电位时程的药物是

A. 普鲁卡因胺   B. 苯妥英钠   C. 维拉帕米   D. 胺碘酮   E. 利多卡因

7. 阵发性室上性心动过速首选药物是

8. 广谱抗心律失常药是

9. 治疗强心苷中毒引起的室性心动过速的药物是

A. 利多卡因   B. 奎尼丁   C. 维拉帕米   D. 普萘洛尔   E. 胺碘酮

10. 阻滞钠通道,延长 ERP

11. 阻滞钠通道,缩短 APD,相对延长 ERP

12. 阻滞钙通道,降低自律性

13. 延长心房肌 APD 和 ERP

14. 诱发或加重哮喘发作

A. 奎尼丁   B. 普萘洛尔   C. 利多卡因   D. 维拉帕米   E. 苯妥英钠

15. 治疗强心苷中毒引起的室性心律失常最好选用

16. 促进复极 4 相 K^+ 外流,相对延长有效不应期的药物是

17. 有抗胆碱作用和阻断 α 受体的抗心律失常药物是

(三)X 型题(多项选择题)

1. 胺碘酮的药理作用有

A. 延长 APD 和 ERP   B. 降低窦房结自律性   C. 阻滞 K^+ 通道

D. 加快心房和浦肯野纤维的传导   E. 促进 Na^+、Ca^{2+} 内流

2. 能用于治疗阵发性室上性心动过速的药物有

A. 普萘洛尔   B. 维拉帕米   C. 腺苷   D. 奎尼丁   E. 普鲁卡因胺

3. 药物消除折返的机制有

A. 增强膜反应性改善传导   B. 减弱膜反应性减慢传导

C. 绝对延长 ERP   D. 相对延长 ERP

E. 促使邻近细胞 ERP 的不均一趋向均一

4. 抗心律失常药的基本电生理作用是

A. 降低自律性   B. 减少后除极与触发活动

C. 减弱膜反应性取消折返   D. 改变 ERP 及 APD 而减少折返

E. 增强膜反应性取消折返

5. 奎尼丁的药理作用有

A. 降低自律性   B. 慢传导速度   C. 延长不应期   D. 加快传导速度

E. 杀灭各种疟原虫的红细胞内期滋养体

6. 治疗强心苷中毒时的室性期前收缩的药物是

A. 苯妥英钠   B. 胺碘酮   C. 维拉帕米   D. 利多卡因   E. 氟卡尼

四、答案

(一)A 型题

1. E   2. E   3. D   4. D   5. E   6. B   7. A   8. B   9. C   10. E

11. E   12. D   13. D   14. B   15. C   16. D   17. C   18. D

(二)B 型题

1. E   2. A   3. D   4. A   5. D   6. B   7. C   8. D   9. B   10. B

11. A   12. C   13. E   14. D   15. E   16. C   17. A

(三)X 型题

1. ABC   2. ABCDE   3. ABCDE   4. ABCDE   5. ABC   6. AD

第二十四章 抗心力衰竭药

一、考试大纲

1. 肾素-血管紧张素系统抑制药

卡托普利、依那普利、西拉普利、福辛普利、氯沙坦抗心力衰竭的药理作用及临床应用

2. 强心苷

地高辛的药动学特点、药理作用、作用机制、临床应用、不良反应及防治、给药方法及药物相互作用

3. 利尿药

噻嗪类药物抗心力衰竭的药理特点及主要机制、临床应用

4. 其他类

(1)卡维地洛抗心力衰竭的药醒作用及临床应用

(2)多巴酚丁胺抗心力衰竭的药理作用特点与临床应用

(3)米力农药理作用特点

二、应试指南

(一)作用于肾素-血管紧张素系统的药物

〈卡托普利、依那普利、西拉普利、福辛普利〉

1. 药理作用

抑制 ACE 活性,①阻止 Ang I 转化为 Ang II,降低外周阻力,改善血流动力学异常;②减少去甲肾上腺素释放;③减少醛固酮分泌,减轻钠水潴留;④防止和逆转心血管重构。

2. 临床应用

与利尿药、β受体阻断药、地高辛合用治疗心力衰竭。

〈氯沙坦〉

1. 阻断 AT_1 受体,降低外周阻力,改善血流动力学异常

2. 防止和逆转心血管重构

(二)强心苷

〈地高辛〉

1. 药代动力学特点

(1)地高辛口服生物利用度为 60%～80%。

(2)约 25% 与血浆蛋白结合,随血流分布至全身各组织中,以肾中浓度最高。

(3)地高辛代谢较少,主要氢化为二氢地高辛后再被水解成不同产物。

(4)地高辛每日以原形(60%～90%)经肾脏排出,$t_{1/2}$ 为 36h。

2. 药理作用

(1)正性肌力作用：①加快心肌纤维缩短速度，使心肌收缩敏捷，舒张期相对延长；②加强衰竭心肌收缩力，但不增加心肌耗氧量；③增加心排血量。强心苷与心肌细胞膜上 Na^+-K^+-ATP 酶结合并抑制其活性。使心肌细胞内游离 Ca^{2+} 量增加，心肌收缩力加强。

(2)负性频率作用及负性传导作用。

(3)对心肌耗氧量的影响：强心苷使 CHF 的心肌收缩力增强，心肌耗氧量增加，但心室容积缩小，室壁张力下降及负性频率的综合作用，心肌总耗氧量并不增加。

3. 临床应用

(1)用于治疗各种原因所致充血性心力衰竭，其中伴房颤或心室率快的 CHF 是强心苷的最佳适应证。对高血压、瓣膜病、先天性心脏病所致低排血量的 CHF 疗效良好。

(2)地高辛治疗心房纤颤，用药目的不在于终止房颤，而在于抑制房室传导，减慢心室频率。

(3)强心苷缩短心房不应期而引起折返激动，使房扑转为房颤，然后发挥其治疗房颤的作用而获得疗效。

(4)地高辛增强迷走神经活性终止阵发性室上性心动过速。

4. 不良反应及防治

(1)常见胃肠道反应：厌食、恶心、呕吐。

(2)中枢神经系统反应：头痛、疲乏、眩晕、噩梦、谵妄、幻觉，偶见惊厥，还有黄、绿视症及视物模糊等视觉障碍。

(3)心脏毒性反应：室性期前收缩约占心脏反应的33%，二联律、三联律及室性心动过速、房室结性心动过速等；亦有可能发生房室传导阻滞、房性过速兼房室阻滞、窦性停搏等。

(4)防治：①减少诱发因素，出现中毒先兆症状及时停药；②对过速性心律失常者可静脉滴注钾盐，轻者口服；③用苯妥英钠或利多卡因解救室性心动过速及心室纤颤；④对危及生命的极严重中毒者，宜用地高辛抗体 Fab 片段做静脉注射；⑤对强心苷中毒时的缓慢型心律失常，宜用阿托品解救。

5. 给药方法

(1)经典给药方法：短期内给予能充分发挥最大疗效的剂量，即全效量，称为"洋地黄化"；逐日给予维持量以补充每日消除的剂量。

(2)每日维持量疗法：每日给予维持量，经 4～5 个 $t_{1/2}$，能使血药浓度达到稳态而发挥疗效。

6. 药物相互作用

(1)奎尼丁使 90% 患者的地高辛血药浓度提高 1 倍。

(2)胺碘酮、钙通道阻滞药、普罗帕酮使地高辛血药浓度升高 70%。

(3)苯妥英钠降低地高辛血药浓度。

(4)拟肾上腺素药可提高心肌对强心苷的敏感性增高。

(5)排钾利尿药可致低血钾而加重强心苷毒性。

(三)利尿药

〈噻嗪类利尿药〉

1. 通过排 Na^+，减少血管壁 Ca^{2+} 的含量，使血管壁的张力下降，降低心脏的后负荷。

2. 它促进 Na^+、水排泄,降低心脏前、后负荷,消除或缓解肺水肿和外周水肿。

3. 用于轻、中度心性水肿。

(四)其他类

〈卡维地洛〉

抗心力衰竭的药理作用及临床应用:

1. 卡维地洛阻断 β_1、β_2 和 α_1 受体

拮抗 β 受体,抑制心脏,降低心肌耗氧量,抗心肌缺血,抗心律失常;拮抗 α_1 受体,扩张血管。

2. 抗氧化作用

卡维地洛有极强的亲脂性,可蓄积在血清的脂质部分发挥强大的抗氧化作用。

3. 治疗 CHF 时较选择性 β_1 受体阻断药具有更多优点。

〈多巴酚丁胺〉

1. 对心肌的 β_1 受体有相对选择性,对多巴胺受体无作用。

2. 适用于治疗中度 CHF,能明显增强心肌收缩力,降低血管阻力,减轻心脏前、后负荷。

3. 久用易脱敏失效。

〈米力农〉

1. 选择性抑制 PDEⅢ活性而提高细胞内 cAMP 含量,具有增加心肌收缩力和扩张血管的作用。

2. 作为严重 CHF 者短期静脉给药的首选正性肌力药,明显改善心脏收缩功能和舒张功能。

三、考前模拟

(一)A 型题(最佳选择题)

1. 地高辛对心脏的作用不包括

A. 加强心肌收缩力　　B. 减慢传导　　C. 减慢心率　　D. 抑制左室肥厚

E. 降低自律性

2. 能有效地防止和逆转心肌重构的药物是

A. 地高辛　　B. 多巴酚丁胺　　C. 米力农　　D. 氢氯噻嗪　　E. 依那普利

3. 关于强心苷的叙述,正确的是

A. 其极性越大,口服吸收率越高

B. 强心苷的作用与交感神经递质及其受体有关

C. 具有正性频率作用

D. 安全范围小,易中毒

E. 可用于室性心动过速

4. 通过阻断血管紧张素Ⅱ受体而治疗慢性心功能不全的药物是

A. 地高辛　　B. 氨力农　　C. 卡托普利　　D. 美托洛尔　　E. 氯沙坦

5. 地高辛对下列哪种原因引起的慢性心功能不全疗效最好

A. 高血压、瓣膜病　　　　　　B. 甲状腺功能亢进、贫血

C. 缩窄性心包炎　　　　　　　D. 严重二尖瓣狭窄、维生素 B_1 缺乏

E. 心肌炎、肺心病

6. 地高辛加强心肌收缩力是通过

A. 抑制迷走神经递质释放　　B. 交感神经递质释放

C. 直接作用于心肌　　　　　D. 阻断迷走神经　　　E. 兴奋 β 受体

7. 地高辛引起心律失常最为常见的是

A. 心脏传导阻滞　　　B. 窦性心动过缓　　　C. 室性心动过速

D. 室上性心动过速　　E. 室性期前收缩

8. 地高辛引起心脏房室传导阻滞时,除停药外,应给予

A. 苯妥英钠　　　　　B. 口服氯化钾　　　　C. 利多卡因

D. 普萘洛尔　　　　　E. 阿托品

9. 可逆转心肌肥厚,降低病死率的抗慢性心功能不全药是

A. 米力农　　　　　　B. 卡托普利　　　　　C. 扎莫特罗

D. 硝普钠　　　　　　E. 多巴酚丁胺

10. 下列药物能增强地高辛的毒性是

A. 氯化钾　　　　　　B. 螺内酯　　　　　　C. 苯妥英钠

D. 普萘洛尔　　　　　E. 奎尼丁

11. 地高辛的 $t_{1/2}$ 为 36h,若每日给予维持量,则达到稳态血药浓度约需

A. 5d　　B. 12d　　C. 3d　　D. 10d　　E. 6d

12. 地高辛中毒出现哪种情况不宜给予氯化钾

A. 二联律　　　　　　B. 房室传导阻滞　　　C. 室性期前收缩

D. 室性心动过速　　　E. 室上性心动过速

13. 被称为地高辛受体的酶是

A. 磷酸二酯酶　　　　B. 腺苷酸环化酶　　　C. 血管紧张素转化酶

D. 鸟苷酸环化酶　　　E. Na^+-K^+-ATP 酶

(二)B 型题(配伍选择题)

A. 抑制房室传导　　　B. 加强心肌收缩力　　C. 抑制窦房结

D. 缩短心房的有效不应期　　　　　　　　　E. 加快房室传导

1. 强心苷治疗心力衰竭的药理学基础是

2. 强心苷治疗心房扑动的药理学基础是

A. 奎尼丁　　　　B. 硝酸甘油　　　C. 地高辛　　　　D. 卡托普利

E. 硝苯地平

3. 增加细胞内 Ca^{2+} 浓度

4. 影响 Ca^{2+} 通道,减少细胞内 Ca^{2+} 浓度

5. 通过产生 NO,减少细胞内 Ca^{2+} 浓度

A. 洋地黄毒苷　　B. 地高辛　　　C. 阿托品　　　　D. 哌替啶

E. 考来烯胺

6. 治疗强心苷中毒引起的窦性心动过缓和房室传导阻滞的药物是

7. 具有明显肝肠循环的药物是

A. 地高辛抗体   B. 考来烯胺   C. 氢氯噻嗪   D. 阿托品

E. 苯妥英钠

8. 治疗地高辛中毒引起的快速性心律失常的药物是

9. 治疗地高辛中毒引起的窦性心动过缓和传导阻滞的药物是

A. 氢氯噻嗪   B. 米力农   C. 氯沙坦   D. 卡维地洛

E. 多巴酚丁胺

10. 适用于轻、中度心力衰竭及左、右心室充盈量高患者的药物是

11. 适用于心功能比较稳定的Ⅱ～Ⅲ级心力衰竭患者的药物是

A. 卡托普利   B. 氨力农   C. 洋地黄毒苷   D. 多巴酚丁胺

E. 氢氯噻嗪

12. 血管紧张素Ⅰ转化酶抑制药是

13. 能形成肠肝循环的药物是

A. 依那普利   B. 米力农   C. 地高辛   D. 哌唑嗪

E. 扎莫特罗

14. 防止和逆转心室肥厚的药物是

15. 可能提高 CHF 病死率的药物是

A. 口服吸收率   B. 肝肠循环   C. 原形肾排泄率   D. 血浆蛋白结合率

E. 消除半衰期

16. 地高辛每日维持量给药的依据是

17. 地高辛给药途径的选择取决于

(三)X 型题(多项选择题)

1. 地高辛的药理作用有

A. 正性肌力作用   B. 负性频率作用   C. 加速房室结传导   D. 舒张血管

E. 不增加衰竭心脏的耗氧量

2. 地高辛的临床应用为

A. 慢性心功能不全   B. 心房纤颤   C. 心房扑动   D. 阵发性室上性心动过速

E. 室性心动过速

3. 地高辛的不良反应有

A. 首剂现象   B. 金鸡纳反应   C. 胃肠道反应   D. 神经系统反应

E. 心毒性反应

4. 地高辛中毒可引起

A. 窦性心动过缓   B. 房室传导阻滞   C. 室性心动过速   D. 心室纤颤

E. 室性期前收缩

5. 地高辛对心衰的治疗作用可表现为

A. 心排血量增加   B. 利尿   C. 使已扩大的心脏缩小   D. 降低中心静脉压

E. 心率加快

6. 地高辛可用于治疗

A. 窦性心动过缓　　B. 室上性心动过速　　C. 室性期前收缩　　D. 心房纤颤

E. 房室传导阻滞

7. ACEI 治疗慢性心功能不全是通过

A. 与 ACE 结合并抑制其活性　　B. 使 AngⅡ 生成减少　　C. 扩张血管

D. 使醛固酮分泌减少　　　　　　E. 防止及逆转心血管重构

8. 地高辛正性肌力作用特点有

A. 加快心肌纤维缩短速度,使心肌收缩敏捷

B. 增加正常人的心排血量

C. 增加 CHF 患者心排血量

D. 加强衰竭心肌收缩力的同时,增加心肌耗氧量

E. 加强衰竭心肌收缩力的同时,并不增加心肌耗氧量

9. 加强心肌收缩性的同时减慢房室传导的是

A. 毛花苷 C　　B. 地高辛　　C. 异丙肾上腺素　　D. 洋地黄毒苷　　E. 肾上腺素

四、答案

(一)A 型题

1. D　　2. E　　3. D　　4. E　　5. A　　6. C　　7. E　　8. E　　9. B　　10. E

11. E　　12. B　　13. E

(二)B 型题

1. B　　2. D　　3. C　　4. E　　5. B　　6. C　　7. A　　8. E　　9. D　　10. A

11. D　　12. A　　13. C　　14. A　　15. B　　16. E　　17. A

(三)X 型题

1. ABE　　2. ABCD　　3. CDE　　4. ABCDE　　5. ABCD　　6. BD　　7. ABCDE

8. ACE　　9. ABD

第二十五章　抗高血压药

一、考试大纲

1. 药物分类

抗高血压药物的分类及各代表药

2. 常用抗高血压药

卡托普利、普萘洛尔、哌唑嗪、硝苯地平、氢氯噻嗪和氯沙坦抗高血压的药理作用、作用机制和不良反应

3. 其他抗高血压药

依那普利、缬沙坦、美托洛尔、卡维地洛、氨氯地平、尼群地平、甲基多巴、可乐定、肼屈嗪、硝普钠、米诺地尔和吲达帕胺的药理作用特点、临床应用及其主要不良反应

4. 抗高血压药的合理应用合理用药原则

二、应试指南

(一)药物分类

1. 利尿药氢氯噻嗪、吲达帕胺等。

2. 肾素-血管紧张素系统抑制药

(1)血管紧张素转化酶(ACE)抑制药:卡托普利等。

(2)血管紧张素Ⅱ受体阻断药,氯沙坦等。

3. 肾上腺素受体阻断药

α受体阻断药,哌唑嗪;β受体阻断药:普萘洛尔、美托洛尔等。

4. 钙通道阻滞药

硝苯地平、氨氯地平等。

(二)常用抗高血压药

〈卡托普利〉

卡托普利抑制 ACE,降低循环系统与血管组织 RAS 活性,减少 AngⅡ的生成和升高缓激肽水平而发挥作用。

1. 抑制 ACE,减少 AngⅡ的生成,降低循环系统与组织中 AngⅡ,血管扩张。

2. 减慢缓激肽降解,促进一氧化氮(NO)、前列腺素、EDHF 生成,产生舒血管效应。

3. 减弱 AngⅡ对交感神经末梢突触前膜 AT 受体的作用,减少去甲肾上腺素释放。

4. 抑制心肌与血管组织 ACE 活性,阻止 AngⅡ促平滑肌细胞、成纤维细胞增殖与心肌细胞肥大。抑制血管平滑肌增生和左室肥厚。

5. 减少醛固酮分泌,促进水钠排泄。

6. 扩张肾血管增加排钠。

卡托普利为临床用于各型高血压,轻、中度原发性高血压和肾性高血压首选药之一,不良反应有高血钾、肾功能损害、咳嗽、血管神经性水肿等。RAS 高度激活的病人可能出现"首剂现象"而致低血压,宜从小剂量开始使用,并密切监测。

〈普萘洛尔〉

阻断心脏 β_1 受体,降低心排血量;阻断肾小球旁器的 β_1 受体,减少肾素分泌,从而抑制肾素-血管紧张素系统活性;β 受体阻断药能通过血脑屏障进入中枢,阻断中枢 β 受体,使外周交感神经活性降低;阻断外周去甲肾上腺素能神经末梢突触前膜 β_2 受体,抑制正反馈调节作用,减少去甲肾上腺素的释放。促进前列环素的生成。

用于各型高血压,以高肾素活性、高血流动力学的年轻高血压患者更为适宜。

长期应用突然停药,可加重冠心病症状。禁用于严重左心室功能不全、窦性心动过缓、房室传导阻滞及支气管哮喘患者。

〈哌唑嗪〉

哌唑嗪选择性阻断 α_1 受体,舒张小动脉和静脉,对立位和卧位血压均有降低作用。长期治疗还可降低血浆三酰甘油、总胆固醇、LDL-胆固醇的浓度,升高 HDL-胆固醇浓度。

适用于各型高血压,单用治疗轻、中度高血压,重度高血压合用利尿药和 β 受体阻断药可增强降压效果。哌唑嗪首次给药可致严重的直立性低血压、晕厥、心悸等,称"首剂现象",将哌唑嗪首次剂量减为 0.5mg,睡前服用,可避免发生首剂现象。

〈硝苯地平〉

硝苯地平对各型高血压均有降压作用,降压作用快而强,但对正常血压者影响不明显。降压时能反射性引起心率加快,心排血量增加,血浆肾素活性增高,加用 β 受体阻断药可避免这些作用并能增强降压效应。

用于轻、中、重度高血压,尤其适用低肾素性高血压,可单用或与利尿药、β 受体阻断药、血管紧张素 I 转化酶抑制药合用。缓释与控释剂型使用方便,不良反应较少,适应于高血压病长期治疗。

常见不良反应有头痛、颜面潮红、眩晕、心悸、踝部水肿等。

〈氢氯噻嗪〉

噻嗪类利尿药降低动脉血压的确切机制尚不清楚。初期降压作用可能是通过排钠利尿,减少细胞外液和血容量,导致心排血量降低。长期应用噻嗪类利尿药,可能因排钠而降低血管平滑肌内 Na^+ 的浓度,进而通过 Na^+-Ca^{2+} 交换机制,使胞内 Ca^{2+} 减少,从而降低血管平滑肌细胞表面受体对血管收缩物质的亲和力与反应性;诱导血管壁产生扩血管物质,如激肽、前列腺素。

可单用或与其他抗高血压药联合应用治疗各类高血压;单用适用于轻、中度高血压。

三、考前模拟

(一)A 型题(最佳选择题)

1. 利尿药降压作用无下列哪项
A. 持续降低体内 Na^+ 含量　　B. 降低血管对缩血管物质的反应性
C. 通过利尿作用,使细胞外液容量减少

D. 影响儿茶酚胺的贮存和释放

E. 通过 Na^+-Ca^{2+} 交换,使细胞内的钙离子浓度也降低

2. 合并糖尿病及胰岛素抵抗的高血压患者宜用

A. 阿替洛尔　　B. 普萘洛尔　　C. 卡托普利　　D. 氢氯噻嗪　　E. 拉贝洛尔

3. 具有抗动脉粥样硬化作用的钙通道阻滞药是

A. 硝苯地平　　B. 尼群地平　　C. 氨氯地平　　D. 拉西地平　　E. 维拉帕米

4. 可作为吗啡成瘾者戒毒的抗高血压药物是

A. 可乐定　　B. 甲基多巴　　C. 利舍平　　D. 胍乙啶　　E. 克罗卡林

5. 对合并有氮质血症或尿毒症的高血压患者宜选用

A. 卡托普利　　B. 普萘洛尔　　C. 硝苯地平　　D. 氢氯噻嗪　　E. 呋塞米

6. 降压同时不会引起反射性心率加快的药物是

A. 卡托普利　　B. 米诺地尔　　C. 硝普钠　　D. 硝苯地平　　E. 尼群地平

7. 下列关于硝普钠药理作用的叙述中哪一项是错误的

A. 降压作用快、强、短　　　　B. 降低冠脉血流、肾血流及肾小球过率滤

C. 在血管平滑肌内代谢产生 NO　　D. 使用前需新鲜配制并避光

E. 用于高血压急症的治疗和手术麻醉时的控制性低血压

8. 下列不属于卡托普利等 ACEI 药理作用的是

A. 抑制循环中血管紧张素Ⅰ转化酶　　B 抑制局部组织中血管紧张素Ⅰ转化酶

C. 减少缓激肽的降解　　　　D. 减少醛固酮的分泌

E. 减少细胞内钙离子含量

9. 不会引起直立性低血压及阳痿的抗高血压药物是

A. 中枢性降压药　　B. β 受体阻断药　　C. 钙通道阻滞药

D. 血管平滑肌扩张药　　　　E. α_1 受体阻断药

10. 依那克林属于

A. 钙拮抗药　　B. 肾素抑制药　　C. 内皮素受体阻断药

D. 前列环素合成促进药　　　　E. 钾通道开放药

11. 血管紧张素转化酶抑制剂(ACEI)的特点为

A. 可用于各型高血压,有反射性心率加快　　B. 对肾脏无保护作用

C. 可防治高血压患者心肌细胞肥大　　D. 长期用药易引起电解质紊乱

E. 对高血压患者的血管壁增厚无防治作用

12. 高血压伴心绞痛及哮喘患者,出现肾功能不全时,下列最适合的治疗药是

A. 卡托普利　　B. 普萘洛尔　　C. 硝苯地平　　D. 氢氯噻嗪　　E. 哌唑嗪

13. 哌唑嗪的不良反应可表现为

A. 低血钾　　B. 消化性溃疡　　C. 水钠潴留　　D. 粒细胞减少　　E. 直立性低血压

14. 在动物实验中,观察氯沙坦药理作用,主要通过测定

A. 肾素活性　　B. ACE 活性　　C. 血管平滑肌细胞内 Ca^{2+} 含量

D. 其抗 AT 受体的活性　　E. 尿量改变

15. 下列降压药物中便秘发生率最高的药物是

A. 硝苯地平　　B. 维拉帕米　　C. 氯沙坦　　D. 普萘洛尔　　E. 卡托普利

16. ACEI 的作用机制不包括

A. 减少血液缓激肽水平　　　B. 减少血液血管紧张素 II 水平

C. 减少血液儿茶酚胺水平　　D. 减少血液加压素水平

E. 增加细胞内 cAMP 水平

17. 高血压合并有精神抑郁者不宜用

A. 利舍平　　B. 可乐定　　C. 硝普钠　　D. 硝苯地平　　E. 肼屈嗪

18. 关于卡托普利,下列哪种说法是错误的

A. 降低外周血管阻力　　B. 可用于治疗心力衰竭

C. 与利尿药合用可加强其作用　　D. 可增加体内醛固酮水平

E. 双侧肾动脉狭窄的患者忌用

19. 高血压合并消化性溃疡者宜选用

A. 甲基多巴　　B. 可乐定　　C. 肼屈嗪　　D. 利舍平　　E. 胍乙啶

20. 使用利尿药后期的降压机制是

A. 排 Na^+ 利尿,降低血容量　　B. 降低血浆肾素活性　　C. 增加血浆肾素活性

D. 减少血管平滑肌细胞内 Na^+　　E. 抑制醛固酮的分泌

21. 高血压伴心绞痛病人宜选用

A. 利舍平　　B. 普萘洛尔　　C. 肼屈嗪　　D. 氢氯噻嗪　　E. 卡托普利

22. 可引起"首剂现象"的降压药是

A. 哌唑嗪　　B. 硝普钠　　C. 二氮嗪　　D. 米诺地尔　　E. 美托洛尔

23. 卡托普利等 ACEI 的降压机制不包括

A. 抑制循环中血管紧张素 I 转化酶

B. 抑制局部组织中血管紧张素 I 转化酶

C. 减少缓激肽的降解

D. 引起 NO 的释放

E. 抑制肾素分泌

24. 可防止和逆转高血压患者血管壁增厚和心肌肥大的抗高血压药是

A. 利尿降压药　　B. 钙通道阻滞药　　C. β 受体阻断药　　D. ACEI

E. α 受体阻断药

25. 关于噻嗪类利尿药降压作用机制,哪项是错误的

A. 排钠利尿,使细胞外液和血容量减少

B. 降低动脉壁细胞内钠的含量,使胞内钙减少

C. 降低血管平滑肌对血管收缩剂的反应性　　D. 诱导动脉壁产生扩血管物质

E. 长期应用噻嗪类药物,可降低血浆肾素活性

26. 哌唑嗪降压同时,易引起

A. 心率加快　　B. 心肌收缩力增加　　C. 血中高密度脂蛋白增加

D. 血浆肾素活性增高　　E. 冠状动脉病变加重

27. 高血压伴有支气管哮喘时,不宜应用

A. 利尿药　　　　B. β 受体阻断药　　　　C. α 受体阻断药

D. 钙通道阻滞药　　　　　　　　E. 血管紧张素转化酶抑制药

28. 高血压伴发外周血管疾病时,不应选用
A. 利尿药　　　　B. β受体阻断药　　　　C. α受体阻断药
D. 钙通道阻滞药　　　　　　　　　　　E. ACEI

29. 在长期用药的过程中,突然停药易引起心动过速,这种药物最可能是
A. 哌唑嗪　　B. 肼屈嗪　　C. 普萘洛尔　　D. 甲基多巴　　E. 利舍平

30. 伴有十二指肠溃疡的高血压病人不宜用
A. 普萘洛尔　B. 可乐定　　C. 利舍平　　　D. 氢氯噻嗪　　E. α-甲基多巴

31. 显著降低肾素活性的药物是
A. 氢氯噻嗪　B. 可乐定　　C. 利舍平　　　D. 普萘洛尔　　E. 肼屈嗪

32. 下列有关硝普钠的叙述,哪项是错误的
A. 具有迅速而持久的降压作用　　B. 降压时不影响肾血流量
C. 对小动脉和小静脉均有明显的舒张作用
D. 可用于充血性心力衰竭的治疗
E. 能抑制血管平滑肌细胞外 Ca^{2+} 向细胞内转运

33. 下列哪项不是高血压的治疗目的及原则
A. 控制血压于正常水平　　　　B. 减少致死性及非致死性并发症
C. 根据高血压程度选用药物　　D. 根据并发症选用药物
E. 剂量不需调整

34. 高血压合并有糖尿病或痛风病不宜用
A. 噻嗪类利尿药　B. 利舍平　　C. 哌唑嗪　　D. 卡托普利　　E. 普萘洛尔

(二)B型题(配伍选择题)

A. 硝苯地平　　　B. 可乐定　　C. 卡托普利　D. 樟磺咪芬　　E. 拉贝洛尔

1. 属于β、α受体阻断药的降压药是
2. 可引起刺激性干咳的抗高血压药是
3. 具有中枢降压作用的药物是
4. 属于神经节阻断药的是
5. 对合并有冠心病的高血压患者宜用

A. 哌唑嗪　　B. 普萘洛尔　　C. 酚妥拉明　　D. 氢氯噻嗪　　E. 阿替洛尔

6. 可产生首剂现象的是
7. 可引起高血糖、高血脂的是
8. 可诱发或加剧支气管哮喘的是
9. 对 α_1 和 α_2 受体无选择性阻断的药物是
10. 对 β_1 受体有选择性阻断的药物是

四、答案

(一)A型题

1. D　2. C　3. D　4. A　5. E　6. A　7. B　8. E　9. D　10. B

11. C 12. A 13. E 14. D 15. B 16. A 17. A 18. D 19. B 20. D

21. B 22. A 23. E 24. D 25. E 26. C 27. B 28. B 29. C 30. C

31. D 32. A 33. E 34. A

(二)B 型题

1. E 2. C 3. B 4. D 5. A 6. A 7. D 8. B 9. C 10. E

第二十六章　抗心绞痛药

一、考试大纲

1. 硝酸酯类
(1)硝酸甘油的药动学特点、药理作用、作用机制、临床应用及其不良反应
(2)单硝酸异山梨酯的临床应用
2. β受体阻断药
普萘洛尔等β受体阻断药抗心绞痛的药理作用及机制,与硝酸酯类合用的合理性
3. 钙通道阻滞药
硝苯地平和地尔硫䓬抗心绞痛的药理作用及其临床应用
4. 其他抗心绞痛药
双嘧达莫和曲美他嗪抗心绞痛的作用及其应用

二、应试指南

(一)硝酸酯类

〈硝酸甘油〉

1. 硝酸甘油药动学特点
首过消除强,口服生物利用度低,为 10%～20%,故不宜口服。舌下含服吸收较好,生物利用度约为 80%,含服后 1～2 分钟起效,持续 20～30 分钟。

2. 药理作用
(1)舒张血管的作用机制:硝酸酯类在平滑肌细胞产生 NO,NO 激活鸟苷酸环化酶(GC)增加细胞内 cGMP 的含量,从而激活依赖于 cGMP 的蛋白激酶。促使肌球蛋白轻链去磷酸化,而松弛血管平滑肌。最近证明 NO 与以往报道的血管内皮舒张因子为同一物质。

(2)药理作用:①扩张外周血管,改善心肌血流动力学,降低心肌耗氧。静脉扩张,回心血量减少,减轻心脏前负荷,心室壁张力降低而减少心肌的耗氧量;扩张动脉,减轻左心室后负荷,降低心肌耗氧量。②改善缺血心肌供血,提高心内膜下区域的动脉氧分压(PO_2)硝酸酯类能选择性增加心内膜特别是缺血区的 PO_2;选择性扩张心外膜较大的输送血管,增加缺血区血液灌注;增加侧支循环,提高缺血区的血液灌流。③保护心肌细胞,减轻缺血性损伤。④抑制血小板聚集。

(3)临床应用
硝酸酯类适用于各种类型心绞痛的治疗,既可用于缓解急性发作,又能作为预防用药。

(二)β受体阻断药

〈普萘洛尔〉

1. 药理作用阻断β受体

(1)降低心肌耗氧量：β受体阻断作用可使心率减慢，心脏舒张期延长；但因心肌收缩力减弱，心室容积扩大，增加心肌耗氧量，但总体作用仍是减少心肌耗氧量。合用硝酸酯类药物，可以抵消其副作用，并产生协同作用。

(2)改善缺血区血液供应：β受体阻断药使非缺血区血管收缩，有利于提高缺血区的血液灌流。

2. 临床应用

主要用于对硝酸酯类不敏感或疗效差的稳定型心绞痛患者。因其具有减慢心率和降低血压的作用，适用于伴有心率快和高血压的心绞痛患者。

(三)钙通道阻滞药

〈硝苯地平〉

1. 药理作用

阻滞电压依赖性 Ca^{2+} 内流。

(1)降低心肌耗氧量

①使血管平滑肌松弛，扩张血管，减轻心脏后负荷，减少心肌耗氧量。

②抑制心肌收缩力，减慢心率。

③拮抗肾上腺素能神经末梢释放递质。

(2)增加心肌的血液供应：扩张冠脉，解除冠脉痉挛，降低冠脉阻力，增加心肌血液供应。

(3)钙通道阻滞药：可因阻滞 Ca^{2+} 内流而减轻"钙超载"，保护缺血的心肌细胞。

2. 临床应用

钙通道阻滞药对各型心绞痛均有效，尤其对冠状动脉痉挛所致的变异型心绞痛最为有效，也可用于稳定型和不稳定型心绞痛。与β受体阻断药比较，有以下优点：

(1)钙通道阻滞药有扩张冠状动脉的作用，适用于由冠状动脉痉挛引起的变异型心绞痛。

(2)适用于伴有哮喘和阻塞性肺疾病患者。

(3)钙通道阻滞药抑制心肌作用较弱，因而较少诱发心力衰竭。

(4)可用于伴有外周血管痉挛性疾病的心绞痛者。

三、考前模拟

(一)A 型题(最佳选择题)

1. 硝酸甘油为临床常用抗心绞痛药物，常与β受体阻断剂合用，其重要理由为

A. 二者均可使心率减慢　　　　B. 在心室压力改变方面可相互拮抗

C. 二者均可使心室容积减小　　D. 二者均可使心肌收缩减弱

E. 二者均可使心肌耗氧量下降，有协同作用

2. 不属于硝酸甘油作用机制的是

A. 降低室壁肌张力　　　　B. 降低心肌氧耗量　　　　C. 扩张心外膜血管

D. 降低左心室舒张末压　　E. 降低交感神经活性

3. 普萘洛尔禁用于哪种病症

A. 原发性高血压　　　　B. 阵发性室上性心动过速　　　　C. 稳定型心绞痛

D. 变异型心绞痛　　　　E. 甲状腺功能亢进

4. 变异型心绞痛最好选用

A. 普萘洛尔　　B. 硝苯地平　　C. 硝酸异山梨酯　　D. 硝酸甘油　　E. 洛伐他汀

5. 下列哪项不是硝酸甘油的禁忌证

A. 变异型心绞痛　　B. 颅脑外伤　　C. 青光眼　　　　D. 严重低血压

E. 缩窄性心包炎

6. 突然停药可引起"撤药综合征"而加重心绞痛的药物

A. 硝苯地平　　　B. 普萘洛尔　　C. 硝酸甘油　　　　D. 硝酸异山梨酯

E. 维拉帕米

7. 三类抗心绞痛药的抗心绞痛共性是

A. 缩短射血时间　　B. 减慢心率　　C. 抑制心肌收缩力　　D. 减少心室容积

E. 降低心肌耗氧量

8. 硝酸甘油松弛血管平滑肌的机制是

A. 直接扩张血管　　B. 产生 NO　　C. 阻滞电压门控钙通道

D. 阻滞配体门控钙通道　　　　E. 阻滞 β 受体

(二)B 型题(配伍选择题)

A. 硝酸甘油　　B. 普萘洛尔　　C. 硝苯地平　　D. 维拉帕米　　E. 地尔硫䓬

1. 对变异型心绞痛最有效的药物是

2. 通过释放 NO 产生扩张血管的药物是

3. 口服后肝脏首过消除最多的药物是

4. 伴有哮喘的心绞痛病人不宜选用的药物是

(三)X 型题(多项选择题)

1. 硝酸甘油可使

A. 心率加快　　B. 外周阻力升高　　C. 室壁张力降低　　D. 心脏后负荷降低

E. 心脏前负荷降低

2. 硝酸甘油与普萘洛尔合用治疗心绞痛的结果是

A. 消除反射性心率加快　　B. 协同降低心肌耗氧量　　C. 减少硝酸甘油的用量

D. 缩小增加的左心容积　　E. 消除低血压

3. 硝酸甘油的不良反应有

A. 面部皮肤潮红　　B. 直立性低血压　　C. 搏动性头痛　　D. 心率加快

E. 胃肠反应

4. 普萘洛尔的作用有

A. 抗心绞痛　　B. 抗交感作用　　C. 抑制肾素分泌　　D. 抗心律失常

E. 抗高血压

5. 硝酸甘油可经哪些途径给药

A. 舌下　　B. 吸入　　C. 经皮给药　　D. 口服　　E. 静脉注射

6. 硝苯地平的适应证是

A. 不稳定型心绞痛　　B. 稳定型心绞痛　　C. 脑血管病　　D. 胆绞痛

E. 变异型心绞痛

7 药物缓解心绞痛的途径是

A. 促进侧支循环的形成　　B. 降低前后负荷　　C. 舒张冠状动脉

D. 降低收缩力　　E. 减慢心率

8. 硝酸甘油抗心绞痛的机制是

A. 降低室壁张力　　B. 降低前后负荷　　C. 减慢心率

D. 增加缺血区的供血　　E. 舒张心外膜血管

9 硝酸甘油的临床应用有

A. 高血压　　B. 慢性心功能不全　　C. 心绞痛

D. 抗休克　　E. 外周血管痉挛性疾病

10 普萘洛尔的药理作用是

A. 减慢心率　　B. 减弱心肌收缩力　　C. 扩张冠状动脉

D. 促进氧自血红蛋白解离　　E. 改善缺血区的供血

四、答案

(一)A 型题

1. E　　2. E　　3. D　　4. B　　5. A　　6. B　　7. E　　8. B

(二)B 型题

1. C　　2. A　　3. A　　4. B

(三)X 型题

1. ACDE　　2. ABCD　　3. ABCD　　4. ABCDE　　5. ACDE　　6. ABE

7. ABCDE　　8. ABDE　　9. BC　　10. ABDE

第二十七章 抗动脉粥样硬化药

一、考试大纲

1. 调血脂药
(1)他汀类药物的药理作用、作用机制、临床应用和不良反应
(2)洛伐他汀、辛伐他汀、阿伐他汀和普伐他汀的临床应用
(3)考来烯胺的药理作用、作用机制、临床应用、不良反应
(4)贝特类的药理作用及机制、临床应用及其药物相互作用
(5)烟酸的药理作用、临床应用和不良反应
2. 其他抗动脉粥样硬化药
(1)普罗布考的药理作用与机制、临床应用及其不良反应
(2)藻酸双酯钠的药理作用及其临床应用

二、应试指南

(一)调血脂药

〈他汀类〉

1. 药理作用及作用机制

(1)调血脂作用:他汀类在胆固醇合成的早期阶段竞争性地抑制 HMG-CoA 还原酶活性,使甲羟戊酸形成障碍,阻碍肝脏内源性胆固醇的合成,而代偿性地增加了肝细胞膜上 LDL 受体的合成,使血浆中大量的 LDL 被摄取,经 LDL 受体途径代谢为胆汁酸而排出体外,降低血浆 LDL 水平最强;降低 TC 作用其次;该药大剂量轻度降低血浆 TG 水平;轻度增加 HDL-C 水平。

(2)非调血脂作用:改善内皮功能;促进血管平滑肌凋亡;抑制血小板聚集,提高纤溶活性,抗血栓作用;稳定、缩小斑块作用;抑制炎症反应过程及抗氧化作用等。

2. 临床应用

适用于有症状的动脉粥样硬化性疾病患者;心肌梗死和脑卒中的二级预防;肾病综合征;血管成形术后再狭窄。

3. 不良反应

部分患者可有胃肠道反应、失眠和皮疹。严重的不良反应少见,包括横纹肌溶解症(表现肌痛、无力、肌酸磷酸激酶升高等症状)、转氨酶升高以及血管神经性水肿等。与贝特类、烟酸、红霉素、环孢素合用可增加横纹肌溶解症的发生率或使其加重。也容易发生在体重较轻的患者和甲状腺功能低下的患者中。有肝脏疾病者慎用,亦不宜用于孕妇和哺乳期妇女。

〈考来烯胺〉

1. 药理作用与机制

阻止胆固醇重吸收而中断肝肠循环;减少外源性胆固醇的吸收;促进内源性胆固醇在肝脏

代谢成为胆汁酸;外源性胆固醇吸收减少和内源性胆固醇代谢进入胆汁酸增加导致了肝中 LDL 受体代偿性表达增加,从而降低血浆中 LDL-C 的浓度;反馈性地增强 HMG-CoA 还原酶的活性,使胆固醇的合成增多,与他汀类合用,可增强其降脂作用。

2. 临床应用

主要用于治疗以 TC 和 LDL-C 升高为主,而 TG 水平正常不能使用他汀类的高胆固醇血症患者,如杂合子家族性Ⅱa 型高脂血症。但对纯合子家族性高脂血症无效。

3. 不良反应

常见胃肠道不适、便秘等。血浆 TG 水平增加。大剂量会发生脂肪痢等。长期用药可引起高氯性酸血症。

〈贝特类〉

1. 药理作用及作用机制

(1)调血脂作用:降低血浆 VLDL-C,并因而降低 TG,伴有 LDL-C 水平的中度降低(降低 10%左右),一定程度的增加 HDL-C 水平。

(2)非调血脂作用:抗凝血、抗血栓和抗炎作用。

2. 临床应用

用于治疗混合型血脂障碍(如血浆 TG 和胆固醇升高)及低 HDL 和高动脉粥样硬化性疾病风险的患者(常见于 2 型糖尿病患者),或以 TG 或 VLDL 升高为主的原发性高脂血症,如Ⅱb、Ⅲ、Ⅳ型高脂血症。

3. 不良反应

贝特类可致腹痛、腹泻、恶心等胃肠道反应。过敏反应、一过性肝脏转氨酶升高。与口服抗凝血药合用,应适当减少抗凝血药的剂量。可致横纹肌溶解症,引起肌红蛋白尿症和肾衰竭,尤见于已有肾损伤的患者及易患高三酰甘油血症的酒精中毒患者。

〈烟酸〉

1. 药理作用及作用机制

大剂量应用烟酸可以通过抑制肝脏合成 TG 及抑制 VLDL 的分泌,而间接减少 LDL 水平,同时增加 HDL 水平。

2. 临床应用

广谱调血脂药,除Ⅰ型以外的各型原发性高脂血症均可应用。作为他汀类的辅助治疗药物,特别用于低 HDL-C 和高 TG 及他汀类药物禁用的患者。与胆汁酸结合树脂或贝特类药物合用,可提高疗效。

3. 不良反应

可见消化道刺激症状、面红、皮肤瘙痒、肝毒性、高血糖及高尿酸血症。

(二)其他抗动脉粥样硬化药

〈普罗布考〉

1. 药理作用与机制

(1)抗氧化作用:抑制 Ox-LDL 的形成及其致动脉粥样硬化作用。

(2)调血脂作用:能降低 TC 水平,并同时降低人的血浆 LDL-C 浓度和 HDL-C 浓度。

(3)具有一定的抗炎作用:有利于稳定动脉粥样硬化斑块。

2. 临床应用

主要与其他调血脂药合用治疗高胆固醇血症,可使家族性高胆固醇血症者的肌腱等部位的黄色瘤消退。

3. 不良反应

约 10% 的患者可发生胃肠道反应。因本药能延长 Q-T 间期,故禁用于心电图 Q-T 间期延长者。

三、考前模拟

(一)A 型题(最佳选择题)

1. 能升高血中尿酸浓度,禁用于痛风及高尿酸血症患者的降脂药物是

A. 烟酸　　B. 普罗布考　　C. 氯贝丁酯　　D. 考来烯胺　　E. 洛伐他汀

2. 能使肌磷酸激酶升高和肌肉触痛的药是

A. 胆汁酸结合树脂　　B. 苯氧酸类　　C. HMG-CoA 还原酶抑制药

D. 抗氧化剂　　E. 多不饱和脂肪酸

3. 能增加肝 HMG-CoA 还原酶活性的药物是

A. 考来烯胺　　B. 烟酸　　C. 氯贝特　　D. 洛伐他汀　　E. 普罗布考

4. 影响胆固醇吸收的药物为

A. 烟酸　　B. 乐伐他汀　　C. 考来烯胺　　D. 普罗布考　　E. 苯扎贝特

5. 通过抗氧化而发挥抗动脉粥样硬化作用的药物为

A. 普罗布考　　B. 塞伐他汀　　C. 吉非贝特　　D. 考来替泊　　E. 烟酸

6. 能明显降低血浆胆固醇的药是

A. 烟酸　　B. 苯氧酸类　　C. 多烯脂肪酸　　D. 抗氧化剂

E. HMG-CoA 还原酶抑制剂

7. 能明显降低血浆三酰甘油的药物是

A. 考来烯胺　　B. 普罗布考　　C. 塞伐他汀　　D. 乐伐他汀　　E. 非诺贝特

8. 能提高 HDL 含量的药物是

A. 普罗布考　　B. 亚麻油酸　　C. 烟酸　　D. 多烯脂肪酸类　　E. 考来烯胺

9. 对预防冠状动脉粥样硬化性心脏病无益的药是

A. 烟酸　　B. 考来烯胺　　C. 洛伐他汀　　D. 普罗布考　　E. 氯贝特

10. 能增加肝 HMG-CoA 还原酶活性的药物是

A. 考来烯胺　　B. 烟酸　　C. 氯贝特　　D. 洛伐他汀　　E. 普罗布考

11. 下列药物中降低血浆胆固醇作用最明显的是

A. 考来烯胺　　B. 烟酸　　C. 普罗布考　　D. 普伐他汀　　E. 吉非贝特

12. 多烯脂肪酸类的适应证不包括

A. 高脂血症　　　　B. 血小板减少症　　C. 预防血管再造术后再梗阻

D. 动脉粥样硬化　　　　E. 移植的血管愈合不良

13. 下列关于洛伐他汀的叙述,错误的是

A. 有致恶性肿瘤的可能　　B. 横纹肌溶解症　　C. 肝炎

D. 皮疹、脱发　　　　　　　E. 恶心、腹泻

(二)B 型题(配伍选择题)

A. 氯贝丁酯　　B. 普罗布考　　C. 洛伐他汀　　D. 烟酸　　E. 考来烯胺

1. 对胆结石、慢性胆囊炎有治疗作用的药物是
2. 可促进动脉粥样硬化病变消退的药物是
3. 久用可诱发胆结石的药物是

(三)X 型题(多项选择题)

1. 下列哪些药物不是 HMG-CoA 还原酶抑制剂

A. 非诺贝特　　B. 普伐他汀　　C. 氯贝丁酯　　　D. 普罗布考　　E. 辛伐他汀

2. 具有抗血管内皮细胞损伤的抗动脉粥样硬化药物包括

A. 调血脂药　　B. 抗血小板药　　C. 抗氧化药　　　D. 多烯脂肪酸类

E. 黏多糖和多糖类

3. 烟酸降血脂、抗动脉粥样硬化的机制是

A. 减少细胞内 cAMP,从而降低血中三酰甘油含量

B. 明显增加高密度脂蛋白的含量

C. 使 VLDL 合成减少

D. 抑制肝细胞中微粒体的 7-羟化酶的活性

E. 抗氧化作用

4. 能降低血浆 TG 含量的药物是

A. 氯贝特　　　B. 考来烯胺　　C. 多烯脂肪酸类　D. 烟酸　　　　E. 洛伐他汀

5. 烟酸的不良反应包括

A. 皮肤潮红、瘙痒　　B. 胃肠道刺激　　C. 减少尿酸排泄,诱发痛风

D. 便秘　　　　　　　E. 降低糖耐量,血糖升高

6. 下列关于贝特类药物降血脂作用中,正确的描述是

A. 升高脂肪细胞内 cAMP 含量　　B. 增加脂蛋白酶活性

C. 抗血小板集聚　　　　　　　D. 降低血浆纤维蛋白原浓度,降低血液黏稠度

E. 明显降低血浆 VLDL、LDL、TG 含量,且可提高血中 HDL 含量

四、答案

(一)A 型题

1. A　　2. C　　3. A　　4. C　　5. A　　6. E　　7. E　　8. C　　9. E　　10. A

11. D　　12. B　　13. A

(二)B 型题

1. E　　2. B　　3. A

(三)X 型题

1. ACD   2. ABCDE   3. ABC   4. ACDE   5. ABCD   6. BCD

第二十八章　利尿药及脱水药

一、考试大纲

1. 利尿药

(1)利尿药的作用部位及分类

(2)呋塞米和氢氯噻嗪的药理作用、临床应用及其不良反应

(3)氨苯蝶啶、螺内酯和阿米洛利的利尿作用特点及其临床应用

2. 脱水药

甘露醇的药理作用及临床应用

二、应试指南

(一)利尿药

〈呋塞米〉

1. 药理作用与机制

(1)利尿作用:呋塞米可与髓袢升支粗段 Na^+-K^+-$2Cl^-$ 同向转运体可逆性结合,抑制其转运能力,减少 NaCl 重吸收,降低肾脏的稀释功能;同时,降低髓质间隙渗透压,减弱肾脏的浓缩功能。产生强大利尿作用,尿中 Na^+、Cl^-、K^+、Mg^{2+}、Ca^{2+} 排出增多,HCO_3^- 排泄也增加。

(2)扩张血管:呋塞米可扩张小动脉,增加肾血流量,减轻心脏负荷,降低左室充盈压,减轻肺水肿。

2. 临床应用

(1)严重水肿:治疗心、肝、肾等病变引起的各类水肿及其他利尿药无效的严重水肿。

(2)急性肺水肿和脑水肿:静脉注射呋塞米迅速扩张血管。

(3)急慢性肾衰竭:早期使用呋塞米,对急性肾衰竭有预防作用。呋塞米可利尿、扩张肾血管,增加肾血流量和肾小球滤过率,促进排钠利尿,维持一定尿量;也可减轻细胞水肿和肾小管阻塞,对肾脏有一定保护作用。

(4)加速某些毒物的排泄:应用呋塞米的同时配合输液,使 24h 尿量达 5L 以上,对以原形从肾排出的药物或毒物中毒有效。

(5)高钙血症:抑制 Ca^{2+} 重吸收,可降低血钙。

3. 不良反应

(1)水与电解质紊乱:常在过度利尿时产生,表现为低血容量、低血钾、低血钠、低血镁、低氯性碱中毒等。

(2)耳毒性:静脉注射大剂量呋塞米可引起眩晕、耳鸣、听力下降,或出现暂时性耳聋等毒性。

(3)高尿酸血症:呋塞米和尿酸均通过近曲小管的阴离子转运系统分泌排泄,两者有竞争性抑制作用,用药期间可减少尿酸排出。

(4)其他:可见恶心、呕吐、上腹部不适等症状,大剂量可引起胃肠道出血。

〈氢氯噻嗪〉

1. 药理作用及临床应用

(1)利尿作用:氢氯噻嗪抑制始段远曲小管 Na^+-Cl^- 同向转运体,使 NaCl 重吸收减少,可降低肾脏的稀释功能;轻度抑制碳酸酐酶,使 HCO_3^- 排出略有增加;也可增加 K^+ 的分泌。排尿增多的同时尿中 Na^+、Cl^-、K^+、Mg^{2+}、HCO_3^- 排出均有增加。适用于轻、中度心源性水肿;对肾性水肿疗效与肾功能损害程度有关,受损较轻者效果较好;可用于治疗高尿钙症。

(2)降压作用:氢氯噻嗪通过利尿作用,可降低血容量而降压;长期用药则通过扩张血管而降压。氢氯噻嗪是常用的抗高血压药物。

(3)抗利尿作用:氢氯噻嗪能明显减少尿崩症病人的尿量及口渴等症状,用于肾性尿崩症及加压素无效的垂体性尿崩症。

2. 不良反应

(1)电解质紊乱:低血钾、低血镁、低血钠。

(2)代谢性障碍:长期应用噻嗪类可引起高血糖、高脂血症、高尿酸血症及肾功能减退病人的血尿素氮升高等。

(3)变态反应:皮疹、血小板减少、光敏性皮炎等。

〈螺内酯〉

1. 药理作用与机制

与醛固酮相似,在远曲小管远段和集合管与醛固酮竞争受体,阻止醛固酮-受体复合物的形成,从而干扰醛固酮的作用,抑制 Na^+ 的重吸收和减少 K^+ 的分泌,表现为排钠保钾的利尿作用。

2. 临床应用

常与其他利尿药合用,治疗伴有醛固酮升高的顽固性水肿,如肝硬化、心力衰竭等引起的水肿。

3. 不良反应

高血钾;男性乳腺发育,女性多毛,月经不调等;胃肠道反应;头痛、倦怠、步态不稳及精神错乱;口渴、皮疹、粒细胞缺乏及肌痉挛。

(二)脱水药

〈甘露醇〉

药理作用及临床应用

(1)脱水作用:甘露醇静脉注射后不易通过毛细血管渗入组织,迅速提高血浆渗透压,促使组织间液向血液内转移。对脑、眼前房等具有屏障功能的组织,脱水作用更明显。甘露醇是治疗脑水肿、降低颅内压的首选药;青光眼病人急性发作时及术前应用,可降低眼内压。

(2)利尿作用:甘露醇使肾小管中尿液呈高渗状态,增加水和电解质经肾排出;降低髓质高渗区渗透压,增加肾小球滤过率。早期应用可预防和治疗急性肾衰竭。

三、考前模拟

（一）A 型题（单项选择题）

1. 氨苯蝶啶作用的特点是
A. 产生低氯碱血症　　　B. 具有抗醛固酮作用　　　C. 产生高血糖反应
D. 产生高钾血症　　　　E. 产生低钠血症

2. 可引起男子乳房女性化和妇女多毛症的药物是
A. 甘露醇　　　B. 螺内酯　　　C. 呋塞米　　　D. 糖皮质激素　　　E. 氢氯噻嗪

3. 治疗脑水肿的首选药是
A. 甘露醇　　　B. 螺内酯　　　C. 呋塞米　　　D. 氯噻嗪　　　　E. 氢氯噻嗪

4. 呋塞米利尿作用是由于
A. 抑制肾稀释功能　　　　　B. 抑制肾浓缩功能　　　C. 抑制肾浓缩和稀释功能
D. 抑制尿酸的排泄　　　　　E. 抑制 Ca^{2+}、Mg^{2+} 的重吸收

5. 关于螺内酯的叙述不正确的是
A. 与醛固酮竞争受体产生作用　　　B. 产生保钾排钠的作用
C. 利尿作用弱、慢、持久　　　D. 用于醛固酮增多性水肿
E. 对于肾上腺切除的动物有效

6. 不属于氢氯噻嗪的适应证是
A. 轻度高血压　　　B. 心源性水肿　　　C. 轻度尿崩症　　　D. 特发性高尿钙
E. 痛风

7. 不属于呋塞米不良反应的是
A. 低氯性碱中毒　　　B. 低钾血症　　　C. 低钠血症　　　D. 低镁血症
E. 血中尿酸浓度降低

8. 下列哪种药物可拮抗醛固酮的作用
A. 氨苯蝶啶　　　B. 阿米洛利　　　C. 乙酰唑胺　　　D. 螺内酯
E. 氯酞酮

9. 氢氯噻嗪的利尿作用机制是
A. 抑制 Na^+-K^+-$2Cl^-$ 共同转运体　　　B. 对抗醛固酮 Na^+-K^+ 的交换过程
C. 抑制 Na^+-Cl^- 共同转运载体　　　D. 抑制肾小管碳酸酐酶
E. 抑制磷酸二酯酶，使 cAMP 增多

10. 治疗左心衰竭引起的急性肺水肿首选
A. 呋塞米　　　B. 氢氯噻嗪　　　C. 螺内酯　　　D. 乙酰唑胺　　　E. 氯酞酮

11. 噻嗪类利尿药的主要作用部位是
A. 近曲小管　　　B. 远曲小管近端　　　C. 远曲小管远端　　　D. 髓袢升支髓质部
E. 髓袢降支

12. 下列哪种药物可使心力衰竭病人的症状加重
A. 甘露醇　　　B. 乙酰唑胺　　　C. 螺内酯　　　D. 呋塞米　　　E. 氯酞酮

13. 下列关于甘露醇的叙述不正确的是

A. 临床须静脉给药　　　B. 体内不被代谢　　　C. 不易通过毛细血管

D. 提高血浆渗透压　　　E. 易被肾小管重吸收

(二)B 型题(配伍选择题)

A. 治疗急性肺水肿　　　B. 治疗轻、中度高血压　　　C. 用于脑组织脱水

D. 用于醛固酮增多性水肿　　　E. 预防急性高山病

1. 乙酰唑胺

2. 呋塞米

3. 氢氯噻嗪

4. 螺内酯

5. 甘露醇

A. 乙酰唑胺　　　B. 螺内酯　　　C. 呋塞米　　　D. 氯噻嗪　　　E. 氢氯噻嗪

6. 近曲小管

7. 远曲小管近端

8. 髓袢升支髓质部和皮质部

9. 远曲小管和集合管

(三)X 型题(多项选择题)

1. 呋塞米可使尿中

A. 排钾增多　　　B. 排钠增多　　　C. 排氯增多　　　D. 排钙增多　　　E. 排尿酸增多

2. 不宜与氨基苷糖类抗生素合用的利尿药是

A. 呋塞米　　　B. 氨苯蝶啶　　　C. 氢氯噻嗪　　　D. 螺内酯　　　E. 依他尼酸

3. 关于氢氯噻嗪,以下叙述正确的是

A. 能抑制肾小管远曲小管对 Na^+ 和 Cl^- 的重吸收

B. 具有降压作用

C. 可治疗急性肾衰竭

D. 可引起高血糖、高脂血症

E. 可用于治疗尿崩症

4. 氢氯噻嗪可引起

A. 听力损害　　　B. 血尿素氮增高　　　C. 低血钾　　　D. 高血糖　　　E. 高尿酸血症

5. 具有降低血钾水平的利尿药有

A. 呋塞米　　　B. 螺内酯　　　C. 布美他尼　　　D. 氢氯噻嗪　　　E. 阿米洛利

6. 具有保钾作用的利尿药是

A. 氢氯噻嗪　　　B. 依他尼酸　　　C. 呋塞米　　　D. 氨苯蝶啶　　　E. 螺内酯

7. 可引起高血钾的药物是

A. 呋塞米　　　B. 螺内酯　　　C. 吲哒帕胺　　　D. 阿米洛利　　　E. 氨苯蝶啶

8. 螺内酯可用于治疗

A. 肝硬化水肿　　　B. 充血性心力衰竭　　　C. 肾病综合征水肿　　　D. 急性肺水肿

E. 尿崩症

9. 能降低眼压用于治疗青光眼的利尿或脱水药是

A. 甘露醇　　B. 氢氯噻嗪　　C. 螺内酯　　D. 氨苯蝶啶　　E. 乙酰唑胺

10. 甘露醇可用于

A. 脑水肿　　B. 青光眼手术前　　C. 并发肺水肿的心力衰竭

D. 预防急性肾衰竭　　　　E. 尿崩症

四、答案

(一)A 型题

1. D　　2. B　　3. A　　4. C　　5. E　　6. E　　7. E　　8. D　　9. C　　10. A
11. B　　12. A　　13. E

(二)B 型题

1. E　　2. A　　3. B　　4. D　　5. C　　6. A　　7. E　　8. C　　9. B

(三)X 型题

1. ABCD　　2. AE　　3. ABDE　　4. BCDE　　5. ACD　　6. DE　7. BDE
8. ABC　　9. AE　　10. ABD

第二十九章 血液系统药

一、考试大纲

1. 抗凝血药

肝素、低分子量肝素和华法林的药理作用、临床应用及其不良反应

2. 促凝血药

维生素 K 和抗纤维蛋白溶解药的临床应用

3. 抗血小板药

阿司匹林、双嘧达莫和噻氯匹定的药理作用及临床应用

4. 纤维蛋白溶解药

链激酶、尿激酶和 rt-PA 的临床应用

5. 抗贫血药

铁剂、叶酸、维生素 B_{12} 和重组人促血红素的临床应用

6. 造血细胞生长因子

重组人粒细胞集落刺激因子和重组人粒细胞/巨噬细胞集落刺激因子的临床应用

二、应试指南

(一)抗凝血药和促凝血药

〈肝素〉

1. 药理作用

肝素的主要作用是在体内、体外均具有强大而迅速的抗凝作用。肝素激活抗凝血酶Ⅲ,进而灭活凝血酶及凝血因子Ⅸa、Ⅹa、Ⅺa 及Ⅻa。

低分子量肝素选择性作用于凝血因子Ⅹa,对凝血酶等其他凝血因子影响小,因此具有抗凝血作用强而导致出血并发症少的特点。

肝素还具有调血脂、抗炎、抑制血管内膜增生及抑制血小板聚集等作用。

2. 临床应用

①肝素主要用于血栓栓塞性疾病,可防治血栓形成和栓塞,如肺栓塞及深静脉血栓等;②还可用于治疗各种原因引起的弥散性血管内凝血早期;③防治心肌梗死及术后血栓形成;④用于体外抗凝血。

3. 不良反应

肝素的主要不良反应是自发性出血,可表现为牙龈出血、皮下出血及伤口出血等。肝素应用过量,轻者停用肝素即可缓解;重者需应用硫酸鱼精蛋白缓慢静脉注射进行解救。

〈华法林〉

1. 药理作用

华法林是口服抗凝血药香豆素类的代表药物,与维生素 K 的结构相似。竞争性抑制肝内

环氧型维生素 K 向氢醌型维生素 K 的转变,阻止维生素 K 的循环利用,从而抑制凝血因子
Ⅱ、Ⅶ、Ⅸ、Ⅹ 等的活化过程,产生抗凝血作用。华法林等香豆素类药物的特点:①口服给药有
效;②体外无抗凝血作用;③起效缓慢,作用维持时间长。

2. 临床应用

华法林口服主要用于防治血栓栓塞性疾病,但起效缓慢。

3. 不良反应

华法林的主要不良反应是过量引起自发性出血。症状轻时停药可缓解,重者应缓慢给予
维生素 K 或输注新鲜血液。

〈维生素 K〉

维生素 K 的主要药理作用是在肝脏参与凝血因子 Ⅱ、Ⅶ、Ⅸ、Ⅹ 等的活化过程。维生素 K
缺乏时,肝脏只能合成无抗凝血活性的凝血因子前体物质,导致机体凝血障碍而引起出血。临
床主要用于治疗维生素 K 缺乏所致的出血性疾病,如梗阻性黄疸、胆瘘、慢性腹泻所致的低凝
血酶原血症及新生儿出血等,也可用于口服抗凝血药华法林等应用过量所致的出血。

(二)纤维蛋白溶解药

〈链激酶〉

1. 药理作用

链激酶的药理作用是溶解体内已形成的血栓。其机制是链激酶与内源性纤维蛋白溶酶原
形成复合物,促进纤维蛋白溶酶原转变为纤溶酶,纤溶酶可使血栓中的纤维蛋白水解,从而导
致血栓溶解。

2. 临床应用

临床应用于血栓栓塞性疾病的治疗,静脉注射可治疗急性肺栓塞等动静脉内新鲜形成血
栓,冠脉注射可用于心肌梗死早期的治疗。

3. 不良反应

出血,严重出血应注射对羧基苄胺解救。

(三)抗贫血药

〈铁剂〉

常用铁剂有硫酸亚铁、枸橼酸铁铵及右旋糖酐铁等。铁是血红蛋白、肌红蛋白及一些酶的
组成成分。骨髓中的铁吸附于有核红细胞膜上,随后进入线粒体与原卟啉结合形成血红素,血
红素结合珠蛋白则形成血红蛋白。临床主要应用铁剂治疗各种原因引起的缺铁性贫血。

〈叶酸〉

叶酸被还原后参与嘌呤和嘧啶的形成。叶酸制剂主要用于治疗巨幼红细胞性贫血。对于
营养缺乏性巨幼红细胞性贫血,叶酸合用维生素 B_{12} 的效果好;对于叶酸拮抗药所致红细胞性
贫血,应用甲酰四氢叶酸钙治疗;对于缺乏维生素 B_{12} 所致贫血,叶酸只能改善异常血象,应合
用维生素 B_{12} 治疗以改善神经损害症状。

〈维生素 B_{12}〉

维生素 B_{12} 在体内参与核酸和蛋白质合成,促进四氢叶酸类辅酶的循环利用。维生素 B_{12}
的缺乏可导致叶酸缺乏症及神经损害症状。临床维生素 B_{12} 主要用于治疗恶性贫血及巨幼红

细胞性贫血,也可用于神经炎及肝脏疾病的辅助治疗等。

三、考前模拟

(一)A 型题(最佳选择题)

1. 尿激酶属于
A. 促凝血药　　　B. 抗血小板药　　　C. 抗贫血药　　　D. 纤维蛋白溶解药
E. 抗凝血药

2. 可用于治疗各种巨幼红细胞性贫血的药物是
A. 硫酸亚铁　　　B. 叶酸　　　C. 维生素 C　　　D. 右旋糖酐铁
E. 维生素 B_6

3. 体内、体外都有抗凝作用的药物是
A. 枸橼酸钠　　　B. 华法林　　　C. 双香豆素　　　D. 尿激酶　　　E. 肝素

4. 可对抗肝素过量所致出血的药物是
A. 右旋糖酐　　　B. 鱼精蛋白　　　C. 垂体后叶素　　　D. 维生素 K　　　E. 维生素 C

5. 香豆素类抗凝机制为
A. 阻断外源性凝血机制　　　　　　　B. 加速凝血因子的灭活
C. 对抗维生素 K 参与凝血因子的合成　　　D. 抑制凝血因子的功能
E. 竞争性阻止维生素 K 的生成,妨碍维生素 K 的循环再利用

6. 双香豆素与哪种药物合用时应减小剂量
A. 保泰松　　　B. 苯巴比妥　　　C. 利福平　　　D. 对乙酰氨基酚　　　E. 苯妥英钠

7. 可对抗双香豆素过量所致出血的药物是
A. 右旋糖酐铁　　B. 维生素 K　　　C. 垂体后叶素　　D. 鱼精蛋白　　　E. 维生素 C

8. 维生素 B_{12} 主要用于治疗
A. 缺铁性贫血　　　B. 肿瘤放化疗后的贫血　　　C. 地中海贫血
D. 恶性贫血　　　E. 慢性失血性贫血

9. 关于链激酶的叙述不正确的是
A. 是 β 溶血性链球菌产生的一种蛋白质
B. 可促使纤溶酶原激活形成纤溶酶
C. 对各种早期栓塞有溶解作用
D. 链球菌感染可增强其作用
E. 主要不良反应为出血和过敏

(二)B 型题(配伍选择题)

A. 抑制血小板聚集　　　B. 加速抗凝血酶Ⅲ的作用　　　C. 阻止维生素 K 再利用
D. 激活纤溶酶　　　E. 抑制磷酸二酯酶

1. 肝素的抗凝血机制是
2. 华法林的抗凝血机制是

A. 阿司匹林　　　B. 噻氯匹定　　　C. 双嘧达莫　　　D. 氨甲环酸　　　E. 华法林

3. 可抑制磷酸二酯酶活性的药物是

4. 可抑制血小板活化的药物是

(三) X 型题(多项选择题)

1. 过量或长期应用易致出血的药物包括

A. 华法林　　　　B. 肝素　　　　C. 氨甲环酸　　　　D. 链激酶　　　　E. 维生素 K

2. 肝素的药理作用包括

A. 抗凝血　　　　B. 抗炎　　　　C. 抑制血管内膜增生　　　　D. 抑制纤溶酶活性

E. 调血脂

3. 维生素 B_{12} 的临床适应证包括

A. 再生障碍性贫血　　　B. 缺铁性贫血　　　C. 恶性贫血　　　D. 巨幼红细胞性贫血

E. 神经炎

四、答案

(一) A 型题

1. D　　2. B　　3. E　　4. B　　5. E　　6. A　　7. B　　8. D　　9. D

(二) B 型题

1. B　　2. C　　3. C　　4. B

(三) X 型题

1. ABD　　2. ABCE　　3. CDE

第三十章 呼吸系统药

一、考试大纲

1. 平喘药

(1)异丙肾上腺素、沙丁胺醇和克林特罗的药理作用和临床应用

(2)氨茶碱、色甘酸钠、二丙酸倍氯米松和二羟丙茶碱的临床应用

2. 镇咳药

可待因、右美沙芬和喷托维林的药理作用及其临床应用

3. 祛痰药

氯化铵、氨溴索和溴己铵的临床应用

二、应试指南

(一)平喘药

〈沙丁胺醇〉

1. 药理作用

选择性激动支气管平滑肌 β_2 受体,扩张支气管,对心脏兴奋作用弱。

2. 临床应用

气雾吸入可迅速缓解哮喘症状,口服用于频发性或慢性哮喘的症状控制和预防发作。

3. 不良反应

心脏反应、骨骼肌震颤、血钾降低。

〈氨茶碱〉

1. 药理作用

(1)松弛支气管平滑肌:抑制磷酸二酯酶,使支气管平滑肌细胞内 cAMP 水平提高;促进内源性肾上腺素释放,间接导致支气管扩张;阻断腺苷受体,对抗内源性腺苷诱发的支气管收缩。

(2)抗炎作用:近年发现长期应用小剂量茶碱类药物,可抑制肥大细胞、巨噬细胞、嗜酸性粒细胞等炎症细胞的功能,减少呼吸道 T 细胞,降低毛细血管通透性,抑制支气管炎症,降低气管反应性。

(3)增强呼吸肌(主要是膈肌)收缩力:减轻呼吸道阻塞、呼吸负荷增加造成的呼吸肌疲劳,这一作用对慢性病人尤为重要。

2. 临床应用

β_2 受体激动药不能控制的急性哮喘病例,氨茶碱静脉注射可收到满意疗效。

3. 不良反应

恶心、呕吐、食欲减退;不安、失眠、易激动等反应;静脉注射过快或浓度过高,可引起心动过速、心律失常、血压骤降、谵妄、惊厥、昏迷等,甚至呼吸、心跳停止而死亡。

〈色甘酸钠〉

临床应用为预防哮喘发作药物,须在接触哮喘诱因前7～10d用药。可减少严重哮喘患者糖皮质激素用量。还可用于过敏性鼻炎、湿疹、皮肤瘙痒症和溃疡性结肠炎和直肠炎。

〈倍氯米松〉

倍氯米松吸入给药后,能很好地控制哮喘病情,而全身作用轻微,对下丘脑-垂体-肾上腺皮质轴无明显抑制作用。用于支气管扩张药不能很好控制病情的慢性哮喘病人,反复应用本药可减少或终止发作,减轻病情严重程度,但不能缓解急性症状。

〈可待因〉

1. 药理作用

可待因选择性抑制延脑的咳嗽中枢,镇咳作用强而迅速,疗效可靠。

2. 临床应用

适用于各种原因引起的无痰剧烈干咳,对胸膜炎干咳伴胸痛者尤为适用。

三、考前模拟

(一)A 型题(最佳选择题)

1. 主要用于预防支气管哮喘的药物是

A. 氨茶碱　　B. 肾上腺素　　C. 特布他林　　D. 色甘酸钠　　E. 异丙肾上腺素

2. 属于肾上腺素受体激动药的平喘药物是

A. 沙丁胺醇　　B. 氨茶碱　　C. 异丙托品　　D. 倍氯米松　　E. 色甘酸钠

3. 镇咳作用可与可待因相当,无成瘾性和耐受性的镇咳药是

A. 右美沙芬　　B. 苯左那酯　　C. 溴乙胺　　D. 氯化铵　　E. 喷托维林

4. 下列哪项不是氨茶碱抗喘的机制

A. 抑制磷酸二酯酶　　　B. 促进内源性肾上腺素释放　　　C. 抑制腺苷酸环化酶

D. 拮抗肌苷的作用　　　E. 增加膈肌收缩力

5. 慢性支气管炎急性发作痰多不易咳出的患者,宜选用

A. 氯化铵　　B. 可待因　　C. 喷托维林　　D. 氯化铵+可待因　　E. 苯左那酯

6. 色甘酸钠预防哮喘发作的机制是

A. 稳定肥大细胞的细胞膜,抑制过敏递质释放

B. 直接松弛支气管平滑肌

C. 对抗组胺、白三烯等过敏介质

D. 具有较强的抗炎作用

E. 阻止抗原与抗体结合

7. 具有平喘、强心、利尿作用的药物是

A. 麻黄碱　　　B. 氯化铵　　C. 特布他林　　D. 氨茶碱　　E. 溴乙胺

8. 伴有冠心病的支气管哮喘发作者宜选用

A. 异丙肾上腺素　　B. 沙丁胺醇　　C. 色甘酸钠　　D. 地塞米松　　E. 氨茶碱

9. 乙酰半胱氨酸的祛痰作用机制是

A. 裂解痰中黏性成分,使痰黏稠度降低而易咯出　　　B. 扩张支气管使痰液易咳出

C. 增强呼吸道纤毛运动,促使痰液排出　　　　　　　D. 使痰液生成减少

E. 使呼吸道腺体分泌增加,痰液被稀释而易咳出

10. 预防过敏性哮喘最好选用

A. 麻黄碱　　　B. 氨茶碱　　　C. 色甘酸钠　　　D. 沙丁胺醇　　　E. 肾上腺素

11. 茶碱类主要用于治疗

A. 支气管哮喘　　　B. 支气管扩张　　　C. 肺不张　　　D. 气管炎

E. 慢性阻塞性肺病

12. 非成瘾性中枢性镇咳药是

A. 可待因　　　B. 苯左那酯　　　C. 喷托维林　　　D. 溴己新　　　E. 普诺地嗪

13. 可待因主要用于

A. 长期慢性咳嗽　　　B. 多痰的咳嗽　　　C. 剧烈的干咳　　　D. 支气管哮喘

E. 头痛

14. 常用于抗喘的 M 受体阻断药是

A. 阿托品　　　B. 后马托品　　　C. 异丙托溴铵　　　D. 丙胺太林　　　E. 山莨菪碱

15. 不能控制哮喘发作症状的药物是

A. 地塞米松　　　B. 色甘酸钠　　　C. 异丙肾上腺素　　　D. 氨茶碱　　　E. 沙丁胺醇

(二)X 型题(多项选择题)

1. 可待因是一种

A. 平喘药　　　B. 镇咳药　　　C. 镇痛药　　　D. 镇吐药　　　E. 祛痰药

2. 可待因的特点有

A. 对咳嗽中枢的抑制作用比吗啡强　　　　　　B. 主要用于刺激性干咳

C. 应当控制使用　　　　　　　　　　　　　　D. 主要用于多痰的咳嗽

E. 镇咳剂量时即可明显抑制呼吸

3. 有祛痰作用的药物有

A. 可待因　　　B. 氯化铵　　　C. 氨茶碱　　　D. 乙酰半胱氨酸　　　E. 阿托品

4. 平喘药包括

A. 沙丁胺醇　　　B. 肾上腺素　　　C. 阿托品　　　D. 氨茶碱　　　E. 色甘酸钠

5. β_2 受体激动药的平喘作用特点是

A. 口服有效,作用较持久　　　B. 主要用于预防哮喘发作

C. 主要用于控制哮喘症状　　　D. 对心脏的不良反应比异丙肾上腺素轻

E. 不会引起手指震颤

6. 控制支气管哮喘急性严重发作的症状,可选用

A. 氨茶碱缓慢静脉注射　　　B. 色甘酸钠吸入　　　C. 肾上腺素皮下注射

D. 沙丁胺醇气雾吸入　　　　E. 泼尼松口服

7. 氨茶碱可用于

A. 口服治疗哮喘发作　　　B. 静脉注射治疗高血压危象　　　C. 静脉注射治疗心绞痛

D. 静脉注射治疗哮喘急性发作　　　E. 静脉注射治疗心源性哮喘

8. 氨茶碱静注过快,易引起的严重不良反应为

A. 心律失常　　　B. 水钠潴留　　　C. 血压骤降　　　D. 惊厥　　　E. 过敏性休克

9. 糖皮质激素倍氯米松治疗支气管哮喘的特点有

A. 长期吸入可引起口腔真菌感染　　　B. 治疗作用与直接扩张支气管平滑肌有关

C. 可以吸入给药　　　D. 可用于急性哮喘发作的抢救

E. 治疗作用与抗炎作用有关

10. 支气管哮喘病人禁用

A. 氨茶碱　　　B. 新斯的明　　　C. 肾上腺素　　　D. 普萘洛尔　　　E. 吗啡

四、答案

(一)A 型题

1. A　　2. D　　3. A　　4. C　　5. A　　6. A　　7. D　　8. E　　9. A　　10. C

11. A　　12. C　　13. C　　14. C　　15. B

(二)X 型题

1. BC　　2. BC　　3. BD　　4. ABDE　　5. ACD　　6. ACD　　7. ADE

8. ACD　　9. ACE　　10. BDE

第三十一章 消化系统药

一、考试大纲

1. 抗消化性溃疡药

碳酸氢钠、西米替丁、雷尼替丁、法莫替丁、奥美拉唑和米索前列醇的药理作用、临床应用及其不良反应

2. 助消化药

胃蛋白酶和乳酶生的临床应用

3. 止吐药和促胃肠运动药

甲氧氯普胺、西沙必利、多潘立酮和昂丹司琼的药理作用、临床应用及其不良反应

4. 泻药和止泻药

硫酸镁、乳果糖、酚酞和地芬诺酯的临床应用

二、应试指南

〈碳酸氢钠〉

碳酸氢钠抗酸作用强,起效快但作用维持时间短。中和胃酸时产生 CO_2,可引起嗳气、腹胀、继发性胃酸分泌增加。口服后可被肠道吸收,导致碱血症。肾功能不全者易引起体液潴留。禁用于严重溃疡病患者。目前主要用于复方制剂。

〈西咪替丁〉

1. 药理作用

(1)抑制胃酸分泌:西咪替丁阻断胃壁细胞的 H_2 受体,对人和动物胃酸分泌具有强大的抑制作用,既可减少胃酸分泌量,又能降低氢离子浓度。

(2)免疫功能调节作用:组胺对免疫系统有抑制作用,细胞免疫和体液免疫均有所降低。

2. 临床应用

胃和十二指肠溃疡、胃-食管反流性疾病、胃酸分泌过多症。

3. 不良反应

恶心、呕吐、腹泻和便秘等胃肠道反应;头痛、眩晕等;极少数病人有粒细胞缺乏和再生障碍性贫血。

〈奥美拉唑〉

1. 药理作用

(1)抑制胃酸分泌作用:奥美拉唑生成的亚磺酰胺与 H^+-K^+-ATP 酶的巯基结合,使酶不可逆的失去活性,壁细胞分泌胃酸的最后环节被抑制,使胃酸分泌受到明显抑制。

(2)胃黏膜保护作用:奥美拉唑对阿司匹林、乙醇、应激所致的胃黏膜损伤有保护作用。

(3)抗幽门螺杆菌作用:体内试验证明能增强抗菌药对幽门螺杆菌的根除率。

2. 临床应用

胃、十二指肠溃疡,与抗生素合用根除幽门螺杆菌感染;胃-食管反流病;卓-艾综合征(胃

泌素瘤)。

3. 不良反应

恶心、呕吐、腹胀、腹泻、头痛、嗜睡等症状;血清胃泌素水平升高;可见皮疹、外周神经炎、转氨酶增高、男性乳腺发育等。新近有引起特发性水肿的报道,表现为皮肤潮红、荨麻疹,甚至引起剥脱性皮炎。

〈米索前列醇〉

米索前列醇为 PGE_1 的类似物,通过影响腺苷酸环化酶(AC)的活性,降低壁细胞 cAMP 含量,对基础胃酸分泌及组胺、五肽胃泌素等刺激引起的胃酸分泌均有抑制作用,同时抑制胃蛋白酶的分泌。在低于抑制胃酸分泌的剂量时,有促进黏液和 HCO_3^- 盐分泌,增强黏液-HCO_3^- 盐屏障的作用;促进胃黏膜受损上皮细胞的重建和增殖,增强细胞屏障。预防非甾类抗炎药(NSAIDs)引起的胃、十二指肠溃疡。

不良反应主要表现为食欲缺乏、恶心、上腹部不适、腹痛、腹泻等胃肠道症状。偶有头痛、眩晕等症状。孕妇及前列腺素类过敏者禁用。

三、考前模拟

(一)A 型题(最佳选择题)

1. 根据作用机制分析,奥美拉唑是

A. 黏膜保护药　　B. 胃壁细胞 H^+ 泵抑制药　　C. 胃泌素受体阻断药

D. H_2 受体阻断药　　E. M 胆碱受体阻断药

2. 通过抑制 H^+-K^+-ATP 酶而用于治疗消化性溃疡的药物是

A. 异丙嗪　　　　　B. 肾上腺皮质激素　　C. 雷尼替丁　　　　D. 奥美拉唑

E. 苯海拉明

3. 下列哪种药品属于胃壁细胞 H^+ 泵抑制药

A. 西咪替丁　　　　B. 哌仑西平　　　　　C. 奥美拉唑　　　　D. 丙谷胺

E. 硫糖铝

4. 下列何种抗酸药起效快、作用强、持续时间短且产气

A. 氢氧化镁　　　　B. 三硅酸镁　　　　　C. 碳酸氢钠　　　　D. 氢氧化铝

E. 碳酸钙

5. 西咪替丁抑制胃酸分泌的机制是

A. 阻断 M 受体　　　B. 保护胃黏膜　　　　C. 阻断 H_1 受体　　D. 促进 PGE_2 合成

E. 阻断 H_2 受体

(二)B 型题(配伍选择题)

A. 枸橼酸铋钾　　　　B. 丙谷胺　　　　　　C. 西咪替丁　　　　D. 奥美拉唑

E. 氢氧化镁

1. 可杀灭幽门螺杆菌具有保护溃疡面的药物

2. 能阻断 H_2 受体而减少胃酸分泌的药物

3. 抑制质子泵而减少胃酸分泌的药物

A. 硫酸镁　　　　B. 多潘立酮　　　　C. 酚酞　　　　D. 硫糖铝

E. 枸橼酸铋钾

4. 可治疗反流性食管炎及术后胃肠无力的药物

5. 用于排除肠内的毒物或者导泻

6. 可使粪便变黑的抗溃疡病药物是

A. 氢氧化镁　　　　B. 氢氧化铝　　　　C. 碳酸钙　　　　D. 三硅酸镁

E. 碳酸氢钠

7. 抗酸作用强、快而短暂,可产气

8. 抗酸作用较强,有收敛、止血和引起便秘作用

A. 氢氧化镁　　　　B. 哌仑西平　　　　C. 西咪替丁　　　　D. 奥美拉唑

E. 丙谷胺

9. 阻断 H_2 受体

10. 抑制 H^+-K^+-ATP 酶活性

A. 氢氧化铝　　　　B. 奥美拉唑　　　　C. 米索前列醇　　　　D. 丙胺太林

E. 阿莫西林

11. 抗酸药

12. 黏膜保护药

13. 胃酸分泌抑制药

A. 枸橼酸铋钾　　　　B. 谷丙胺　　　　C. 法莫替丁　　　　D. 奥美拉唑

E. 氢氧化铝

14. 能阻断 H_2 受体而减少胃酸分泌的药物

15. 抑制质子泵而减少胃酸分泌的药物

A. 硫酸镁　　　　B. 多潘立酮　　　　C. 酚酞　　　　D. 硫糖铝

E. 枸橼酸铋钾

16. 可治疗反流性食管炎及术后胃肠无力的药物

17. 用于排除肠内毒物或者导泻的药物

A. 甲基纤维素　　　　B. 硫酸镁　　　　C. 液状石蜡　　　　D. 酚酞

E. 乳果糖

18. 导泻作用剧烈,可引起反射性盆腔充血

19. 降低血氨

20. 降低血压

(三)X 型题(多项选择题)

1. 作用于消化系统的药物包括

A. 抗消化性溃疡药　　　B. 助消化药　　　　C. 止吐药　　　　D. 泻药和止泻药

E. 利胆药

2. 理想的抗酸药应具备的特点是

A. 作用迅速持久　　　B. 口服吸收　　　　C. 不产气　　　　D. 不引起腹泻或便秘

E. 对黏膜和溃疡面具有保护收敛作用

3. 碳酸氢钠具有的特点是

A. 抗酸作用强、快而短暂　　　B. 可产生 CO_2 气体　　　C. 可引起碱血症

D. 保护胃黏膜　　　　　　　E. 主要用于治疗消化性溃疡

4. 关于西咪替丁,下列叙述哪些是正确的

A. 拮抗 H_2 受体　　　　　　　B. 能明显抑制基础胃酸和夜间胃酸分泌

C. 长期服用可引起阳痿、性欲消失　　　D. 对胃蛋白酶分泌量无影响

E. 能抑制细胞色素 P450 肝药酶活性

5. 奥美拉唑的作用特点是

A. 抑制 H^+ 泵功能　　　B. 抑制基础胃酸分泌　　　C. 可以治疗反流性食管炎

D. 可降低幽门螺杆菌数量　　　　　　E. 疗效高、疗程短、复发率低

6. 治疗消化性溃疡可选用

A. 三硅酸镁　　　B. 硫酸镁　　　C. 法莫替丁　　　D. 阿托品　　　E. 雷尼替丁

7. 保护胃黏膜达到抗消化性溃疡目的的药物是

A. 硫糖铝　　　B. 米索前列醇　　C. 甲硝唑　　　D. 枸橼酸铋钾　　　E. 阿司匹林

8. 硫酸镁具有下列哪些药理作用

A. 抗消化性溃疡　　B. 导泻作用　　C. 利胆作用　　D. 中枢抑制作用　　E. 抗惊厥作用

9. 非细菌感染性腹泻可选用

A. 双歧杆菌　　B. 地芬诺酯　　C. 小檗碱　　D. 药用炭　　　E. 庆大霉素

10. 有胃肠促动作用的止吐药有

A. 甲氧氯普胺　B. 多潘立酮　　C. 奥丹西隆　　D. 西沙必利　　　E. 昂丹司琼

11. 容积性泻药硫酸镁宜慎用于

A. 老人　　　B. 妊娠妇女　　C. 月经期妇女　　D. 中枢抑制症状的患者

E. 阻塞性黄疸、慢性胆囊炎

四、答案

(一)A 型题

1. B　　2. D　　3. C　　4. C　　5. E

(二)B 型题

1. A　2. C　3. D　4. B　5. A　6. E　7. E　8. B　9. C　10. D

11. A　12. C　13. B　14. C　15. D　16. B　17. A　18. B　19. E　20. B

(三)X 型题

1. ABCDE　2. ACDE　3. ABCE　4. ABCE　5. ABCDE　6. ACE

7. ABD　8. BCDE　9. ABD　10. ABDE　11. ABCD

第三十二章 肾上腺皮质激素类药物

一、考试大纲

糖皮质激素类药:氢化可的松、泼尼松和地塞米松的体内过程特点、药理作用、主要作用机制、临床应用、不良反应及其禁忌证

二、应试指南

〈氢化可的松、泼尼松、地塞米松〉

1. 体内过程特点

(1)口服、注射均可吸收。

(2)氢化可的松进入血液后约 90％与血浆蛋白结合,其中约 80％与皮质激素运载蛋白结合。

(3)在肝脏中代谢转化,与肝微粒体酶诱导剂合用时,加速皮质激素灭活。

2. 药理作用

(1)对代谢的影响

①能增加肝、肌糖原含量,并且升高血糖。

②大剂量长期应用可增高血浆胆固醇,激活四肢皮下的酯酶,促使皮下脂肪分解而重新分布。

③加速蛋白质分解代谢;大剂量糖皮质激素抑制蛋白质合成。

(2)允许作用:糖皮质激素对某些组织细胞虽无直接作用,但可给其他激素发挥作用创造有利条件。

(3)抗炎作用:糖皮质激素具有很强的抗炎作用,对各种炎症及炎症各阶段均有作用。

①抑制炎性递质的产生及释放。

②调节细胞因子的产生。

(4)免疫抑制与抗过敏作用

①对免疫系统的抑制作用。小剂量抑制细胞免疫;大剂量抑制由 B 细胞转化成浆细胞的过程,干扰体液免疫。

②抗过敏作用。减少过敏介质的产生,抑制因过敏反应而产生的病理变化,解除或减轻许多过敏性疾病的过敏症状。

(5)抗毒素作用:提高机体对内毒素的耐受能力。

(6)抗休克作用:广泛用于各种严重休克。

(7)其他作用

①刺激骨髓造血功能,使红细胞、中性粒细胞、血小板增加,淋巴细胞减少。

②提高中枢神经系统的兴奋性,可诱发精神失常和癫痫发作用。

③使胃蛋白酶和胃酸分泌增多,诱发或加重溃疡。

④抑制成骨细胞的活力,减少骨胶原合成,促进胶原和骨基质分解,使骨质形成发生障碍。

3. 临床应用

(1)严重感染或预防炎症后遗症

①严重急性感染,主要用于中毒性感染或同时伴有休克者,在应用有效抗菌药物治疗感染的同时,可用糖皮质激素作辅助治疗。

②治疗炎症及防止某些炎症的后遗症,糖皮质激素通过减少炎性渗出,防止组织过度破坏,抑制粘连及瘢痕的形成。

(2)自身免疫性疾病、器官移植排异反应和过敏性疾病

①自身免疫性疾病,对于多发性皮肌炎,糖皮质激素为首选药。其他自身免疫性疾病,糖皮质激素可缓解症状。

②异体器官移植手术后所产生的免疫排异反应。

③过敏性疾病,如荨麻疹、血清热、花粉症、血管神经性水肿、过敏性鼻炎、风疹、支气管哮喘和过敏性休克等,应用糖皮质激素做辅助治疗。

(3)抗休克治疗

①感染中毒性休克,在有效的抗菌药物治疗下,可及早短时间突击使用大剂量糖皮质激素。

②治疗过敏性休克。

③对低血容量性休克,在补液及补电解质或输血后效果不佳者,可合用超大剂量的糖皮质激素。

④对心源性休克,须结合病因治疗。

(4)血液病

①多用于治疗儿童急性淋巴细胞性白血病,目前采取与抗肿瘤药物联合的多药并用方案。

②用于粒细胞减少症、再生障碍性贫血、血小板减少症和过敏性紫癜等的治疗。

(5)替代疗法:用于急、慢性肾上腺皮质功能减退症,垂体前叶功能减退及肾上腺次全切除术后。

(6)局部应用:湿疹、接触性皮炎、肛门瘙痒、牛皮癣等均有效,宜用氢化可的松、泼尼松龙或氟氢松等软膏、霜剂或洗剂局部用药。

4. 不良反应

(1)长期大剂量应用引起的不良反应

①医源性肾上腺皮质功能亢进症。表现为满月脸、水牛背、向心性肥胖、皮肤变薄、肌肉萎缩、低血钾、水肿、骨质疏松、多毛、痤疮、高血压、高血脂、尿糖升高等。

②诱发或加重感染。

③引起高血压和动脉粥样硬化。

④诱发或加剧胃、十二指肠溃疡,甚至造成消化道出血或穿孔。

⑤肌肉萎缩、骨质疏松、伤口愈合迟缓等。

⑥长期持续应用糖皮质激素的患者约 40% 发生青光眼。

(2)停药反应

①医源性肾上腺皮质功能不全。长期用药突然停药时,可引起肾上腺皮质萎缩和功能不全,表现为恶心、呕吐、乏力、低血压和休克等。

②反跳现象。长期用药患者对激素产生了依赖性或病情尚未完全控制,突然停药或减量

过快而致原发病复发或恶化。

5. 禁忌证

曾患或现患严重精神病和癫痫、活动性消化性溃疡、骨折、新近胃肠吻合术、创伤修复期、角膜溃疡、肾上腺皮质功能亢进症、严重高血压、糖尿病、孕妇、抗菌药物不能控制的感染如麻疹、水痘、真菌感染等。

三、考前模拟

(一)A 型题(最佳选择题)

1. 不属于糖皮质激素禁忌证的是

A. 活动性消化性溃疡　　　　B. 严重精神病　　　　C. 角膜炎、虹膜炎

D. 创伤修复期、骨折　　　　E. 严重高血压、糖尿病

2. 糖皮质激素临床用于治疗

A. 肺结核　　B. 低血压　　C. 支气管哮喘　　D. 胃溃疡　　E. 糖尿病

3. 糖皮质激素可用于治疗

A. 各种休克　　B. 严重精神病　　C. 活动性消化性溃疡　　D. 病毒感染

E. 严重高血压、糖尿病

4. 泼尼松对炎症后期的作用是

A. 促进炎症消散　　B. 降低毛细血管通透性　　C. 稳定溶酶体膜

D. 抑制成纤维细胞增生,延缓肉芽组织形成　　　　E. 减低毒素对机体的损害

5. 糖皮质激素大剂量突击疗法适用于

A. 中毒性肺炎　　　　B. 顽固性支气管哮喘　　　　C. 结缔组织病

D. 恶性淋巴瘤　　　　E. 肾病综合征

6. 下列血浆半衰期最长的药物是

A. 泼尼松　　B. 氢化可的松　　C. 可的松　　D. 泼尼松龙　　E. 倍他米松

7. 长期应用糖皮质激素可引起

A. 高血钾　　B. 低血糖　　C. 高血磷　　D. 低血钾　　E. 高血钙

8. 糖皮质激素对血液系统的作用是

A. 刺激骨髓造血功能　　　　B. 使红细胞与血红蛋白减少　　　　C. 使中性粒细胞减少

D. 使血小板减少　　　　E. 淋巴细胞增加

9. 糖皮质激素类药物与水盐代谢不相关的不良反应是

A. 高血压　　　　B. 向心性肥胖　　　　C. 胃、十二指肠溃疡

D. 多毛　　　　E. 痤疮

10. 急性严重中毒性感染时,辅助应用糖皮质激素的给药方法是

A. 大剂量突击静脉给药　　B. 大剂量肌内注射　　C. 小剂量多次给药

D. 一次负荷量,然后给予维持量　　　　E. 较长时间大剂量给药

11. 下列禁用糖皮质激素的疾病是

A. 中毒性菌痢　　　　B. 感染性休克　　　　C. 活动性消化性溃疡病

D. 重症伤寒　　　　E. 肾病综合征

12. 长期应用糖皮质激素,不易产生的不良反应是

A. 肾上腺皮质萎缩　　　　B. 胃溃疡加重　　　　　　C. 高血糖

D. 满月脸　　　　　　　　E. 白细胞减少

13. 糖皮质激素的停药反应是

A. 严重精神障碍　　　　　B. 骨质疏松　　　　　　　C. 糖尿病

D. 消化道溃疡　　　　　　E. 肾上腺危象

14. 糖皮质激素通过下列哪种物质抑制白三烯的合成

A. 胆碱酯酶　　　　　　　B. 二氢叶酸还原酶　　　　C. 磷脂酶 A_2

D. 环氧酶　　　　　　　　E. 白细胞介素

15. 糖皮质激素小剂量替代疗法适用于

A. 肾上腺皮质功能不全　　B. 再生障碍性贫血　　　　C. 大叶性肺炎

D. 肾病综合征　　　　　　E. 系统性红斑狼疮

(二)B 型题(配位选择题)

A. 泼尼松龙　　　　　　　B. 氢化可的松　　　　　　C. 地塞米松

D. 曲安西龙　　　　　　　E. 米托坦

1. 属于长效糖皮质激素类的药物是

2. 属于短效糖皮质激素类的药物是

A. 糖皮质激素　　　　　　B. 胰岛素　　　　　　　　C. 甲状腺素

D. 炔雌醇　　　　　　　　E. 螺内酯

3. 长期使用可引起骨质疏松的药物是

4. 用量过大可引起低血糖反应的药物是

A. 糖皮质激素替代疗法　　　　　　B. 早期、大剂量、短期应用糖皮质激素

C. 抗菌药物与糖皮质激素合用　　　D. 抗结核病菌药与糖皮质激素合用

E. 糖皮质激素与肾上腺素合用

5. 肾上腺皮质功能不全采用

6. 感染性中毒休克采用

7. 严重感染采用

8. 过敏性休克采用

A. 抑制成纤维细胞增生　　　　　　B. 提高中枢神经系统的兴奋性

C. 抑制巨噬细胞对抗原的吞噬处理　D. 提高机体对细菌内毒素的耐受力

E. 抑制生长素分泌和造成负氮平衡

9. 糖皮质激素影响生长发育

10. 糖皮质激素抗炎作用

11. 糖皮质激素免疫抑制作用

12. 糖皮质激素诱发精神病

A. 大剂量突击疗法　　　B. 一般剂量长期疗法　　　C. 小剂量替代疗法

D. 隔日疗法　　　　　　E. 局部外用

13. 肾病综合征宜选用

14. 感染性休克宜选用

15. 肾上腺次全切除后宜选用

16. 为减少对肾上腺皮质的抑制,长期疗法中宜选用

(三)X 型题(多项选择题)

1. 糖皮质激素可用于

A. 中毒性菌痢　　　　　　B. 荨麻疹　　　　　　　C. 一般病毒感染

D. 皮肌炎　　　　　　　　E. 急、慢性白血病

2. 糖皮质激素抗炎作用机制包括

A. 抗菌　　　　　　　　　B. 抗病毒　　　　　　　C. 稳定神经细胞膜

D. 抑制白三烯合成　　　　E. 稳定溶酶体膜

3. 糖皮质激素的生理效应是

A. 升高血糖　　　　　　　B. 抑制蛋白质合成　　　C. 促进脂肪分解

D. 轻度的保钠排钾　　　　E. 降低血糖

4. 肝功能不全的病人应选用的糖皮质激素是

A. 氢化可的松　　　　　　B. 可的松　　　　　　　C. 泼尼松

D. 地塞米松　　　　　　　E. 倍他米松

5. 禁用糖皮质激素的疾病是

A. 肾病综合征　　　　　　B. 骨折　　　　　　　　C. 角膜溃疡

D. 孕妇　　　　　　　　　E. 过敏性紫癜

6. 长期应用糖皮质激素抑制儿童生长发育主要由于

A. 升高血糖　　　　　　　B. 促进蛋白质分解　　　C. 增加钙排泄

D. 抑制成骨细胞的活力　　E. 引起水钠潴留

7. 有关糖皮质激素抗炎作用正确的是

A. 对抗细胞因子介导的炎症　　B. 抗炎不抗菌　　　　C. 抑制磷脂酶 A_2

D. 抑制诱导型 NO 合酶　　　　E. 对炎症各阶段均有抑制作用

8. 糖皮质激素的临床应用有

A. 过敏性休克　　　　　　B. 感染中毒性休克　　　C. 心源性休克

D. 低血容量性休克　　　　E. 神经源性休克

9. 糖皮质激素禁用于

A. 严重精神病　　　　　　B. 新近胃肠吻合术　　　C. 活动性消化溃疡病

D. 严重高血压,糖尿病　　　E. 抗菌药物不能控制的感染

10. 糖皮质激素与水盐代谢相关的不良反应是

A. 骨质疏松　　　　　　　B. 高血压　　　　　　　C. 多毛

D. 低血钾　　　　　　　　E. 糖尿病

11. 长期使用糖皮质激素,在突然停药可能出现

A. 旧病复发或恶化　　　B. 所有病人肾上腺危象　　C. 可引起肾上腺皮质功能不全

D. 病情稳定　　　E. 某些患者遇上严重应激情况,可发生肾上腺危象

12. 糖皮质激素类药物治疗

A. 肾上腺皮质功能不全　　　　B. 中毒性菌痢　　　　C. 湿疹

D. 肾病综合征　　　　　　　　E. 支气管哮喘

13. 长期大量应用糖皮质激素的不良反应是

A. 高血压　　　　　　　　　　B. 骨质疏松　　　　　　C. 向心性肥胖

D. 糖尿病　　　　　　　　　　E. 诱发或加重感染

14. 不宜应用糖皮质激素大剂量突击疗法的疾病是

A. 中毒性肺炎　　　　　　　　B. 顽固性支气管哮喘　　C. 结缔组织病

D. 风湿性关节炎　　　　　　　E. 肾病综合征

15. 糖皮质激素禁忌证包括

A. 严重精神病　　B. 活动性消化性溃疡　　C. 肾上腺皮质功能亢进症

D. 孕妇　　E. 抗菌药物不能控制的感染

四、答案

(一)A 型题

1. C　　2. C　　3. A　　4. D　　5. A　　6. E　　7. D　　8. A　　9. C　　10. A

11. C　　12. E　　13. E　　14. C　　15. A

(二)B 型题

1. C　　2. B　　3. A　　4. B　　5. A　　6. B　　7. C　　8. E　　9. E　　10. A

11. C　　12. B　　13. B　　14. A　　15. C　　16. D

(三)X 型题

1. ABDE　　2. DE　　3. ABCD　　4. ADE　　5. BCD　　6. BCD

7. ABCDE　　8. ABCD　　9. ABCDE　　10. BCDE　　11. ACE　　12. ABCDE

13. ABCDE　　14. BCDE　　15. ABCDE

第三十三章 甲状腺激素及抗甲状腺药

一、考试大纲

1. 甲状腺激素

药理作用、临床应用及不良反应

2. 抗甲状腺药

(1)甲巯咪唑、丙硫氧嘧啶的药理作用、临床应用及不良反应

(2)碘和碘化物和放射性碘的临床应用

(3)普萘洛尔治疗甲状腺功能亢进的临床应用

二、应试指南

(一)甲状腺激素

〈甲状腺素〉

1. 药理作用

(1)维持生长发育:促进身体发育及脑发育。

(2)促进代谢:甲状腺素可促进物质氧化,提高基础代谢率,使产热和散热增多。

(3)增强交感神经系统的活性及机体的敏感性。

2. 临床应用

(1)甲状腺功能减退

①呆小病。及早治疗,避免出现智力低下。

②黏液性水肿。一般服用甲状腺素片,从小剂量开始,逐渐增大至足量。黏液性水肿昏迷者必须立即静脉注射大量 T_3,同时给予足量氢化可的松,待患者苏醒后改为口服。

(2)单纯性甲状腺肿:临床无明显病因者可给予适量甲状腺激素,以补充内源性激素的不足,并可抑制促甲状腺激素过多分泌,以缓解甲状腺组织代偿性增生肥大。

(3)其他

①甲状腺功能亢进患者服用抗甲状腺药治疗过程中,加服 T_4 有利于减轻突眼、甲状腺肿大及防止发生甲状腺功能减退。

②甲状腺癌术后应用 T_4,可抑制残余的甲状腺癌变组织,减少复发,用量需较大。

③T_4 还可用于内分泌性突眼的治疗。

3. 不良反应

(1)甲状腺激素过量时可出现心悸、手震颤、多汗、体重减轻、失眠等不良反应,重者可致腹泻、呕吐、发热、脉搏快而不规律,甚至有心绞痛、心力衰竭、肌肉震颤或痉挛等。

(2)长期服用 T_4 能引起骨质疏松。

(3)长期服用 T_4 可能诱发癫痫发作。

(二)抗甲状腺药

〈甲巯咪唑、丙硫氧嘧啶〉

1. 药理作用

(1)抑制甲状腺激素的合成,硫脲类通过抑制甲状腺过氧化物酶催化的酪氨酸的碘化及耦联,使氧化碘不能结合到甲状腺球蛋白上,从而抑制甲状腺激素的生物合成。

(2)丙硫氧嘧啶抑制外周组织的 T_4 转化为 T_3,迅速控制血清中生物活性较强的 T_3 水平。

(3)减弱 β 受体介导的糖代谢活动。

(4)抑制免疫球蛋白的生成。

2. 临床应用

(1)甲状腺功能亢进的内科治疗:主要适用于轻症和不宜手术或 ^{131}I 治疗者或兼有心、肝、肾疾病及出血性疾患的病人。

(2)甲状腺功能亢进手术治疗的术前准备:术前服用硫脲类药物,使甲状腺功能恢复或接近正常。

(3)甲状腺危象的治疗:除须消除诱因、对症治疗外,主要应给予大剂量碘剂,并同时应用大剂量硫脲类以阻断甲状腺激素的合成。

3. 不良反应

(1)过敏反应:最常见,多为瘙痒、药疹等。

(2)消化道反应:有厌食、呕吐、腹泻、腹痛等。

(3)粒细胞缺乏症:为严重不良反应,发生率为 $0.3\% \sim 0.6\%$。

(4)甲状腺肿:长期应用后,可使血清甲状腺激素水平显著下降,反馈性增加 TSH 分泌而引起腺体代偿性增生,腺体增大、充血,严重者可产生压迫症状。

〈碘和碘化物〉

1. 防治单纯性甲状腺肿

缺碘地区在食盐中按 $1 : (100\,000 \sim 10\,000)$ 的比例加入碘化钠或碘化钾,可取得满意效果。

2. 大剂量碘的应用只限于以下情况

(1)甲状腺功能亢进的手术前准备:术前 2 周给予复方碘溶液以使甲状腺组织退化、血管减少、腺体缩小变韧,利于手术进行及减少出血。

(2)甲状腺危象的治疗:可将碘化物加到 10% 葡萄糖溶液中静脉滴注,并在 2 周内逐渐停服,需同时配合服用硫脲类药物。

〈放射性碘〉

1. 甲状腺功能亢进的治疗

适用于不宜手术或手术后复发及硫脲类无效或过敏者。

2. 甲状腺摄碘功能试验

试验前 2 周停用一切可能影响碘摄取和利用的食物和药物。甲状腺功能亢进时,3h 摄碘率超过 $30\% \sim 50\%$,24h 超过 $45\% \sim 50\%$,摄碘高峰前移。

3. 碘(^{131}I)化钠胶囊和口服溶液制剂等新的放射性治疗产品,可用于治疗甲状腺癌。

〈普萘洛尔〉

1. β肾上腺素受体阻断药物作用机制

①拮抗 β_1 肾上腺素受体,降低心率;拮抗中枢 β 肾上腺素受体,减轻焦虑;②抑制外周 T_4 脱碘转变为 T_3。

2. 适用于不宜手术、不宜应用抗甲状腺药及 ^{131}I 治疗的甲状腺功能亢进患者。

3. β受体阻断药作用迅速,可有效对抗甲状腺功能亢进所致的心率加快、心肌收缩力增强等交感神经兴奋症状。

三、考前模拟

(一)A 型题(最佳选择题)

1. 硫脲类药物的不良反应不包括

A. 过敏反应　　　B. 发热　　　　　C. 粒细胞缺乏症　　　D. 诱发甲亢　　E. 咽痛

2. 甲状腺危象的治疗主要应用

A. 放射性碘　　　B. 小剂量碘剂　　C. 大剂量碘剂　　　　D. 小剂量硫脲类药物

E. 甲状腺素

3. 甲状腺功能亢进的内科治疗宜选用

A. 丙硫氧嘧啶　B. 大剂量碘剂　　C. 小剂量碘剂　　　　D. 甲状腺素　　E. 放射性碘

4. 有关硫脲类药物叙述错误的是

A. 硫脲类是最常用的抗甲状腺药　　　B. 代表药有丙硫氧嘧啶　　C. 抑制甲状腺摄碘

D. 用于甲状腺术前准备　　　　　　　E. 用于甲状腺危象的辅助治疗

5. 有关硫脲类药物的不良反应错误的是

A. 咽痛、发热　　B. 药疹　　　C. 瘙痒　　D. 粒细胞减少　　E. 震颤

6. 下列宜选用大剂量碘的疾病是

A. 呆小病　　　　　　B. 结节性甲状腺肿　　　　　　C. 黏液性水肿

D. 甲状腺功能亢进内科治疗　　　　　　　　　E. 甲状腺功能亢进症手术前准备

7. 抑制外周 T_4 转变成 T_3 的抗甲状腺药物是

A. 甲硫氧嘧啶　　B. 丙硫氧嘧啶　　C. 甲巯咪唑　　　D. 卡比马唑　　E. 甲状腺素

8. 及早应用甲状腺素治疗的疾病是

A. 单纯性甲状腺肿　　B. 黏液性水肿　　C. 呆小病　　　D. 甲状腺功能亢进

E. 结节性甲状腺肿

9. 硫脲类抗甲状腺药的主要药理作用是

A. 影响碘的摄取　　　B. 抑制甲状腺素的释放　　　C. 干扰甲状腺素的作用

D. 抑制甲状腺素的生物合成　　　　　　　　E. 干扰甲状腺素的分泌

10. 硫脲类药物的药理作用是

A. 抑制甲状腺激素释放　　B. 直接作用于甲状腺组织,使之萎缩、坏死

C. 抑制下丘脑-垂体-甲状腺轴,使 T_3、T_4 合成下降

D. 抑制摄碘　　　E. 抑制过氧化物酶,进而抑制 T_3、T_4 合成

11. 硫氧嘧啶类最严重不良反应是

A. 粒细胞缺乏症　　　B. 高血压　　　　C. 消化道反应　　　D. 低血糖　　　E. 药疹

12. 治疗黏液性水肿的药物是

A. 丙硫氧嘧啶　　　B. 卡比马唑　　　C. 甲硫氧嘧啶　　　D. 碘制剂　　　E. 甲状腺素

13. 下列不属于抗甲状腺药的是

A. 苯乙双胍　　　B. 卡比马唑　　　C. 丙硫氧嘧啶　　　D. 甲巯咪唑

E. 甲硫氧嘧啶

14. 治疗呆小病的药物是

A. 卡比马唑　　　B. 丙硫氧嘧啶　　　C. 碘制剂　　　D. 甲状腺素

E. 甲硫氧嘧啶

15. 碘制剂不能单独用于甲状腺功能亢进的内科治疗的原因是

A. 引起甲状腺危象　　　　　B. 失去抑制甲状腺激素合成的效应

C. 使腺体增生肿大　　　　　D. 使 T_4 转化为 T_3 加重甲亢

E. 失去抑制甲状腺球蛋白水解酶的作用

16. 丙硫氧嘧啶抗甲状腺的作用机制是

A. 抑制甲状腺激素的生物合成　　　B. 直接破坏甲状腺组织

C. 抑制 TSH 的分泌　　　　　　　D. 抑制甲状腺激素的释放

E. 抑制甲状腺摄碘

17. 下列慎用碘制剂的是

A. 甲状腺危象　　　B. 甲状腺功能亢进病人术前准备　　　C. 单纯性甲状腺肿

D. 孕妇　　　E. 粒细胞缺乏

(二) B 型题 (配伍选择题)

A. 左旋甲状腺素　　　B. 丙硫氧嘧啶　　　C. 小剂量碘　　　D. 大剂量碘　　　E. ^{131}I

1. 甲状腺功能亢进术前准备

2. 甲状腺功能检查

3. 呆小病

4. 地方性甲状腺肿大

5. 青少年甲状腺功能亢进

A. 抑制外周 T_4 脱碘转化为 T_3

B. 可导致血管神经性水肿、上呼吸道水肿及喉头水肿

C. 可导致粒细胞缺乏症　　　D. 可诱发心绞痛和心肌梗死

E. 可导致甲状腺功能低下

6. 普萘洛尔

7. 大剂量碘剂

8. 放射性碘

9. 甲状腺素

A. 诱发心绞痛　　　B. 粒细胞缺乏　　　C. 甲状腺功能减退　　　D. 血管神经性水肿

E. 肝功能不良

10. 碘化物的主要不良反应是

11. 放射性^{131}I 的主要不良反应是

12. 甲状腺素的不良反应是

A. 甲硫氧嘧啶　　　B. 丙硫氧嘧啶　　　C. 甲状腺激素　　　　　D. ^{131}I

E. 甲巯咪唑

13. 单纯性甲状腺肿

14. 甲状腺危象

15. 手术后复发而硫脲类无效者

(三)X 型题(多项选择题)

1. 甲状腺功能亢进的治疗药物是

A. 丙硫氧嘧啶　　　B. 甲状腺素　　　C. 碘化物　　　D. 甲巯咪唑　　　E. 放射性碘

2. 丙硫氧嘧啶抗甲状腺作用的机制是

A. 抑制甲状腺过氧化物酶,阻止碘离子氧化　　　B. 降低促甲状腺素分泌

C. 不影响已合成的 T_3、T_4 释放与利用　　　D. 破坏甲状腺组织

E. 抑制外周组织中 T_4 转化为 T_3

3. 丙硫氧嘧啶的主要适应证有

A. 中、轻度甲状腺功能亢进　　　B. 甲状腺危象　　　C. 甲状腺功能亢进术前准备

D. 单纯性甲状腺肿　　　E. 甲状腺功能低下

4. 硫脲类抗甲状腺素药在临床主要用于

A. 甲状腺功能亢进的内科治疗　　　B. 呆小病的替代疗法　　　C. 甲状腺手术前准备

D. 黏液性水肿的治疗　　　E. 甲状腺危象辅助治疗

5. 甲状腺素主要用于治疗

A. 甲状腺癌　　　　　B. 呆小病　　　　　C. 侏儒症

D. 黏液性水肿　　　　　E. 单纯性甲状腺肿

6. 不宜应用^{131}I 治疗的甲状腺功能亢进患者是

A. 20 岁以下青少年　　　B. 妊娠或哺乳妇女　　　C. 严重肾功能不全

D. 白细胞低下者　　　E. 重度甲状腺功能亢进病人

7. 对甲状腺危象的处理正确的是

A. 消除诱因　　　　　B. 对症处理　　　　　C. 丙硫氧嘧啶

D. 小剂量碘　　　　　E. 大剂量碘

8. 甲巯咪唑的主要适应证是

A. 甲亢内科治疗　　　B. 呆小病　　　C. 甲状腺功能亢进手术前准备

D. 单纯性甲状腺肿　　　E. 黏液性水肿

9. 甲亢术前准备应用硫脲类药物的目的在于

A. 防止术后危象的发生　　　B. 使甲状腺血管网减少　　　C. 促进 TSH 分泌

D. 组织退化,腺体变小变硬　　　E. 促进甲状腺功能恢复正常

10. 甲状腺术前可选用

A. 普萘洛尔　　　　　B. 甲状腺激素　　　　　C. 小剂量碘

D. 大剂量碘　　　　　E. 丙硫氧嘧啶

11. 甲状腺激素的药理作用是

A. 兴奋中枢　　　　　　　　　B. 升高血压　　　　　　　C. 提高基础代谢率

D. 减慢心率　　　　　　　　　E. 维持生长发育

12. 碘化物的不良反应包括

A. 诱发甲状腺功能紊乱　　　B. 唾液腺肿大,分泌增多　　C. 过敏反应

D. 耳毒性　　　　　　　　　　E. 肝功能损伤

13. 下列抗甲状腺药物正确的类别是

A. 硫氧嘧啶类如丙基硫氧嘧啶　　B. β受体阻断药如普萘洛尔

C. 咪唑类如甲巯咪唑　　　　　　D. 碘化物如碘化钠

E. 放射性碘如^{131}I

14. 碘化物的特点是

A. 小剂量是合成甲状腺素的原料

B. 小剂量可用于甲亢内科治疗

C. 小剂量用于治疗单纯性甲状腺肿

D. 大剂量有抗甲状腺作用

E. 大剂量可治疗甲状腺危象

15. 甲状腺具有的作用是

A. 维持生长发育　　B. 增强心脏对儿茶酚胺的敏感性　　C. 提高基础代谢率

D. 促进钙磷吸收　　E. 降低心脏对乙酰胆碱的敏感性

四、答案

(一)A 型题

1. D　2. C　3. A　4. C　5. E　6. E　7. B　8. C　9. D　10. E
11. A　12. E　13. A　14. D　15. B　16. A　17. D

(二)B 型题

1. D　2. E　3. A　4. C　5. B　6. A　7. B　8. E　9. D　10. D
11. C　12. A　13. C　14. B　15. D

(三)X 型题

1. ACDE　2. ACE　3. ABC　4. ACE　5. BDE　6. ABCDE
7. ABCE　8. AC　9. AE　10. ADE　11. ABCE　12. ABC
13. ABCDE　14. ACDE　15. ABC

第三十四章　胰岛素及口服降血糖药

一、考试大纲

1. 胰岛素

胰岛素的药理作用、临床应用及不良反应。

2. 口服降血糖药

(1)格列本脲、格列齐特的药理作用、临床应用及其不良反应。

(2)二甲双胍药理作用特点及临床应用。

(3)阿卡波糖的临床应用及主要不良反应。

(4)罗格列酮、吡格列酮的药理作用特点。

(5)瑞格列奈的临床应用。

二、应试指南

(一)胰岛素

〈胰岛素〉

1. 药理作用及临床应用

(1)胰岛素依赖性糖尿病。

(2)非胰岛素依赖性糖尿病经饮食控制或用口服降血糖药未获得良好控制者。

(3)发生各种急性或严重并发症的糖尿病,如酮症酸中毒及非酮症性高渗性昏迷。

(4)合并重度感染、消耗性疾病、视网膜病变、肾病变、神经病变、急性心肌梗死、脑血管意外、高热、妊娠、创伤及手术的各型糖尿病。

(5)细胞内缺钾者,胰岛素与葡萄糖同用可促使钾内流。

2. 不良反应

(1)低血糖症:早期症状表现为饥饿感、心跳加快、出汗、焦虑、震颤等。严重者引起昏迷、惊厥及休克,甚至脑损伤及死亡。严重者应立即静脉注射50%葡萄糖。

(2)过敏反应:见于应用动物胰岛素与非纯化胰岛素者。全身过敏可致荨麻疹、过敏性紫癜,极少数严重者可出现过敏性休克。用 H_1 受体阻断药处理或糖皮质激素纠正。

(3)急性型胰岛素抵抗:①并发感染、手术、创伤、情绪激动等所致应激状态时血中拮抗胰岛素作用物质增多;②酮症酸中毒时血中大量游离脂肪酸和酮体妨碍葡萄糖的摄取、利用;③pH 值降低能减少胰岛素与受体结合。这些因素使胰岛素的作用下降。

及时发现和处理诱因,调节酸碱平衡及水、电解质平衡,加大胰岛素剂量,常可取得良好疗效。

(4)慢性型胰岛素抵抗:临床指每日需用胰岛素 200U 以上,且无并发症的糖尿病。慢性抵抗的原因:①受体前异常。主要因胰岛素抗体与胰岛素结合后妨碍胰岛素向靶部位转运所致。②受体水平变化。高胰岛素血症、老年、肥胖、肢端肥大症及尿毒症时靶细胞上的胰岛素受体数目减少;酸中毒时受体与胰岛素亲和力减低。③受体后异常。靶细胞膜上葡萄糖转运系统及某些酶系统失常或某些微量元素含量异常都可能妨碍胰岛素的作用而表现为胰岛素抵抗。

(5)注射部位脂肪萎缩。

(二)口服降血糖药

〈格列本脲、格列齐特〉

1. 药理作用

(1)降血糖作用:①刺激胰岛 B 细胞释放胰岛素;②增加胰岛素与靶组织及受体的结合能力;③通过激活糖原合成酶和 3-磷酸甘油脂肪酰转移酶,促进葡萄糖的利用及糖原和脂肪的合成。

(2)对水排泄的影响:格列苯脲促进抗利尿激素分泌和增强其作用产生抗利尿作用。

(3)对凝血功能的影响:第三代磺酰脲类使血小板黏附力减弱,代谢旺盛的血小板数目减少,刺激纤溶酶原的合成。

2. 临床应用

(1)用于胰岛功能尚存的 2 型糖尿病且单用饮食控制无效者。

(2)格列本脲治疗尿崩症。

3. 不良反应

(1)常见胃肠不适、皮肤过敏、嗜睡、眩晕、神经痛、黄疸和肝损害。

(2)持久性的低血糖症。

〈二甲双胍〉

1. 药理作用特点

(1)$t_{1/2}$ 约 1.5h,作用短,在体内不与蛋白结合,大部分以原形经肾排泄。

(2)糖尿病患者应用后血糖可明显降低,但对正常人血糖无明显影响。

(3)机制可能是促进脂肪组织摄取葡萄糖,降低葡萄糖在肠道的吸收,抑制肝糖原异生及胰高血糖素释放等。

(4)降低血浆游离脂肪酸和三酰甘油水平。

2. 临床应用

主要用于轻症糖尿病患者,尤适用于肥胖及单用饮食控制无效者。

〈阿卡波糖〉

1. 临床应用

(1)阿卡波糖为 α-葡萄糖苷酶抑制剂,通过与 α-葡萄糖苷酶相互竞争,抑制糖的吸收,控制餐后血糖的升高。

(2)对易发生夜间低血糖者更为有益,特别适用于老年糖尿病患者。

(3)与磺脲类或双胍类降糖药物合用,可增强疗效,作用持久稳定,可适当减少其用量。

2. 不良反应:主要副作用为消化道反应。

〈胰岛素增敏剂〉

1. 改善胰岛素抵抗、降低高胰岛素血症和高血糖。

2. 改善脂代谢紊乱、防治血管并发症。

3. 改善胰岛 B 细胞功能。用于治疗其他降糖药疗效不佳的非胰岛素依赖性糖尿病,尤其是有胰岛素抵抗的糖尿病患者。

〈吡格列酮〉

1. 增强肝细胞、骨骼肌对胰岛素的敏感性,降低血浆胆固醇水平并改善类脂蛋白比例。

2. 用于非胰岛素依赖性糖尿病,可使患者高血糖、高血胰岛素及血浆高三酰甘油状态得到明显改善,并显著提高病人对胰岛素的敏感性。

3. 易出现上呼吸道感染、头痛及肌痛。

〈罗格列酮〉

1. 最有效的过氧化物酶增殖体受体 γ 激动剂。

2. 口服吸收迅速,绝对生物利用度为 99%,血浆蛋白结合率为 99.8%。

3. 在体内几乎被完全代谢。

4. 罗格列酮马来酸盐单独应用或与其他药物联合应用治疗非胰岛素依赖性糖尿病。

三、考前模拟

(一)A 型题(最佳选择题)

1. 胰岛素对糖代谢的影响主要是

A. 抑制葡萄糖的转运,减少组织的摄取　　B. 抑制葡萄糖的氧化分解

C. 增加糖原的合成和贮存　　D. 促进糖原分解和异生

E. 抑制葡萄糖排泄

2. 主要用于轻症 2 型糖尿病,尤其适用肥胖者的药物是

A. 阿卡波糖　　B. 格列本脲　　C. 格列齐特　　D. 二甲双胍　　E. 格列吡嗪

3. 胰岛素不会引起

A. 过敏反应　　B. 低血糖　　C. 脂肪萎缩　　D. 酮血症　　E. 胰岛素抵抗

4. 可以静脉注射的胰岛素制剂是

A. 正规胰岛素　　B. 低精蛋白锌胰岛素　　C. 结晶锌胰岛素

D. 精蛋白锌胰岛素　　E. 特慢锌胰岛素

5. 糖尿病酮症酸中毒选用

A. 苯甲双胍　　B. 格列本脲　　C. 大剂量碘剂

D. 胰岛素　　E. 甲硫氧嘧啶

6. 双胍类药物治疗糖尿病的机制是

A. 使胰岛素受体增敏　　B. 促进组织摄取利用葡萄糖　　C. 刺激胰岛素的分泌

D. 阻止 ATP 敏感的钾通道　　E. 增强胰岛素的作用

7. 关于引起胰岛素急性耐受性的诱因,错误的是

A. 胃、十二指肠溃疡　　B. 手术　　C. 严重创伤

D. 酮症酸中毒　　E. 并发感染

8. 下列药物肝损害最严重的是

A. 阿卡波糖　　B. 苯乙双胍　　C. 甲苯磺丁脲

D. 氯磺丙脲　　E. 胰岛素

9. 尿崩症病人宜选用

A. 苯甲双胍   B. 氯磺丙脲   C. 正规胰岛素

D. 罗格列酮   E. 格列齐特

10. 磺酰脲类药物降血糖作用的主要机制是

A. 抑制 α-葡萄糖苷酶   B. 增加胰岛素受体数目

C. 刺激 B 细胞分泌胰岛素   D. 促进组织摄取葡萄糖

E. 降低胰岛素代谢

11. 对胰岛功能完全丧失的糖尿病患者有降糖作用的药物是

A. 氯磺丙脲   B. 格列本脲   C. 苯乙双胍

D. 格列齐特   E. 甲苯磺丁脲

12. 有关胰岛素的描述错误的是

A. 由两条多肽链组成   B. 口服有效   C. 口服无效

D. 皮下注射吸收快   E. 由猪牛胰腺中提取

13. 合并重度感染的重症糖尿病人宜选用

A. 阿卡波糖   B. 格列本脲   C. 苯乙双胍

D. 正规胰岛素   E. 罗格列酮

14. 甲苯磺丁脲降血糖作用的主要机制是

A. 增敏胰岛素受体   B. 促进葡萄糖分解

C. 刺激胰岛细胞释放胰岛素   D. 抑制葡萄糖吸收

E. 抑制胰高血糖素作用

15. 甲苯磺丁脲的适应证是

A. 糖尿病昏迷   B. 胰岛功能完全丧失者

C. 糖尿病合并酮症酸中毒   D. 对胰岛素产生耐受的患者

E. 糖尿病合并高热

16. 下列易产生低血糖症的药物是

A. 格列本脲   B. 格列齐特   C. 氯磺丙脲

D. 甲苯磺丁脲   E. 格列吡嗪

17. 苯乙双胍严重不良反应是

A. 嗜睡   B. 胃肠道反应   C. 精神错乱

D. 乳酸血症   E. 低血糖

18. 下列降血糖作用最强的药物是

A. 氢氯噻嗪   B. 氯磺丙脲   C. 格列本脲

D. 甲苯磺丁脲   E. 氢化可的松

19. 1 型糖尿病患者应选用

A. 罗格列酮   B. 格列齐特   C. 格列吡嗪

D. 二甲双胍   E. 胰岛素

20. 易引起肠胀气的药物是

A. 阿卡波糖   B. 格列吡嗪   C. 二甲双胍

D. 苯乙双胍   E. 氯磺丙脲

21. 能使磺酰脲类游离药物浓升高的是

A. 噻嗪类利尿药　　　　　　B. 阿司匹林　　　　　　C. 氯丙嗪

D. 口服避孕药　　　　　　　E. 糖皮质激素

22. 阿卡波糖的降血糖作用机制是

A. 降低糖原异生　　　　　　B. 促进组织摄取葡萄糖　　C. 促进胰岛素释放

D. 抑制 α-葡萄糖苷酶　　　　E. 增敏胰岛素受体

23. 大剂量可引起畸胎的药物是

A. 罗格列酮　　　　　　　　B. 氯磺丙脲　　　　　　C. 阿卡波糖

D. 二甲双胍　　　　　　　　E. 苯乙双胍

24. 促进胰岛释放胰岛素的药物是

A. 格列本脲　　　　　　　　B. 二甲双胍　　　　　　C. 阿卡波糖

D. 罗格列酮　　　　　　　　E. 苯乙双胍

25. 老年糖尿病病人不宜应用的药物是

A. 阿卡波糖　　　　　　　　B. 氯磺丙脲　　　　　　C. 甲苯磺丁脲

D. 格列齐特　　　　　　　　E. 苯乙双胍

(二)、B 型题(配伍选择题)

A. 吡格列酮　　　　　　　　B. 格列本脲　　　　　　C. 二甲双胍

D. 阿卡波糖　　　　　　　　E. 罗格列酮

1. 长期应用能抑制胰高血糖素分泌的药物是

2. 通过促进组织对葡萄糖摄取和利用发挥作用的药物是

3. 通过抑制 α-葡萄糖苷酶,减少葡萄糖吸收的药物是

A. 阿卡波糖　　　　　　　　B. 二甲双胍　　　　　　C. 格列本脲

D. 胰岛素　　　　　　　　　E. 氯磺丙脲

4. 一般反应较轻,仍可能引起过敏性休克的药物是

5. 主要不良反应为胃肠反应的药物是

6. 适用于肥胖及单用饮食控制无效者的药物是

A. 甲苯磺丁脲　　　　　　　B. 普通胰岛素　　　　　C. 珠蛋白锌胰岛素

D. 二甲双胍　　　　　　　　E. 精蛋白锌胰岛素

7. 治疗酮症酸血症及糖尿病昏迷的药物是

8. 为长效制剂(作用可维持 24h 以上)的药物是

9. 刺激胰岛 B 细胞促使胰岛素释放的药物是

10. 对胰岛功能丧失的患者有效的药物是

11. 可用于中重型糖尿病患者探索服用的药物是

A. 正规胰岛素　　　　　　　B. 氯磺丙脲　　　　　　C. 二甲双胍

D. 罗格列酮　　　　　　　　E. 格列齐特

12. 轻症糖尿病病人宜选用

13. 糖尿病酮症酸中毒病人宜选用

14. 胰岛素抵抗宜选用

15. 胰岛功能尚存者宜选用

A. 双胍类
B. 长效类胰岛素
C. 磺酰脲类

D. α-葡萄糖苷酶抑制剂
E. 中效类胰岛素

16. 珠蛋白锌胰岛素属于

17. 格列齐特属于

18. 阿卡波糖属于

19. 精蛋白锌胰岛素属于

(三)X 型题(多项选择题)

1. 胰岛素常见不良反应有

A. 低血糖
B. 胰岛素抵抗
C. 过敏反应

D. 胃肠道反应
E. 注射部位脂肪萎缩

2. 口服降血糖的药物有

A. 格列齐特
B. 阿卡波糖
C. 正规胰岛素

D. 二甲双胍
E. 格列本脲

3. 中效的胰岛素制剂有

A. 低精蛋白锌胰岛素
B. 胰岛素
C. 珠蛋白锌胰岛素

D. 正规胰岛素
E. 精蛋白锌胰岛素

4. 胰岛素主要适用于

A. 糖尿病合并妊娠
B. 重症糖尿病
C. 非胰岛素依赖性糖尿病

D. 糖尿病合并中度感染
E. 糖尿病酮症酸中毒

5. 长期服用磺酰脲类降糖机制是

A. 促进胰岛素释放
B. 减少葡萄糖的吸收

C. 提高靶细胞对胰岛素敏感性
D. 增加靶细胞膜上的受体数量

E. 降低食物吸收

6. 对胰岛素产生慢性抵抗的原因是

A. 血中游离脂肪酸增多
B. 靶细胞胰岛素受体数目减少

C. 胰岛素代谢灭活加快
D. 靶细胞膜上的葡萄糖转运失常

E. 产生抗胰岛素抗体

7. 磺酰脲类降血糖的机制有

A. 延缓葡萄糖的吸收
B. 降低食物吸收及糖原异生

C. 抑制胰高血糖素的分泌
D. 触发胞吐作用,刺激胰岛素的释放

E. 提高靶细胞膜上胰岛素受体的数目和亲和力

8. 磺酰脲类的禁忌证有

A. 老年糖尿病患者
B. 肾功能不全的糖尿病患者

C. 肝功能不全的糖尿病人
D. 对磺胺类药物过敏者

E. 对胰岛素过敏者

9. 二甲双胍降血糖的作用机制可能是

A. 促进脂肪组织摄取葡萄糖
B. 降低葡萄糖在肠道的吸收

C. 抑制肝糖原异生　　　　　　　　　　D. 抑制胰高血糖素释放

E. 促进胰岛 B 细胞释放胰岛素

10. 胰岛素主要用于

A. 胰岛素依赖性糖尿病　　　　　　　　B. 合并脑血管意外的各型糖尿病

C. 并发非酮症性高渗性昏迷的糖尿病　　D. 合并视网膜病变的糖尿病

E. 非胰岛素依赖性糖尿病经饮食控制或用口服降血糖药未获得良好控制者

四、答案

(一)A 型题

1. C　　2. D　　3. D　　4. A　　5. D　　6. B　　7. A　　8. D　　9. B　　10. C

11. C　　12. B　　13. D　　14. C　　15. D　　16. C　　17. D　　18. B　　19. E　　20. A

21. B　　22. D　　23. B　　24. A　　25. B

(二)B 型题

1. B　　2. C　　3. D　　4. D　　5. A　　6. B　　7. B　　8. E　　9. A　　10. D

11. D　　12. C　　13. A　　14. D　　15. E　　16. E　　17. C　　18. D　　19. B

(三)X 型题

1. ABCE　　2. ABDE　　3. AC　　4. ABDE　　5. ACD　　6. BDE

7. CDE　　8. ABC　　9. ABCD　　10. ABCDE

第三十五章　性激素类药和影响生殖系统功能药

一、考试大纲

1. 子宫兴奋药
(1)缩宫素的临床应用及其不良反应
(2)麦角生物碱的药理作用、临床应用及其不良反应
2. 性激素类药
(1)雌二醇的药理作用、临床应用、不良反应
(2)氯米芬、他莫昔芬的药理作用特点及临床应用
(3)甲羟孕酮的药理作用、临床应用及不良反应
(4)甲睾酮的药理作用、临床应用及不良反应
(5)米非司酮的药理作用及临床应用
3. 避孕药
(1)复方炔诺酮片、复方甲地孕酮片的药理作用
(2)双炔失碳酯的药理作用
4. 治疗男性性功能障碍的药物
西地那非的药理作用、作用机制及不良反应

二、应试指南

(一)性激素类药

〈雌二醇〉
1. 药理作用
(1)促进女性性器官的发育和成熟,维持女性第二性征。
(2)参与调节月经周期。
(3)小剂量雌激素,特别是在孕激素配合下,促进促性腺激素分泌,促进排卵。
(4)小剂量雌激素能刺激乳腺导管及腺泡的生长发育,大剂量能抑制催乳素对乳腺的刺激作用,减少乳汁分泌。
(5)雌激素激活肾素-血管紧张素系统,使醛固酮分泌增加,有轻度的水钠潴留作用。
(6)雌激素可增加凝血因子Ⅱ、Ⅶ、Ⅸ、Ⅹ的活性,促进血液凝固。
2. 临床应用
(1)抑制垂体促性腺激素分泌,减轻围绝经期综合征的各种症状。
(2)用于卵巢功能不全引起的子宫、外生殖器及第二性征发育迟缓、闭经等。
(3)促进子宫内膜增生,修复出血创面而止血,治疗功能性子宫出血。
(4)大剂量雌激素能干扰催乳素对乳腺的刺激作用,用于乳房胀痛及回乳。
(5)大剂量雌激素用于绝经后乳腺癌。

(6)大剂量雌激素用于治疗前列腺癌。

(7)痤疮。

(8)与孕激素合用可避孕。

3. 不良反应

(1)常见厌食、恶心、呕吐及头晕等。

(2)长期大量应用可使子宫内膜过度增生,发生子宫出血。

(3)长期大量应用可引起高血压、水肿及加重心力衰竭。

(4)雌激素对前列腺癌及绝经后乳腺癌患者有治疗作用,但禁用于其他肿瘤患者。

(5)妊娠期不应使用雌激素,以免引起胎儿发育异常。

〈氯米芬、他莫昔芬〉

1. 药理作用特点

(1)抑制或减弱雌激素作用的一类化合物。

(2)有较弱的雌激素活性和中等程度的抗雌激素作用,能和雌激素受体结合而竞争性拮抗雌激素的作用,诱发排卵。

2. 临床应用

用于功能性不孕症、功能性子宫出血、月经不调、晚期乳腺癌及长期应用避孕药后发生的闭经等。

〈甲羟孕酮〉

1. 药理作用

(1)对生殖系统作用

①促进子宫内膜由增殖期转化为分泌期,有利于受精卵的着床和胚胎发育。在妊娠期能降低子宫对缩宫素的敏感性。

②大剂量能抑制腺垂体 LH 的分泌,抑制卵巢的排卵过程。

③促进乳腺腺泡发育。

(2)对代谢的影响

①与醛固酮结构相似,有竞争性抗醛固酮作用,促进 Na^+ 排出而利尿。

②孕激素是肝药酶诱导剂。

③孕激素可促进蛋白分解,增加尿素氮的排泄。

(3)升高体温作用:黄体酮通过下丘脑体温调节中枢影响散热过程,使月经周期的黄体相基础体温轻度升高。

2. 临床应用

孕激素主要用于激素替代治疗和避孕。

(1)功能性子宫出血。

(2)痛经和子宫内膜异位症。

(3)子宫内膜腺癌。

(4)前列腺肥大和前列腺癌。

(5)先兆流产与习惯性流产。

(6)避孕。

3. 不良反应

(1)恶心、呕吐及头痛等。有时可致乳房胀痛、腹胀。

(2)大剂量使用19-去甲基睾酮类可致肝功能障碍,可使女性胎儿男性化。

〈甲睾酮〉

1. 药理作用

(1)生殖系统作用

①促进男性器官及副性器官的发育和成熟,促进男性性征形成,促进精子的生成及成熟。

②大剂量反馈抑制促性腺激素分泌;减少卵巢分泌雌激素,并有直接抗雌激素作用。

(2)同化作用:能明显促进蛋白质合成,减少蛋白质分解,造成正氮平衡,促进生长发育。

(3)提高骨髓造血功能

①较大剂量的雄激素可直接刺激骨髓造血。

②刺激肾脏分泌促红细胞生成素,又能直接兴奋骨髓合成亚铁血红素,红细胞生成增加。

(4)免疫增强作用:促进免疫球蛋白合成,增强机体免疫和巨噬细胞功能,具有一定抗感染能力。

(5)心血管系统调节作用:雄激素通过激活雄激素受体和偶联 K^+ 通道,对心血管系统有良好调节作用。

2. 临床应用

(1)男性雄激素替代疗法:用于无睾症或类无睾症、男子性功能低下。

(2)妇科疾病

①围绝经期综合征及功能性子宫出血。

②晚期乳腺癌及卵巢癌。

(3)贫血:使再生障碍性贫血患者骨髓功能得到改善,特别是红细胞生成加速。

3. 不良反应

(1)女性病人长期应用可引起男性化现象。男性病人可发生性欲亢进,也可出现女性化。

(2)对肝脏有一定毒性。

〈米非司酮〉

1. 药理作用

(1)米非司酮是孕激素受体的阻断剂。同时具有抗孕激素和抗皮质激素活性,还具有较弱的雄激素活性。

(2)口服有效,生物利用度高,血浆蛋白结合率高,血浆 $t_{1/2}$ 长,因此可延长下一个月经周期。

2. 临床应用

对抗黄体酮对子宫内膜的作用,具有抗着床作用、抗早孕作用。

(二)避孕药

〈复方炔诺酮片、复方甲地孕酮片〉

1. 抑制排卵

通过负反馈作用,抑制下丘脑促性腺激素释放激素的分泌,抑制卵泡的成熟和排卵过程。

2. 抗着床作用

干扰子宫内膜正常发育,使之不利于受精卵着床。

3. 增加宫颈黏液黏稠度,不利于精子运行,从而影响受精。

三、考前模拟

(一)A 型题(最佳选择题)

1. 抑制排卵避孕药的较常见不良反应是
A. 子宫不规则出血　　　B. 肾功能损害　　　C. 多毛、痤疮　　　D. 乳房肿块
E. 增加哺乳期妇女的乳汁分泌

2. 复方炔诺酮片避孕作用机制主要是
A. 抑制排卵　　　B. 影响子宫功能　　C. 兴奋子宫　　　D. 抗着床
E. 影响胎盘功能

3. 下列用于治疗贫血、再生障碍性贫血、老年骨质疏松症的激素是
A. 皮质激素类　　　B. 雌激素类　　　C. 孕激素类　　　D. 抗孕激素类
E. 同化激素类

4. 用作复方口服避孕药成分之一的雌激素是
A. 雌二醇　　　B. 己烯雌酚　　　C. 雌三醇　　　D. 尼尔雌醇
E. 炔雌醇

5. 下列长效口服避孕药是
A. 复方甲基炔诺酮甲片　B. 复方炔诺酮　　C. 复方氯地孕酮　　D. 炔诺酮
E. 甲地孕酮

6. 治疗前列腺癌宜选用
A. 双醋炔诺醇　　　B. 炔雌醇　　　C. 丙酸睾酮　　　D. 苯丙酸诺龙
E. 氯米芬

7. 大剂量雌激素的适应证是
A. 习惯性流产　　B. 绝经期综合征　　C. 痤疮　　D. 闭经　　E. 前列腺癌

8. 复方炔诺酮片的避孕作用机制是
A. 抑制卵巢黄体分泌激素　　　　B. 抑制受精卵着床
C. 通过负反馈机制抑制排卵　　　D. 抑制子宫和输卵管活动,改变受精卵运行速度
E. 使宫颈黏液变稠,精子不易进入子宫腔

9. 老年性骨质疏松选用的药物是
A. 苯丙酸诺龙　　B. 炔诺酮　　C. 糖皮质激素　　D. 前列腺素　　E. 黄体酮

10. 回乳宜选用的药物是
A. 黄体酮　　B. 炔诺酮　　C. 己烯雌酚　　D. 苯丙酸诺龙　　E. 甲睾酮

11. 大剂量孕激素用于治疗
A. 习惯性流产　　B. 子宫内膜异位症　　C. 功能性子宫出血　　D. 子宫内膜腺癌
E. 先兆流产

12. 己烯雌酚用于治疗
A. 绝经期综合征　　B. 先兆流产　　C. 探亲避孕　　D. 再生障碍性贫血
E. 老年性骨质疏松

13. 下列雌激素禁忌证是

A. 前列腺癌　　　B. 绝经后乳腺癌　　　C. 有出血倾向的子宫肿瘤　　D. 痤疮

E. 功能性子宫出血

14. 抑制排卵的短效口服避孕药是

A. 炔雌醇　　　　B. 复方炔诺酮　　　　C. 丙酸睾酮　　　　　　D. 炔诺酮

E. 苯丙酸诺龙

15. 孕激素类药物可用于治疗

A. 老年性阴道炎　　B. 先兆流产　　　C. 绝经期综合征　　　D. 晚期乳腺癌

E. 乳房胀痛

16. 雌激素类药和孕激素类药可用于治疗

A. 前列腺癌　　　　B. 青春期痤疮　　　C. 乳房胀痛　　　　D. 晚期乳腺癌

E. 绝经期综合征

17. 睾丸功能不全宜选用

A. 孕激素　　　　B. 雌激素　　　　C. 同化激素　　　　D. 雄激素

E. 甲状腺激素

18. 治疗贫血的药物是

A. 盐皮质激素　　B. 雌激素　　C. 雄激素　　D. 同化激素　　E. 孕激素

19. 每月仅需服用 1 次的避孕药是

A. 复方炔诺孕酮甲片　　　B. 复方炔诺酮片　　　C. 甲地孕酮片　　　D. 双炔失碳酯片

E. 复方炔诺孕酮乙片

20. 卵巢功能不全和闭经宜选用

A. 己烯雌酚　　B. 双醋炔诺醇　　　C. 氯米芬　　D. 甲睾酮　　E. 黄体酮

21. 抗着床避孕药是

A. 棉酚　　B. 炔雌醇　　C. 雌激素　　D. 大剂量甲地孕酮

E. 复方氯地孕酮

22. 抗着床避孕药的主要优点是

A. 每月只需服用 1 次　　　　B. 不受月经周期的限制　　　C. 服用方便

D. 同居 14 天以内服用 1 片即可　　　　　　　E. 可替代抑制排卵的避孕

23. 抑制排卵避孕药常见的不良反应是

A. 子宫不规则出血　　　　B. 乳房肿块　　　　C. 类早孕反应

D. 哺乳妇女乳汁减少　　　E. 闭经

24. 甲地孕酮可用于

A. 习惯性流产　　　　　B. 探亲避孕　　　　　C. 痤疮

D. 老年性骨质疏松　　　E. 前列腺癌

25. 避孕药应禁用于

A. 贫血患者　　　　　B. 哮喘病人　　　　C. 宫颈癌患者

D. 有出血倾向者　　　E. 糖尿病患者

(二)B 型题(配伍选择题)

A. 雌二醇　　B. 甲羟孕酮　　C. 棉酚　　D. 地塞米松　　E. 丙酸睾酮

1. 用于绝经期妇女骨质疏松

2. 无睾症的替代药

3. 用于先兆流产和习惯性流产

4. 损害生精细胞,使精子数量减少

A. 减少精子数目　　　　B. 促进蛋白质合成　　　　C. 抗孕卵着床

D. 抑制排卵　　　　　　E. 促进子宫内膜增殖变厚

5. 睾酮

6. 大剂量炔诺酮

7. 雌二醇

A. 子宫内膜异位症　　　B. 绝经期综合征　　　　　C. 回乳

D. 再生障碍性贫血　　　E. 子宫内膜腺癌

8. 小剂量雌激素用于

9. 大剂量雌激素用于

10. 小剂量孕激素用于

11. 大剂量孕激素用于

A. 绝经期综合征　　　　B. 探亲避孕　　　　　　　C. 再生障碍性贫血

D. 先兆流产　　　　　　E. 减少精子数量

12. 棉酚

13. 甲羟孕酮

14. 己烯雌酚

15. 甲睾酮

16. 甲地孕酮片

(三)X 型题(多项选择题)

1. 应用口服避孕药时,应注意

A. 血栓性疾病患者禁用　　　　B. 严重肝功能损害者禁用

C. 充血性心力衰竭者慎用　　　D. 胰岛素治疗糖尿病患者不宜应用

E. 诊断不明的生殖器官出血者禁用

2. 麦角生物碱临床用于

A. 催产　　B. 产后子宫复旧　　C. 降血压　　D. 引产　　E. 偏头痛

3. 缩宫素对子宫作用的特点有

A. 大剂量可使子宫平滑肌发生强直性收缩

B. 小剂量可使子宫收缩的作用与正常分娩相似

C. 对子宫血管有收缩作用

D. 作用与体内雌激素和孕激素水平有关

E. 作用强度与子宫生理状态和用药剂量有关

4. 主要抑制排卵的避孕药作用机制是

A. 负反馈的抑制 CRH 的分泌，从而抑制 FSH 和 LH 的分泌

B. FSH 下降使卵泡不能发育成熟

C. 促进子宫内膜的正常增殖

D. 可改变受精卵在输卵管中的运行速度，使其不能适时到达子宫

E. 能使腺体分泌不足宫颈黏液变稠，不利于精子通过

5. 雄激素的临床用途有

A. 功能性子宫出血　　B. 子宫肌瘤　　C. 前列腺癌　　D. 再生障碍性贫血

E. 痤疮

6. 短效口服避孕药的作用机制是

A. 抑制子宫内膜的正常增殖，干扰孕卵着床

B. 通过负反馈机制抑制排卵过程

C. 宫颈黏液变稠，使精子不易通过

D. 通过负反馈机制抑制受精过程

E. 影响输卵管的正常活动，妨碍受精卵到达子宫

7. 有水钠潴留作用的药物是

A. 同化激素　　B. 雄激素　　C. 孕激素　　D. 糖皮质激素　　E. 雌激素

8. 雌激素类药包括

A. 炔雌醇　　B. 己烯雌酚　　C. 雌二醇　　D. 炔雌醚　　E. 氯米芬

9. 能分泌睾酮的组织包括

A. 肾上腺皮质　　B. 睾丸间质细胞　　C. 垂体前叶　　D. 胎盘　　E. 卵巢

10. 孕激素的临床用途是

A. 功能性子宫出血　　B. 乳腺癌　　C. 子宫内膜癌　　D. 痛经　　E. 习惯性流产

11. 雌激素的临床用途是

A. 绝经期综合征　　B. 乳房胀痛　　C. 功能性子宫出血　　D. 前列腺癌

E. 习惯性流产

四、答案

(一)A 型题

1. A　2. A　3. E　4. E　5. C　6. B　7. E　8. C　9. A　10. C
11. D　12. A　13. C　14. B　15. B　16. A　17. D　18. C　19. E　20. A
21. D　22. A　23. A　24. A　25. C

(二)B 型题

1. A　2. E　3. B　4. C　5. B　6. C　7. E　8. B　9. C　10. A
11. E　12. E　13. D　14. A　15. C　16. B

(三)X 型题

1. ABCDE	2. BE	3. ABDE	4. ABDE	5. ABD	6. ABCE
7. ABDE	8. ABCD	9. ABDE	10. ACDE	11. ABCD	

第三十六章　免疫调节药

一、考试大纲

1. 免疫调节药

环孢素的药动学特点、药理作用、临床应用及其不良反应

2. 免疫增强药

(1)左旋咪唑的药理作用、临床应用及其不良反应

(2)卡介苗、白介素-2 和干扰素的临床应用

二、应试指南

〈环孢素〉

1. 药动学特点

环孢素口服吸收比较慢,且不完全,口服给药后 1～6h 血药浓度达到峰值,其生物利用度为 20%～50%,血浆蛋白结合率为 90%。血液中的药物主要分布在血浆和红细胞中。在肝内代谢并以代谢物的形式经胆汁入肠,有明显的肝肠循环。$t_{1/2}$ 为 14～16h。

2. 药理作用

环孢素选择性地作用于 T 淋巴细胞活化初期。主要靶细胞是辅助性 T 细胞(Th),抑制辅助性 T 细胞 IL-1 和 IL-2 受体的表达,减少 IL-2 的合成和分泌,并可减少其他淋巴因子的生成和释放,降低 Th 细胞功能。其机制主要是环孢素能进入淋巴细胞,与环孢素受体(cyclophilin)结合形成复合物,抑制钙调磷酸酶(calcinerin),阻止细胞质 T 细胞激活核因子(nuclear factors of activated T cells)的去磷酸化,妨碍信息核传导,而抑制 T 细胞的活化及 IL-2、IL-3、IL-4、TNF-α、IFN-γ 等细胞因子的基因表达。

3. 临床应用

主要用于肾、肝、心、肺、角膜、骨髓等组织器官移植后的排异反应,可与小剂量糖皮质激素合用,能降低排异反应及感染的发生率。也可用于自身免疫性疾病的治疗。

4. 不良反应

肾毒性是该药最常见的不良反应,是停药或调整治疗方案的主要原因。肝损害多见于用药早期,大部分病例在减少用量后可缓解。长期用药可见震颤、惊厥、神经痛、共济失调等神经系统不良反应。继发感染也较为常见,多为病毒感染。继发肿瘤发生率为一般人群的 30 倍,以淋巴瘤和皮肤瘤多见。用药期间应对肝、肾功能进行定期检查。

〈左旋咪唑〉

1. 药理作用

本品可使受抑制的巨噬细胞和 T 细胞功能恢复正常。可增强巨噬细胞的趋化作用和吞噬功能,也可促进 T 细胞分泌并可诱导 IL-2 的产生。

2. 临床应用

可用于肿瘤手术治疗、化疗和放疗的辅助治疗,使延缓期延长、肿瘤的复发率及病死率降

低。用于免疫功能低下或缺陷者。

3. 不良反应

主要有消化道反应(常见恶心、呕吐、腹痛、食欲减退等)、神经系统反应(头痛、乏力、嗜睡、发热等)和变态反应(如荨麻疹),停药后可自行缓解。少数患者可见白细胞及血小板减少、味觉障碍、血压降低、脉管炎、皮疹、光敏性皮炎。肝炎活动期患者禁用。

〈卡介苗〉

卡介苗临床用于多种肿瘤的治疗,其中膀胱癌术后以 BCG 灌注防止肿瘤复发疗效佳,对黑色素瘤、白血病有一定疗效。不良反应主要有超敏反应、发热、寒战、全身不适等。注射局部可见红斑、硬结或溃疡。

〈白介素-2〉

白介素-2 可调节 B 细胞和 T 细胞的分化增殖。IL-2 单用对恶性黑色素瘤、肾癌、结肠癌、霍奇金淋巴瘤等有一定疗效,可控制肿瘤发展,减小肿瘤体积及延长生存时间。IL-2 与 LAK 细胞合用治疗膀胱癌、胃癌、黑色素瘤等可取得较好的疗效。可用于癌性胸、腹腔积液的治疗,也适用于其他恶性肿瘤综合治疗。此外,IL-2 也可用于免疫缺陷病、自身免疫性疾病及某些病毒性疾病,如乙肝等治疗,尚可与抗艾滋病药物合用治疗艾滋病。

〈干扰素〉

IFN 是一种广谱抗病毒药,对 RNA 和 DNA 病毒均有抑制作用,主要通过抑制病毒的复制而发挥抗病毒作用。临床可用于病毒性疾病,是治疗乙型和丙型肝炎的一线药物,也可用于肿瘤的治疗,对多种肿瘤有效,尤其对毛细胞白血病有很好的疗效。与其他化疗药物合用可明显提高疗效,可提高机体的免疫功能。

三、考前模拟

A 型题(最佳选择题)

1. 既可作用于免疫功能低下的患者,又可治疗自身免疫性疾病的药物是

A. 白消胺　　 B. 肾上腺糖皮质激素　　 C. 干扰素　　 D. 左旋咪唑　　 E. 巯嘌呤

2. 小剂量增强免疫功能,大剂量则抑制免疫反应的药物是

A. 左旋咪唑　　 B. 白细胞介素 2　　 C. 环孢素　　 D. 干扰素　　 E. 转移因子

3. 环孢素主要不良反应有

A. 恶心、呕吐　　 B. 头痛、头晕　　 C. 心律失常　　 D. 肾损害　　 E. 肌无力

4. 自身免疫性疾病首选

A. 烷化剂　　 B. 糖皮质激素　　 C. 抗代谢药　　 D. 免疫增强剂　　 E. 抗组胺药

5. 临床常用的免疫抑制药物不包括

A. 巯嘌呤　　 B. 白细胞介素　　 C. 抗淋巴细胞球蛋白　　 D. 肾上腺糖皮质激素

E. 环孢素

6. 可预防器官移植排异反应的药物

A. 环孢素　　 B. 左旋咪唑　　 C. 白细胞介素　　 D. 干扰素　　 E. 胸腺素

7. 免疫增强剂主要用于

A. 肿瘤及细胞免疫缺陷的辅助治疗　　 B. 自身免疫性疾病　　 C. 器官移植

D. 过敏性疾病　　E. 肾病综合征

8. 左旋咪唑主要用于

A. 免疫功能低下　　B. 血小板减少性紫癜　　C. 过敏性紫癜　　D. 肾移植术

E. 自身免疫性疾病

9. 免疫抑制剂主要用于

A. 抗生素引起的二重感染　　B. 细胞免疫功能缺陷病

C. 器官移植和自身免疫性疾病

D. 再生障碍性贫血

E. 病毒性严重感染

四、答案

A 型题

1. D　　2. D　　3. D　　4. B　　5. B　　6. A　　7. A　　8. A　　9. C

第三十七章　组胺和组胺受体阻断药

一、考试大纲

1. 第一代和第二代 H_1 受体阻断药的主要作用特点和代表药

2. 苯海拉明、氯苯那敏、阿司咪唑、吡咯醇胺、西替利嗪和氯雷他定的药理作用、临床应用及其不良反应

二、应试指南

〈H_1 组胺受体阻断药〉

组胺受体阻断药分为 H_1、H_2、H_3 和 H_4 受体阻断药四类。

第一代 H_1 受体阻断药中枢作用强,有明显的镇静和抗胆碱作用,代表药有:苯海拉明、异丙嗪、曲吡那敏、氯苯那敏、赛庚啶、苯茚胺。

第二代 H_1 受体阻断药对 H_1 受体选择性高,镇静及中枢作用弱,代表药有:阿伐斯汀、西替利嗪、左卡巴斯等。

1. 药理作用

(1)外周 H_1 受体阻断作用:①完全对抗组胺引起的支气管、胃肠道平滑肌的收缩;②抑制组胺引起的毛细血管扩张和通透性增加;③部分对抗组胺引起的血管扩张和血压降低作用。

(2)中枢抑制作用:第一代 H_1 受体阻断药多数可通过血脑屏障,阻断中枢 H_1 受体,拮抗了内源性组胺介导的觉醒反应,表现为镇静、嗜睡。苯海拉明和异丙嗪作用最强,氯苯那敏最小。

2. 临床应用

(1)皮肤黏膜变态反应性疾病:①荨麻疹、花粉症、过敏性鼻炎等变态反应性疾病;②昆虫咬伤所致的皮肤瘙痒和水肿;血清病、药疹和接触性皮炎。③氮䓬斯汀用于预防支气管哮喘。

(2)防晕止吐:用于晕动病、放射病等引起的呕吐,常用苯海拉明和异丙嗪。

(3)镇静催眠:苯海拉明有明显镇静作用,可短期应用,治疗失眠。

三、考前模拟

(一)A 型题(最佳选择题)

1. 对中枢无明显抑制作用的抗过敏药物是

A. 异丙嗪　　B. 苯海拉明　　C. 氯苯那敏　　D. 布可利嗪　　E. 阿司咪唑

2. H_1 受体阻断药对下列何种疾病疗效差

A. 荨麻疹　　B. 血管神经性水肿　　C. 过敏性皮炎　　D. 过敏性哮喘

E. 过敏性鼻炎

3. 抑制胃酸分泌作用最强的药物是

A. 西咪替丁　　B. 雷尼替丁　　C. 法莫替丁　　D. 尼扎替丁　　E. 阿托品

4. 属于 H_1 受体阻断药的是

A. 苯海拉明,异丙嗪　　　B. 西替利嗪,法莫替丁　　　C. 氯苯那敏,雷尼替丁

D. 赛庚啶,西咪替丁　　　E. 氯苯丁嗪,罗沙替丁

5. 组胺 H_1 受体阻断药可首选用于

A. 过敏性结肠炎　　　B. 过敏性休克　　　C. 支气管哮喘

D. 过敏性鼻炎　　　E. 接触性皮炎

6. 无镇静作用的 H_1 受体阻断药是

A. 苯海拉明　　　B. 异丙嗪　　　C. 布可立嗪

D. 氯苯那敏　　　E. 苯茚胺

7. 异丙嗪是

A. 镇静催眠药　　　B. H_1 受体阻断药　　　C. H_1 受体激动药

D. H_2 受体阻断药　　　E. H_2 受体激动药

(二)B 型题(配伍选择题)

A. 异丙嗪　　B. 苯海拉明　　C. 氯苯那敏　　D. 苯茚胺　　E. 阿司咪唑

1. 人工冬眠

2. 无中枢作用

3. 轻度中枢兴奋作用

A. 中枢镇静和抗胆碱作用　　　B. 激动 H_1 受体　　　C. 选择性阻断 H_1 受体

D. 特异性阻断 H_2 受体　　　E. 诱发心脏毒性

4. 氯苯那敏

5. 氯雷他定

6. 组胺

7. 西咪替丁

8. 特非那定

(三)X 型题(多项选择题)

1. H_1 组胺受体阻断药的药理作用包括

A. 对抗组胺引起的支气管、胃肠道平滑肌的收缩

B. 抑制组胺引起的毛细血管扩张和通透性增加

C. 部分对抗组胺引起的血管扩张和血压降低

D. 镇静嗜睡,防晕止吐

E. 镇痛、麻醉、抗癫痫

2. H_1 组胺受体阻断药的临床应用正确的是

A. 可首选用于荨麻疹、花粉症、过敏性鼻炎等局部变态反应性疾病

B. 对昆虫咬伤所致的皮肤瘙痒和水肿有良效

C. 用于晕动病、放射病等引起的呕吐

D. 对支气管哮喘和过敏性休克效果好

E. 第二代 H_1 受体阻断药镇静作用弱,不良反应少,是其优点

3. 关于 H 受体阻断药,叙述正确的是

A. 多数 H 受体阻断药还具有抗胆碱作用和较弱的局麻作用

B. 苯海拉明具有镇静催眠、防晕止吐作用

C. 苯茚胺对中枢有兴奋作用

D. 异丙嗪能可通过血脑屏障,阻断中枢 H_1 受体,有较强的镇静作用

E. H_2 受体阻断药可治疗消化性溃疡

四、答案

(一)A 型题

1. E   2. D   3. C   4. A   5. D   6. E   7. B

(二)B 型题

1. A   2. E   3. D   4. A   5. C   6. B   7. D   8. E

(三)X 型题

1. ABCD   2. ABCE   3. ABCDE

第二部分 药物分析

第一章 药典

一、考试大纲

1. 国家药品标准的组成与制定原则
(1)国家药品标准的组成和效力
(2)国家药品标准的制定原则
2.《中国药典》的基本结构和主要内容
(1)《中国药典》的基本结构
(2)凡例、正文、附录主要内容
3. 主要的外国药典
美国药典、英国药典、日本药局方、欧洲药典的全称、缩写和基本结构

二、应试指南

(一)国家药品标准

1. 国家药品标准

国家药品标准是国家为保护药品质量所制定的关于药品质量指标检验方法及生产工艺的技术要求,是药品生产、经营、使用、检验和监督管理部门共同遵循的法定依据。《中华人民共和国药典》、药品注册标准和其他标准为国家药品标准。药品标准具有法律的效力。法定的药品质量标准具有法律的效力,生产、销售、使用不符合药品标准的药品是违法的行为。

2. 制定药品质量标准应遵循的原则
(1)必须坚持质量第一的原则,确保用药的安全有效。
(2)要有针对性,根据药品在生产、流通、使用等环节影响药物质量的因素,加强质量控制。
(3)注意分析技术先进性,检验方法要求准确、灵敏、简便、快速。
(4)在保证质量的前提下,根据生产实际水平,制订质量标准中浓度的规定。

3. 国家药品标准包括的主要内容

国家药品标准主要内容包括:①品名,有机药物结构式、分子式、分子量;②来源或有机药物的化学名称、含量或效价的规定,处方,制法;③性状、鉴别、检查、含量测定或效价测定、类别、规格、贮藏及制剂等。

(1)命名原则:①中文名。按"中国药品通用名称"(CADN)推荐的名称及命名原则(科学、明确、简短)命名的。为药品的法定名。②英文名。采用"国际非专利药品名"(INM)。
(2)性状:包括外观、臭、味,溶解度和物理常数。
(3)鉴别:用规定的试验方法(化学、物理化学或生物学方法)来辨别已知药物的真伪。

(4)检查:药品质量标准的检查项下收载有反映药品安全性、有效性、均一性和纯度(杂质)等制备工艺要求的内容。纯度检查、杂质检查是检查项下主要内容,一般为限度检查。

(5)含量测定:用规定的方法测定药物中有效成分的含量。化学法具有精密度高、准确性好的特点;仪器法具有灵敏、专属的特点;生物学法结果与药物作用强度有很好的相关性。化学法和仪器法测定称为"含量测定",用百分率(%)表示;生物学法或酶法测定称为"效价测定",用国际单位(IU)表示。

(二)中国药典

《中华人民共和国药典》简称《中国药典》,英文名称 Chinese PHarmacopoeia,缩写为 Ch. P,应标明版次,由凡例、正文、附录、索引四部分组成。

新中国成立后共出版了 1953 年、1963 年、1977 年、1985 年(英文版,二部注释)、1990 年(药品红外光谱集)、1995 年(药品取消拉丁名,药品红外光谱集第一版)、2000 年(收载品种大幅增加,首次收载指导原则)、2005 年 8 版药典。

《中国药典》现行版本为 2005 年版,于 2005 年 7 月 1 日起正式执行。《中国药典》2005 年版分为三部,第一部收载中药材及饮片,植物油脂和提取物,成方制剂和单味制剂。第二部收载化学药品,抗生素,生化药品,放射性药品及其制剂,以及药用辅料等。《中国药典》2005 年版首次将生物制品单独列为一部,将原《中国生物制品规范》并入药典,设为第三部,《中国药典》2005 年版第三部收载生物制品共计 101 种,更重视药品的安全性。

中国药典基本结构和主要内容:

1.凡例

是解释和使用《中国药典》、正确进行质量检定的基本原则,其与正文、附录中质量检定有关的共性问题加以规定,有关规定具有法定约束力。

(1)名称与编排。

(2)项目与要求(标准规定)。

(3)检验方法与限度:原料药与制剂均应按药典方法进行检验,若采用其他方法,应与药典方法进行比较后掌握使用,但在仲裁时以药典规定方法为准。原料药的含量(%),均按重量计。如规定上限为 100% 以上时,系指用药典规定的分析方法测定时可能达到的数值,它为药典规定的限度或允许偏差,并非真实含有量;如未规定上限时,系指不超过 101.0%。

(4)标准品与对照品:用于鉴别、检查、含量测定的标准物质。均由国务院药品监督管理部门指定的单位制备、标定和供应。两者的区别为标准品用于生物检定、抗生素或生化药品中含量或效价测定的标准物质,按效价单位(或 μg)计;对照品按干燥品(或无水物)计算后使用。

(5)计量:计量单位名称与符号如下

长度:m,dm,cm,mm,μm,nm;

体积:L,ml,μl;

质(重)量:kg,g,mg,μg,ng;

压力:Mpa,kPa,Pa;

动力黏度:Pa/s^{-1};

运动黏度:mm^2/s^{-1};

波数:cm^{-1};

密度：kg/m³，g/cm³；

放射性活度：GBq，MBq，Kbq，Bq。

(6)精确度取样的精确度可根据数值的有效数位来确定，如：

称取"0.1g"时，称取重量可为 0.06～0.14g(修约后为 0.1g)。

称取"2.0g"时，称取重量可为 1.95～2.05g(修约后为 2.0g)。

称取"2.00g"时，称取重量可为 1.995～2.005g(修约后为 2.00g)。

精密称定：称取重量应准确至所取重量的千分之一。

称定：称取重量应准确至所取重量的百分之一。

精密量取：量取体积的准确度应符合该体积移液的精密度要求。

量取：用量筒或按照量取体积的有效位选用量具。

取用量为"约"若干时，取用量不得超过规定量的±10%。

"恒重"时，指供试品连续两次干燥或炽灼后的重量差值在 0.3mg 以下的重量。干燥至恒重的第二次及以后各次称重应在规定条件下继续干燥 1 小时后进行；炽灼至恒重的第二次及以后各次称量应在规定条件下炽灼 30 分钟后进行。

按"干燥品(或无水物，或无溶剂)计算"指取未经干燥(或未去水，或未去溶剂)的供试品进行试验，并将计算中的用量按检查项下测得的干燥失重(或水分，或溶剂)扣除。

"空白试验"指在不加供试品或以等量溶剂替代供试液的情况下，按同法操作所得结果。

"试验时的温度"未注明时，指室温(10℃～30℃)；对试验结果有明显影响者，以 25℃±2℃为准。

(7)试药、试液、指示液。

(8)试验动物。

(9)说明书、包装、标签：说明书、标签必须注明药品的通用名称、成分、规格、生产企业、批准文号、生产批号、有效期、适应证、用法、用量、不良反应和注意事项。

2.正文

收载药品的质量标准。

3.附录

主要内容包括：制剂通则、通用检测方法(一般鉴别试剂、分光光度法、色谱法、物理常数测定、特殊物质和基团的测定方法、一般杂质检查、制剂的一些常规检查法等)、生物检定法、试剂、原子量表等。

《中国药典》2005 年版二部附录收载了药品质量标准分析方法验证指导原则，药物制剂人体生物利用度和生物等效性试验指导原则，原料药和药物制剂稳定性试验指导原则，缓释、控释、迟释制剂指导原则，近红外分光光度法指导原则等(非法定要求)。

4.索引

有中文索引和英文索引。

(三)主要的外国药典

1.《美国药典》

全称为 The United States Pharmacopoeia，缩写为 USP，与《美国国家处方集》(NF)合并出版。USP(29)和 NF(24)的主要内容包括凡例、正文、附录、索引等。正文内容包括品名、有机药物的结构式、分子式与分子量、来源或有机物的化学名称、化学文摘（CA）登录号、含量或效价规定、包装和贮藏、参比物质要求、鉴别、物理常数、检查、含量或效价测定等。

2.《英国药典》

全称为 British Pharmacopoeia，缩写为 BP，由凡例、正文、附录和索引组成。BP（2005 版）正文品种主要内容包括：品名、分子结构式、分子式与分子量、CA 登录号、作用与用途、制剂、来源或含量限度、化学名称、性状、鉴别、检查、含量测定、贮藏、可能的杂质结构。

3.《日本药局方》

英文缩写 TP，现行版本为 TP（14），由一部和二部组成，共一册。

4.《欧洲药典》

全称为 European Pharmacopoeia，缩写为 Ph. Eur.。Ph. Eur. 第五版基本组成有凡例、通用分析方法、容器和材料、试剂、正文和索引等。

三、考前模拟

[历年考题]

（一）A 型题（最佳选择题）

1. 中国药典（2010 年版）规定"室温"是指

A. 20℃　　B. 30℃　　C. 25℃　　D. 20℃～30℃　　E. 10℃～30℃

2. 药典规定取用量为"约"若干时，系指取用量不得超过规定量的

A. ±0.1%　　B. ±1%　　C. ±51%　　D. ±10%　　E. ±2%

3. 美国药典现行版本为

A. USP24　　B. USP25　　C. USP26　　D. USP27　　E. USP29

4. 在中国药典中，通用的测定方法收载在

A. 目录部分　B. 凡例部分　C. 正文部分产附录部分　D. 附录部分　E. 索引部分

5.《中国药典》规定"精密称定"时，系指重量应准确在所取重量的

A. 百分之一　B. 千分之一　C. 百分之十　D. 万分之一　E. 千分之三

6. 关于《中国药典》，最正确的说法是

A. 一部药物分析的书　　　B. 收载所有药物的法典　　　C. 一部药物词典

D. 我国制定的药品标准的法典　E. 我国中草药的法典

7. 中国药典的凡例部分

A. 起到目录的作用　　B. 有标准规定，检验方法和限度，标准品、对照品、计量等内容

C. 介绍中国药典的沿革　D. 收载药品质量标准分析方法验证等指导原则

E. 收载有制剂通则

8. 中国药典"凡例"规定，防止药品在储藏过程中风化、吸潮、挥发或异物进入，需采取的贮藏条件是

A. 密闭　　B. 密封　　C. 严封　　D 熔封　　E. 避光

9. 在中国药典中，收载"制剂通则"的部分是

A. 目录　　B. 凡例　　C. 正文　　D. 附录　　E. 索引

(二)B 型题(配伍选择题)

A. 不超过 25℃   B. 不超过 20℃   C. 避光并不超过 25℃   D. 避光并不超过 20℃
E. 2℃~10℃

药品质量标准"贮藏"项下规定

1. "阴凉处"系指

2. "凉暗处"系指

A. kPa   B. Pa. s   C. mm²/s−1   D. cm^{-1} E. μm

物理量的单位符号为

3. 波数

4. 压力

5. 运动黏度

6. 动力黏度

7. 长度

A. 百分吸收系数   B. 比旋度   C. 折光率   D. 熔点   E. 沸点

指出药物的物理常数缩写

8. m. p

9. $[\alpha]_D$

10. n

11. E

12. b. p

A. JP   B. USP   C. BP   D. Ch. P   E. Ph. Eur

以下国外药典的缩写是

13. 美国药典

14. 日本药局方

15. 欧洲药典

(三)X 型题(多项选择题)

1. 属于法定质量标准的有

A. 中国药典   B. 部颁标准   C. 临床实验用药品质量标准

D. 药厂内部标准   E. 医院自制制剂标准

2. 对照品系指

A. 自行制备、精制、标定后使用的标准物质

B. 由卫生部指定的单位制备、标定和供应的便准物质

C. 按效价单位(或 μg)计

D. 均按干燥品(或无水物)进行计算后使用

E. 均应附有使用说明书、质量说明书、使用有效期和装量等

3. 药品质量标准的主要内容有

A. 性状   B. 鉴别   C. 检查   D. 含量测定   E. 剂量

[强化模拟题]

(一) A 型题(最佳选择题)

1. 药品质量标准的主要内容包括

A. 凡例、附录、用法与用途　　　　B. 凡例、正文、附录、索引

C. 取样、鉴别、检查、含量测定　　　D. 凡例、正文、附录

E. 性状、鉴别、检查、含量测定、贮藏

2. 国家药品标准中鉴别试验的目的是

A. 确认药物与标签相符　　B. 考察药物的纯杂程度　　C. 评价药物的药效

D. 评价药物的安全性　　　E. 引证含量测定的可信性

3. 国家药品标准中检查试验的目的是

A. 为了保证符合药品标准　　B. 保证药物的安全性,有效性

C. 为了保证药品的可信性　　D. 为了积累生产资料

E. 为了生产,销售的信誉

4. 中国药典由哪几部分组成

A. 正文、含量测定、索引　　　B. 凡例、制剂、原料　　　C. 凡例、正文、附录、索引

D. 前言、正文、附录、索引　　　E. 鉴别、检查、含量测定

5. 2005 年版本的中国药典的书写方式是

A. 2005 年《中国药典》　　　B.《中国药典》(2005)　　　C.《中国药典》(2005 年)

D.《中国药典》(2005 年版)　　　E.《中国药典》(2005 年版本)

6. 中国药典,第一部哪一年出版

A. 1951 年　　B. 1952 年　　C. 1953 年　　D. 1955 年　　E. 1963 年

7. "药品红外光谱图集"收载在中国药典的哪一部分内容

A. 不在药典中,另行出版　　B. 凡例　　C. 正文　　D. 附录　　E. 附在索引后

8. 中国药典从哪一版开始药品外文名称改用英文名,取消拉丁名

A. 1977 年版　　B. 1985 年版　　C. 1990 年版　　D. 1995 年版　　E. 2000 年版

9. 法定药品质量标准是

A. 生产标准　　B. 新药试行标准　　C. 临床标准　　D. 企业标准　　E. 中国药典标准

10. 日本药局方与 USP 的正文内容均不包括

A. 作用与用途　　B. 性状　　C. 参考标准　　D. 贮藏　　E. 确认试验

11. 药物分析质量检查的基本原则收录在中国药典的哪一部分内容

A. 附录　　B. 凡例　　C. 制剂通则　　D. 正文　　E. 一般试验

12. 中国药典收载品种的中文名称为

A. 商品名　　B. 法定名　　C. 化学名　　D. 英译名　　E. 学名

13.《中国药典》未规定原料药含量的上限时

A. 不超 100.0%　　B. 100.0%以下　　C. 99.9%　　D. 不超过 101.0%　　E. 不超过 98.0%

14. 温度对试验结果有明显影响者,未经注明时指

A. 25℃±2℃　　B. 20℃±1℃　　C. 20℃±2℃　　D. 25℃±1℃　　E. 10℃～30℃

15.《中国药典》规定称取 2.00g,是指称取重量为

A. 1.995～2.005g　B. 1.99～2.01g　C. 1.5～2.5g　D. 1.98～2.02g　E. 1.5～2.5g

16.《中国药典》规定的恒重是指供试品连续两次干燥的重量差异应在

A. 0.1mg 以下　　　　B. 0.2mg 以下　　　　C. 不超过 0.3mg

D. 不超过 0.4mg　　　E. 不超过 0.5mg

(二)B 型题(配伍选择题)

A. 溶解性　B. 药物的真伪　C. 含量均匀度　D. 有效成分的含量　E. 有关药理学与治疗学的名称

1. 药品命名应尽量避免

2. 药品的性状应包括

3. 药品鉴别试验的目的为

4. 药品的检查项下应包括

A. 阴凉处　　　B. 避光　　　C. 常温　　　D. 密闭　　　E. 凉暗处

5. 用不透光的容器包装

6. 避光并不超过 20℃

7. 10℃～30℃

8. 将容器密闭,以防止尘土及异物进入

A. 易溶　　　B. 微溶　　　C. 几乎不溶或不溶　　　D. 溶解　　　E. 略溶

药典凡例中关于近似溶解度的表示

9. 系指溶质 1g(ml)在溶剂 10000ml 中不能完全溶解

10. 系指溶质 1g(ml)能在溶剂 1ml 不到 10ml 中溶解

11. 系指溶质 1g(ml)能在溶剂 100ml 不到 1000ml 中溶解

12. 系指溶质 1g(ml)能在溶剂 10ml 不到 30ml 中溶解

13. 系指溶质 1g(ml)能在溶剂 30ml 不到 100ml 中溶解

A. 供试品连续两次干燥或炽灼后的重量差异在 0.3mg 以下

B. 不加供试品或以等量溶剂替代供试液的情况下,按同法操作所得的结果

C. 用于生物检定、抗生素或生化药品中含量或效价测定的标准物质,按效价作单位(或 μg)计,以国际标准品进行标定

D. 用于检测时,除另有规定外,均按干燥品(或无水物)进行计算后使用的标准物质

E. 不同等级的符合国家标准或国家有关规定标准的化学试剂

14. 标准品

15. 对照品

16. 试药

17. 恒重

A. 称取重量应准确至所取重量的 1.5～2.5g

B. 称取重量应准确至所取重量的 1.95～2.05g

C. 称取重量应准确至所取重量的千分之一

D. 称取重量应准确至所取重量的百分之一

E. 称取重量应准确至所取重量的±10%

18."称定"

19."约"

20."精密称定"

21."称取 2.0g"

A. BP　B. NF　C. JP　D. Ph. Eur.　E. USP

22. 日本药局方

23. 美国药典

24. 英国药典

25. 美国国家处方集

26. 欧洲药典

(三)X 型题(多项选择题)

1. 药品质量标准的制订原则为

A. 必须坚持质量第一的原则,确保用药的安全有效

B. 要有针对性,根据药品在生产、流通、使用等环节影响药物质量的因素,加强质量控制

C. 注意分析技术先进性,检验方法要求准确、灵敏、简便、快速

D. 在保证质量的前提下,根据生产实际水平,制订质量标准中浓度的规定

E. 符合药品发展的需要

2. 药品命名原则为

A. 科学、明确、简短　　　B. 可显示药理作用　　　C. 中文名按 CDAN 命名

D. 英文名可采用"INN"命名　E. 传统命名法

3. 新药的命名允许使用的是

A. 以化学名称命名　B. 以药效命名　C. 以译音命名　D. 以数字编号命名

E. 以发明者命名

4. 药品质量标准检查项包括

A. 性状检查　B. 安全性检查　C. 有效性检查　D. 均一性检查　E. 纯度检查

5. 判断药品是否符合质量标准规定的依据有

A. 含量测定　B. 性状　C. 鉴别　D. 检查　E. 名称

6. 药品质量标准制订内容包括

A. 名称　B. 性状　C. 鉴别　D. 杂质检查　E. 含量测定

7. 药物的性状项下包括

A. 外观　B. 臭　C. 溶解性　D. 味　E. 剂型

8. Ch. P(2010 年版)正文项下每一个品种项下包括

A. 鉴别　B. 检查　C. 含量测定　D. 贮藏　E. 作用与用途

9. 药品说明书必须注明

A. 药品的通用名称　B. 批准文号　C. 不良反应和注意事项

D. 用法用量　　　E. 规格

10. 中国药典附录内容包括

A. 红外光谱图　　　B. 制剂通则　　C. 对照品(标准品)色谱图

D. 标准溶液的配制与标定　　　E. 物理常数测定法

11. 2010 年版中国药典书末附有下列索引

A. 中文索引　　　　　B. 英文索引　　　C. 拉丁文索引

D. 汉语拼音索引　　　　E. 拼音加汉语索引

12. 中国药典 2010 版收载品种包括

A. 中药材及饮片　　　　B. 成方制剂和单味制剂　　　C. 化学药品

D. 放射性药品及其制剂　　E. 生物制品

四、答案

【历年考题】

(一) A 型题

1. E　2. D　3. D　4. D　5. B　6. D　7. B　8. B　9. D

(二) B 型题

1. B　2. D　3. D　4. A　5. C　6. B　7. E　8. D　9. B　10. C　11. A　12. E　13. B
14. A　15. E

(三) X 型题

1. ABC　　2. BDE　　3. ABCD

【强化模拟题】

(一) A 型题

1. E　　2. A　　3. B　　4. C　　5. D　　6. C　　7. A　　8. D　　9. E　　10. A
11. B　　12. B　　13. D　　14. A　　15. A　　16. C

(二) B 型题

1. E　2. A　3. B　4. C　5. B　6. E　7. C　8. D　9. C　10. A　11. B　12. D　13. E
14. C　15. D　16. E　17. A　18. D　19. E　20. C　21. B　22. C　23. E　24. A
25. B　26. D

(三) X 型题

1. ABCD　　2. ACD　　3. AC　　4. BCDE　　5. ABCDE　　6. ABCDE
7. ABCD　　8. ABCD　　9. ABCDE　10. BDE　　11. AB　　12. ABCDE

第二章 药物分析基础

一、考试大纲

1. 药品检验工作的相关基础
(1)药品检验工作的基本程序
(2)药品检验标准操作规范
(3)常用分析仪器的使用和校正
2. 药物分析数据的处理
(1)误差
(2)有效数字
3. 药品质量标准分析方法的验证
(1)准确度及其考察的方法
(2)精密度及其考察的方法
(3)专属性及其考察的方法
(4)检测限及其测定的方法
(5)定量限及其测定的方法
(6)线性及其测定的方法
(7)范围及其考察的方法
(8)耐用性及其考察的方法
(9)不同检验项目的验证内容

二、应试指南

(一)药品检验基础知识

1. 药品检查工作的基本程序
包括取样、检验(性状、鉴别、检查、含量测定)、记录与报告。
(1)取样:要求科学性、真实性和代表性。取样量也因产品数量的不同而不同。设药品总件数(如箱、桶、袋、盒等)为 n,当 n≤3 时,应每件取样;n≤300 时,取样的件数应为$\sqrt{n}+1$;当 n>300 时,按$\sqrt{n}/2+1$的件数来取样。制剂的取样按具体情况而定。
(2)检验:按先看性状,再进行鉴别、检查、含量测定,综合性状、物理常数、鉴别、检查和含量测定的结果,判断药物是否符合要求。
(3)记录与报告:检验记录应真实、完整、简明、具体;字迹清晰,色调一致,不得涂改,若写错时,在错误地方划单线或双线,在旁边重写,并签名盖章。
检验记录的内容应包括品名、规格、批号、数量、来源、检验依据、取样日期、报告日期、检验项目、数据、结果、计算、判定及检验人、复核人签名或盖章。原始记录作为检验的第一手资料应妥善保存、备查。

检验报告应包括的内容：与原始记录相似，但不报告具体方法和数据，另需有部门负责人签字盖章、报告日期和检验单位盖章。

2. 计量器具的检定

保证药物分析正规化、科学性和真实性。

计量器具的检定是查明和确认计量器具是否符合法定要求的程序，按法定的计量检定规程的要求，对新制造的、使用中的和维修后的计量器具进行检验，确定其准确度、稳定性和灵敏度是否符合要求。检定必须出具证书，加盖印、封印等。

计量器具检定实行强制检定。实行强制检定的工作器具目录和管理办法由国务院制定。县级以上人民政府计量行政部门负责监督、检查。

药分实验室需要进行检定的仪器主要有：天平、pH 计、分光光度计（紫外－可见分光光度计、原子吸收分光光度计、红外分光光度计、近红外分光光度计）、旋光仪（旋光计、旋光糖量计）、色谱仪（包括气相色谱仪、液相色谱仪、离子色谱仪、凝胶色谱仪）等。

3. 常用分析仪器的使用和校正

(1)分析天平

分析天平有机械天平和电子天平两种。实验室中使用的分析天平的感量有 0.1mg、0.01mg 和 0.001mg 三种。为保证称量的相对误差小于千分之一，当取样量大于 100mg 时，选用感量为 0.1mg 的分析天平；当取样量为 100～10mg 时，选用感量为 0.01mg 的分析天平；取样量小于 10mg 时，选用感量为 0.001mg 的分析天平。

分析天平称量方法有减量法和增量法。

(2)玻璃器具

常用的玻璃器具有移液管、容量瓶、滴定管、量筒和量杯。

玻璃量器应定期进行校正，校正方法为：通过量取量器装入或流出水的重量 W，再根据该温度下水的密度 d，计算量器的容积，$V = W/d(ml)$。V 为玻璃量器的标示体积比较，其误差就小于规定。

(3)温度计

一般温度计于第一次使用前校正。熔点测定温度计应定期用熔点标准品进行校正。

(4)分析仪器

主要指旋光计、折光计、pH 计、紫外分光光度计、红外分光光度计、气相色谱仪和液相色谱仪等。

(二)药物分析数据的处理

1. 误差

误差是测量值对真实值的偏离，误差越小，测量的准确度越高。误差按计算方法的不同分为绝对误差和相对误差，按来源不同又可分为系统误差(方法误差、试剂误差、仪器误差、操作误差等)和偶然误差。

针对误差来源，尽量采取一定措施减免误差。①对方法误差应采用新方法；②试剂误差通过空白试验校正；③对仪器误差应校正仪器或求校正值对测定结果校正；④注意操作规范减免操作误差；⑤通过增加平行测定次数以平均值为结果，减少偶然误差。

2. 有效数字

有效数字指在分析工作中实际能测量到的数字称为有效数字。有效数字只允许最后一位欠准,且只能上下差 1。

(1)有效数字位数:①小数部分末位 0 不能省略,例 0.0210g 不能记为 0.021g;②有效数据可用 10 的幂表示,例 0.0210g 可记为 2.10×10^{-2} g,1500ml 记为 1.50×10^3 ml(三位有效数字);③首位为 8 或 9 的数值可多记一位有效数字,例 86g 可认为是三位有效数字;④pH、logK 等对数数据,有效位数取决于小数部分,例 pH 值为 8.02 的有效数据字为两位。

(2)有效数字修约规则:①四舍六入五成双;②只允许一次修约至所需位数;③运算中,可多保留一位有效数字,计算结束后再修约。

(3)有效位数运算法则:①加减法时是各数字绝对误差的传递,以小数点后位数最少的那个数保留其他各数位数,然后再相加减。②乘除法时是各数值相对误差的传递,按照有效数字位数最少的那个数保留其他各数的位数,然后再相乘除,结果也应修约成相当位数。

(三)药品质量标准分析方法的验证

验证的分析项目有鉴别、检查、有效成分的测定、制剂其他成分的测定、药物溶出度、稀释度检查中的测定方法等。

验证指标包括准确度、精密度、专属性、检测限、定量限、线性、范围和耐用性。

不同检验项目对方法验证指标的要求不同。

1. 准确度与精密度

准确度指测得值与真值或参考值接近的程度,用回收率试验来表示。适用于含量测定、杂质定量。

精密度指同一个均匀样品,经多次测定所得结果之间的接近程度,用标准偏差(SD)、相对标准偏差(RSD)表示,RSD 也称变异系数(CD)。实验方法包括:重复性,中间精密度,重现性等。适用于含量测定、杂质定量。

准确度与精密度关系:精密度好是准确度高的前提,但精密度好,准确度不一定高,只有消除了系统误差前提下,精密度好,准确度也才高。

2. 专属性

专属性指在有其他组分共存时,分析法能准确的测出被测组分的能力。原料药物分析方法的选择性应考虑合成原料、中间体、副产物及降解物等,制剂考虑辅料影响。实验方法有阴性、空白试验等。适用于鉴别、检查、含量测定。

3. 检测限与定量限

检测限指分析方法在规定的实验条件下能检出被测组分的最低浓度或最低量。仪器法以信噪比(S/D)为 3:1 或 2:1 来确定(信噪比法);非仪器法以可观察的最低浓度来确定(目视法)。应用于杂质限度检查。

定量限指被测组分能被定量测定的最低浓度或最低量。仪器法以信噪比(S/D)为 10:1 来确定;非仪器法可用类似检测限的方法来确定。应满足一定的精密度和准确度的要求。应用于杂质定量测定。

4. 线性与范围

线性指在设计范围内的检测结果与样品中测定组分的浓度(或量)直接成正比关系的程度。应用于杂质定量和含量测定方法。

范围指在达到一定精密度、准确度和线性的前提下,分析方法使用的高、低限浓度或量的区间。应用范围同"线性"。

5. 耐用性

耐用性指在测定条件有小的变化时,测定结果不受其影响的承受程序。应用于鉴别、检查和含量测定。

三、考前模拟

【历年考题】

(一)A 型题(最佳选择题)

1. 相对误差表示

A. 测量值与真实值之差　　　B. 误差在测量值中所占的比例

C. 最大的测量值与最小的测量值之差

D. 测量值与平均值之差　　　E. 测量值与平均值之差的平方和

2. 在测定条件有小的变动时,测定结果不受其影响的承受程度是

A. 准确度　　B. 精密度　　C. 专属性　　D. 线性　　E. 耐用性

3. 精密称取 200mg 样品时,选用分析天平的感量应为

A. 10mg　　B. 1mg　　C. 0.1mg　　D. 0.01mg　　E. 0.001mg

(二)B 型题(配伍选择题)

A. DSC　　B. IR　　C. GC　　D. HPLC　　E. MS

1. 红外分光光度法的缩写是

2. 高效液相色谱法的缩写是

3. 示差扫描量热法的缩写是

A. 3.870　　B. 3.871　　C. 3870　　D. 3.870×10^4　　E. 3.870×10^5

将以下数字修约为四位有效数字

4. 38700

5. 387026

6. 3.8705

A. 准确度　　B. 精密度　　C. 检测限　　D. 线性　　E. 耐用性

7. 多次测定同一均匀样品所得结果之间的接近程度是

8. 测定条件有小的变动时,测定结果不受影响的承受程度是

A. 1.560×10^3　　B. 1.560×10^2　　C. 1.560　　D. 0.1561　　E. 0.1560

将以下数字修约为四位有效数字

9. 1560.38

10. 0.15605

A. 25.24　　B. 25.23　　C. 25.21　　D. 25.22　　E. 25.20

以下数字要求小数点后保留两位

11. 25.2349

12. 25.2351

13. 25.2050

14. 25.2051

15. 25.2245

A. 分析方法的测定结果与真实值或参考值接近的程度

B. 同一均匀样品经多次取样测定所得结果之间的接近程度

C. 在其他组分可能存在的情况下,分析方法能准确地测出被测组分的能力

D. 分析方法能检出试样中被测组分的最低浓度或最低量

E. 分析方法可定量测定试样中被测组分的最低浓度或最低量

分析方法验证指标的定义是

16. 精密度

17. 检测限

(三)X 型题(多项选择题)

1. 属于系统误差的有

A. 试剂不纯造成的误差　　　　B. 操作者判断滴定终点颜色偏深造成的误差

C. 环境温度变化造成的误差　　D. 滴定管刻度不准造成的误差

E. 天平砝码不准引入的误差

2. 验证杂质限量检查方法需考察的指标有

A. 准确度　　B. 专属性　　C. 检测限　　D. 定量限　　E. 线性

3. 与相对标准偏差计算有关的量包括

A. 测定结果为 x_i　　　B. 测定结果的平均值　　　C. 测定次数 n

D. 相关系数 r　　　E. 回归方程的斜率 b

4. 下列验证内容属于精密度的有

A. 定量限　　B. 重复性　　C. 重现性　　D. 专属性　　E. 中间精密度

【强化模拟题】

(一)A 型题(最佳选择题)

1. 对于 100ml 容量瓶,允许的误差是

A. ±0.01ml　B. ±0.10ml　C. ±0.02ml　D. ±0.03ml　E. ±0.05ml

2. 药品检验工作程序是

A. 性状、鉴别、检查、含量测定　　B. 鉴别、检查、含量测定、记录

C. 取样、检验、记录与报告　　D. 取样、鉴别、检查、含量测定

E. 性状、鉴别、含量测定、报告

3. 检验记录作为实验的第一手资料

A. 应保存一年　　B. 应妥善保存,以备查　　C. 待检验报告发出后可销毁

D. 待复合无误后可自行处理　　E. 在必要时应作适当修改

4. 杂质定量测定的分析方法验证不需要考虑

A. 精密度　　B. 准确度　　C. 检测限　　D. 选择性　　E. 线形与范围

5. 取样要求:当样品数为 x 时,一般应按

A. x≤300 时,按$\sqrt{n}$取样　　B. x≤300 时,按$\sqrt{n}/2$取样　　C. x≤3 时,只取 1 件

D. x≤3 时,每件取样　　E. x>300 件时,随机取样

6. 在相同条件下,由同一个分析人员测定所得结果的精密度称为

A. 中间精密度　　B. 重现性　　C. 重复性　　D. 专属性　　E. 准确度

7. "药品检验报告书"必须有

A. 送检人签名和送检日期　　B. 检验者、送检者签名　　C. 送检单位公章

D. 应有详细的实验记录　　E. 检验者、复合者签名和检验单位公章

8. 减少分析测定中偶然误差的方法为

A. 对照试验　　B. 空白试验　　C. 新方法校准　　D. 进行分析结果校正

E. 增加平行试验次数

9. 仪器误差属于

A. 偶然误差　　B. 不可定误差　　C. 随机误差　　D. 相对偏差

E. 系统误差

10. 回收率试验属于药物分析方法验证指标中的

A. 精密度　　B. 准确度　　C. 检测限　　D. 定量限

E. 线形与范围

11. 分析方法在规定的实验条件下所能检出被测组分的最低浓度或最低量称为

A. 定量限　　B. 线性　　C. 检测限　　D. 精密度

E. 准确度

12. RSD 的含义是

A. 回收率　　B. 标准偏差　　C. 误差度　　D. 相对标准偏差

E. 变异系数

13. 不属于系统误差者为

A. 方法误差　　B. 操作误差　　C. 偶然误差　　D. 仪器误差

E. 试剂误差

14. 数字 $2.16×10^2$ 的有效数字位数是

A. 4 位　　B. 3 位　　C. 2 位　　D. 5 位

E. 不确定

15. 分析方法验证不需要考虑

A. 鉴别试验　　B. 精密度试验　　C. 专属性试验　　D. 耐用性试验

E. 定量限和检测限试验

16. 专属性是指

A. 有其他组分共存时,不用标准对照;准确测定被测组分含量的能力

B. 环境对分析方法的影响

C. 有其他组分共存时,该法能准确测定被测组分的最低量

D. 有其他组分共存时,该法能准确测定被测组分的最高量

E. 有其他组分共存时,该法能准确地测出被测组分的测定能力

17. 检测限与定量限的区别在于

A. 定量限的最低测得浓度应符合精密度要求

B. 定量限是以信噪比(3：1)来确定最低水平,而检测限是目视法来确定最低水平

C. 检测限是以信噪比(3：1)来确定最低水平,而定量限是目视法来确定最低水平

D. 定量限规定的最低浓度应符合一定的精密度和准确度要求

E. 检测限以浓度表示,定量限以量表示

18. 由于分析方法本省不完善或选用不当所造成的误差为

A 方法误差　　　B 实际误差　　　C 仪器误差　　　D 偶然误差　　　E 系统误差

(二)B 型题(配伍选择题)

A. 每件取样　　　B. n+1　　　C. $\sqrt{n}+1$　　　D. $\sqrt{n}/2+1$　　　E. n/2+1

取样的件数应产品数量的不同而不同,设总件数为 n,则

1. 当 n≤3 时

2. 当 3<n≤300 时

3. 当 n>300 时

A. 4.2　　　B. 4.85　　　C. 4.3　　　D. 4.82　　　E. 4.81

4. 将 4.8149 修约为三位有效数字

5. 将 4.2500 修约为二位有效数字

6. 将 4.25001 修约为二位有效数字

7. 将 4.854500 修约为三位有效数字

A. 系统误差　　　B. 准确度　　　C. 定量限　　　D. RSD　　　E. 偶然误差

8. 具有统计规律,通过增加平行试验次数可以减少误差

9. 方法误差

10. 测得值与真值接近的程度

11. 相对标准偏差

A. 8.535　　　B. 8.530　　　C. 8.534　　　D. 8.536　　　E. 8.531

修约后保留小数点后三位

12. 8.5349

13. 8.5345

14. 8.5305

A. 方法误差　　　B. 仪器误差　　　C. 试剂误差　　　D. 操作误差　　　E. 偶然误差

15. 滴定分析中滴定反应不完全

16. 试剂不纯

17. 实验室的温度湿度变化

18. 检验者对滴定终点颜色改变的判断有误

A. 检测限　　　B. 定量限　　　C. 准确度　　　D. 线性　　　E. 精密度

19. 杂质限量检查要求的指标

20. 杂质定量检查不要求的指标

21. 含量测定不要求的指标

(三)X 型题(多项选择题)

1. 关于有效数字的修约规则,下列说法对正确的是

A. 测量值中被修约的那个数等于或小于 4 时舍弃,等于或大于 5 时进位

B. 不得连续修约

C. 运算过程中,为了减少舍入误差,可多保留一位有效数字

D. 测量值中被修约的那个数等于或小于 4 时舍弃,等于或大于 6 时进位

E. 记录有效数字时,小数部分末尾的零不能省略

2. 验证分析项目有

A. 鉴别   B. 检查   C. 有效成分的测定

D. 药物溶出度   E. 制剂其他成分的测定

3. 检验报告的内容应包括

A. 检验目的   B. 检验项目   C. 检验依据   D. 检验步骤   E. 检验结果

4. 实验室需定期校正的玻璃量器有

A. 分析天平   B. 容量瓶   C. 滴定管   D. pH 计   E. 温度计

5. 分析测定中出现下列情况,属于系统误差的有

A. 容量瓶未经校准   B. 试剂含被测组分   C. 砝码腐蚀

D. 滴定管读数时,最后一位数字估计不准

E. 容量分析中化学计量点偏离指示剂的变色范围

6. 含量测定方法使用的验证指标包括

A. 精密度   B. 专属性   C. 检测限   D. 定量限   E. 线性与范围

7. 偶然误差的特点是

A. 由偶然的因素引起   B. 大小不固定   C. 正、负不固定

D. 绝对值大或小的误差出现概率分别小或大

E. 正、负误差出现概率大致相同

8. 减免误差的方法叙述正确的是

A. 对方法误差应采用新方法   B. 试剂误差通过空白试验校正

C. 对仪器误差应校正仪器或求校正值对测定结果校正

D. 注意操作规范减免操作误差

E. 通过增加平行测定次数以平均值为结果,减少偶然误差

9. 下列说法中属于减量法测量的是

A. 先将供试品放入称量瓶中,置于天平盘上称得重量为 W_1

B. 先将容器置于天平盘上测得重量为 W_1

C. 然后取出所需的供试品量,再称得剩余供试品和称量瓶重为 W_2

D. 再将供试品加入容器中称得重量为 W_2

E. 两次之差 $W_1 - W_2$

10. 药品质量标准中,分析方法验证的适用范围包括

A. 新方法   B. 药品生产工艺变更   C. 制剂辅料变更

D. 修改原分析方法   E. 对药品进行分析检验

四、答案

【历年考题】

(一)A型题

1. B   2. E   3. C

(二)B型题

1. B   2. D   3. A   4. D   5. E   6. A   7. B   8. E   9. A   10. E
11. B   12. A   13. E   14. C   15. D   16. B   17. D

(三)X型题

1. ABDE   2. BC   3. ABC   4. BCE

【强化模拟题】

(一)A型题

1. B   2. C   3. B   4. C   5. D   6. C   7. E   8. E   9. E
10. B   11. C   12. D   13. C   14. B   15. A   16. E   17. D   18. A

(二)B型题

1. A   2. C   3. D   4. E   5. A   6. C   7. B   8. E   9. A
10. B   11. D   12. A   13. C   14. D   15. A   16. C   17. E   18. D
19. A   20. A   21. A

(三)X型题

1. BCDE   2. ABCDE   3. ABCE   4. BC   5. BCE
6. ABE   7. ABCDE   8. ABCDE   9. ACE   10. ABCD

第三章 物理常数测定法

一、考试大纲

本章为"国家执业药师资格考试应试指南"教材中药物分析部分的"第三章物理常数测定法"的内容。

1. 熔点测定法
(1)熔点
(2)测定方法
2、旋光度测定法
(1)比旋度
(2)测定方法
(3)应用
3、pH 值测定法
(1)pH 值
(2)测定方法
(3)应用

二、应试指南

药物物理常数包括:熔点、相对密度、比旋度、折光率、黏度、吸收系数、馏程、凝点、碘值、皂化值和酸度值等;测定结果不仅对药品具有鉴别意义,也反映药品的纯度,是评价药品质量的主要指标之一。

1. 熔点测定法

(1)熔点:熔点指按规定的方法测定物质由固体熔化成液体的温度、熔融同时分解的温度或在熔化时自初熔至全熔的一段温度(即熔程)。"初熔"系指出现明显液滴时温度,"全熔"系指供试品全部液化时的温度。熔融同时分解系指供试品在一定温度下熔融同时分解产生气泡、变色或浑浊等现象。

(2)测定方法:中国药典收载三种测定方法:第一法(测定易粉碎固体药品);第二法(测定不易粉碎固体药品);第三法(测定凡士林或其他类似物质)。

(3)仪器用具:药物的熔点测定受传温液和毛细管内径等因素的影响,测定时应按《中国药典》的要求选用器具。常用的器具主要有容器、搅拌器、温度计、毛细管、加热器、传温液。

(4)注意事项:采用分浸型、具有 0.5℃ 刻度的温度计,并预先用熔点测定用对照品校正;样品测定前需研细干燥。毛细管一端熔封,长 9cm 以上,内径 0.9～1.1mm,壁厚 0.10～0.15mm,装样高度 3mm。传温液有水(80℃以下)、硅油或液状石蜡(80℃以上)等。注意调节升温速度,注意读数,重复测定三次,取平均值。

(5)测定熔点的意义:是固体药物的物理常数,用于药物的鉴别,也可反映药物的纯度。

2. 旋光度测定法

(1)旋光度与比旋度：当平面偏振光通过光学活性物质(如具有不对称碳原子的化合物)的液体或溶液时，能引起旋光现象，使偏振光的振动平面向左或向右旋转的现象称为旋光现象，偏振光旋转的角度称为旋光度(α)，右旋(顺时针)用"＋"表示，左旋(逆时针)用"—"表示。

偏振光透过长 1dm 且每 1ml 中含有旋光性物质 1g 的溶液，在一定波长与温度下，测得的旋光度为比旋光度，用$[\alpha]_D^{20}$表示。t 为测定时的温度(20℃)，D 为钠光谱的 D 线(589.3nm)。

(2)仪器：数至 0.01°并经检定的旋光仪，检定时使用标准石英旋光管进行。

比旋度测定

液体供试品：$[\alpha]_D^{20} = \alpha/(L \cdot d)$

固体供试品：$[\alpha]_D^{20} = 100\alpha/(L \cdot d)$

含量测定

$C = 100\alpha/([\alpha]_D^{20} \cdot L \cdot d)$

(3)注意事项：测定前以溶剂做空白校正；测试温度 20℃±0.5℃，溶液应澄清，不得混浊，不得发生气泡。比旋度与光源、波长、浓度、温度等有关。

(4)应用：药物分析中常应用于药物鉴别(如肾上腺素鉴别)、杂质检查(例如硫酸阿托品中莨菪碱的检查)和含量测定(例如葡萄糖注射液等)。

3.pH 值测定法

pH 值是溶液中氢离子活度的负对数，用来表示溶液的酸度，采用酸度计进行测定。用于 pH 值测定的装置称为 pH 计或酸度计。酸度计由 pH 值测量电池和 pH 指示器两部分组成。pH 测量电池是由玻璃电极和饱和甘汞电极(SCE)与被测溶液组成的原电池。玻璃电极为指示电极，指示电极系指其电极电位能随溶液中待测离子活度的变化而变化。甘汞电极为参比电极，参比电极的电极电位不受溶液组成变化的影响，电极电位比较稳定，用以作为指示电极电位的参比基准。pH 指示器则是一个具有高输入阻抗的电子电位计。

以玻璃电极为指示电极，甘汞电极为参比电极，浸入试样溶液，组成原电池，测定原电极的电动势求出氢离子活(浓)度[H^+]。

(1)原电池可表示为

(一)玻璃电极|待测溶液|甘汞电极(＋)

玻璃电极的电位符合 Nernst 方程式。

$$E_{玻} = K'' + \frac{2.303RT}{F} \log \alpha H$$

(2)pH 值测定步骤

①pH-mv 选择。将 pH-mv 选择钮置于 pH 档，可将测得的电动势直接转换成 pH 读数。

②温度补偿。酸度计上每一 pH 示值间隔相当于 2.303RT/F 伏，此值随测量电池中溶液的温度变化而变动。因此，pH 计上都装有温度补偿旋钮，用以调节指针偏转一个 pH 单位所相当的毫伏数。

③定位。使用酸度计时，须预先用标准缓冲液对仪器进行校正(定位)，用定位调节钮调节，使 pH 示值与标准缓冲液的 pH 值一致。

④测定。经过温度补偿调节和定位调节后，换上待测溶液进行测定，pH 计就可准确指示出供试液的 pH 值。

(3)注意事项：①选择二种 pH 值约相差 3 个单位的标准缓冲液，使供试液的 pH 值处于二者之间。②取与供试液 pH 值较接近的第一种标准缓冲液对仪器进行校正（定位），使仪器示值与该温度下标准缓冲液的 pH 值一致。③再用第二种标准缓冲液核对仪器示值，误差应不大于±0.02pH 值单位。否则应调节斜率，使示值与第二种标准缓冲液的 PH 值相符。重复上述定位于斜率调节操作，至仪器示值与标准缓冲液的 pH 值相符。④注意电极的选择。⑤测定高 pH 值溶液时应注意玻璃电极的碱误差，采用锂玻璃电极可克服碱误差。⑥测定弱缓冲溶液，使用苯二甲酸氢钾和硼砂缓冲溶液定位校正。⑦配制标准缓冲液和供试品溶液的水应是新沸过的冷蒸馏水（pH 值应为 5.5～7.0）。⑧标准缓冲液一般可保持 2～3 个月，若发现有浑浊、发霉或沉淀等现象时，则不能继续使用。

（4）应用：《中国药典》中对许多原料药、注射液和滴眼液等制剂规定了 pH 值的检查（利巴韦林注射液的 pH 值应为 4.0～6.0，利巴韦林滴眼液的 pH 应为 5.0～7.0）。

三、考前模拟

【历年考题】

（一）A 型题（最佳选择题）

1. 测定某药物的比旋度，供试品溶液的浓度为 50.0mg/ml，样品管长度为 2dm，测得的旋光度为＋3.25°，则比旋度为

A. ＋6.50°　　　B. ＋32.5°　　　C. ＋65.0°　　　D. ＋16.25°　　　E. ＋325°

2. 中国药典规定"熔点"是指

A. 固体初熔时的温度

B. 固体全熔时的温度

C. 供试品在毛细管内收缩时的温度

D. 固体熔化时自初熔到全熔的一段温度

E. 供试品在毛细管内开始局部液化时的温度

3. 某溶液的 pH 值约为 6，用酸度计测定其精密 pH 值时，应选择的两个标准缓冲液的 pH 值为

A. 1.68，4.00　　B. 5.00，6.86　　C. 4.00，6.86　　D. 6.86，9.18　　E. 1.68，6.86

4. 以下关于熔点测定方法的叙述中，正确的是

A. 取供试品，直接装入玻璃毛细管中，装管高度为 1cm，置传温液中，升温速度为每分钟 1.0℃～1.5℃

B. 取经干燥的供试品，装入玻璃毛细管中，装管高度为 1cm，置传温液中，升温速度为每分钟 1.0℃～1.5℃

C. 取供试品，直接装入玻璃毛细管中，装管高度为 3mm，置传温液中，升温速度为每分钟 3.0℃～5.0℃

D. 取经干燥的供试品，装入玻璃毛细管中，装管高度为 3mm，置传温液中，升温速度为每分钟 1.0℃～1.5℃

E. 取经干燥的供试品，装入玻璃毛细管中，装管高度为 1cm，置传温液中，升温速度为每分钟 3.0℃～5.0℃

5. 在药品质量标准性状项下，未收载比旋度要求的药物是

A. 对氨基水杨酸钠　　　B. 肾上腺素　　　C. 葡萄糖　　　D. 蔗糖　　　E. 乳糖

6. 用酸度计测定溶液的 pH 值,测定前应用 pH 值与供试液较接近的一种标准缓冲液,调节仪器旋钮,使仪器 pH 示值与标准缓冲液的 pH 值一致,此操作步骤称为

A. 调节零点　　　　B. 校正温度　　　C. 调节斜率　　　D. 平衡　　　E. 定位

(二)B 型题(配伍选择题)

A. 旋光度　　　　B. 折光率　　　C. 温度　　　D. 密度　　　E. 光源

在符号 n_D^{20} 中,各字母的含义是

1. n

2. D

(三)X 型题(多项选择题)

1. 属于物理常数的有

A. 熔点　　　B. $E_{1CM}^{1\%}$　　　C. 晶型　　　D. η　　　E. n_D^{20}

【强化模拟题】

(一)A 型题(最佳选择题)

1. 物理常数测定法属于中国药典哪部分内容

A. 附录　　　B. 制剂通则　　　C. 正文　　　D. 一般鉴别和特殊鉴别　　　E. 凡例

2. 旋光性是药物的重要物理性质,可用以

A. 鉴别　　　B. 含量测定　　　C. 检查　　　D. 杂质的限量检查

E. 鉴别、检查、含量测定

3. 中国药典收载的熔点测定方法有几种,易粉碎固体药品的熔点应采用哪一方法

A. 4 种,第三法　　　B. 2 种,第一法　　　C. 3 种,第一法　　　D. 4 种,第一法

E. 3 种,第二法

4. 采用第一法测定易粉碎固体药物的熔点时,毛细管中装入供试品的高度应是

A. 10mm　　　B. 15mm　　　C. 5mm　　　D. lmm　　　E. 3mm

5. 中国药典规定熔点测定的传温液是

A. 水,液体石蜡　　　B. 水,乙醇　　　C. 水,二氯乙烷　　　D. 水　　　E. 液状石蜡

6. 中国药典规定,熔点测定所用温度计

A. 用分浸式温度计　　　B. 必须具有 0.5℃刻度的温度计　　　C. 必须进行校正

D. 若为普通温度计,必须进行校正

E. 采用分浸式、具有 0.5℃刻度的温度计,并预先用熔点测定用对照品校正

7. pH 计定位校正采用

A. 盐的溶液　　　B. 相差一个单位的缓冲溶液　　　C. 相差 3 个单位的缓冲溶液

D. 氢氧化钠溶液　　　E. 缓冲溶液

8. 旋光度测定时,所用光源是

A. 氢灯　　　B. 汞灯　　　C. 钠光的 D 线(589.3nm)

D. 254nm　　　E. 365nm

9. 测定液体供试品比旋度的公式应是

A. $[\alpha]_D^{20}=\dfrac{\alpha}{d\cdot 1}$

B. $[\alpha]_D^{20}=\dfrac{100\alpha}{C\cdot 1}$

C. $[\alpha]_b^{\cdot 1}=\dfrac{\alpha}{d}$

D. $C=\dfrac{100\alpha}{[\alpha]_D^{20}\cdot 1}$

E. $[\alpha]_D^{20}=\dfrac{\alpha}{C\cdot 1}$

10. 在测定 pH 值时,下列注意事项中说法错误的是

A. 取与供试液 pH 值较接近的一种标准缓冲液对仪器进行校正

B. 每次更换标准缓冲液或供试液前,应用纯化水充分洗涤电极,然后将水吸尽

C. 在测定高 pH 值的供试液和标准缓冲液时,应注意碱误差的影响

D. 配制标准缓冲液与溶解供试品的水,为蒸馏水即可

E. 标准缓冲液一般可以保持 2~3 个月

11. 旋光度测定时,配制溶液与测定液应调节温度至

A. 10℃　　B. 20℃±0.5℃　　C. 25℃±0.1℃　　D. 室温　　E. 30℃

12. 除另有规定外,熔点在 80℃以下者,传温液选择

A. 水　　B. 黏度不小于 50mm²/s 的硅油　　C. 黏度不小于 600mm²/s 的硅油

D. 黏度不小于 70mm²/s 的硅油　　E. 黏度不小于 80mm²/s 的硅油

(二)B 型题(配伍选择题)

A. 熔点　　B. 比旋度　　C. 折光率　　D. pH 值　　E. 旋光度

1. 溶液中氢离子浓度的负对数为

2. 按规定方法测定,自初熔到全熔之间的温度为

3. 偏振光透过长 1dm 且每 ml 含 1g 光学活性物质,在一定波长与温度条件下测得的旋光度,称为

A. 性状(法定)　　B. 物理常数　　C. 两者皆是　　D. 两者皆不是

药品质量标准中物理常数、性状(法定)

4. 药物的色泽

5. 熔程

6. 溶解度

7. 晶型

8. 折光率

A. 相差约 3 个 pH 单位　　B. 相差约 5 个 pH 单位　　C. pH 较接近

D. 相差约 4 个 pH 单位　　E. pH 值完全相同

测定 pH 值时,应严格按仪器的使用说明书操作,并注意

9. 测定前,按各品种项下的规定,选择什么样的标准缓冲液,并供试液的 pH 处于二者之

间

10. 取与供试液 pH 值相比如何的一种标准缓冲液对仪器进行校正,使仪器数值与标准缓冲液的数值一致

A. 钠光 D 线　　B. 日光　　C. 旋光式黏度计　　D. 第二法　　E. 第三法

11.《中国药典》(2010 年版)规定测不易粉碎固体药品熔点的方法

12.《中国药典》(2010 年版)规定测凡士林及类似物熔点的方法

(三)X 型题(多项选择题)

1. 中国药典收载的 pH 标准缓冲液有

A. 邻苯二甲酸氢钾缓冲液　　B. 磷酸盐缓冲波　　C. 枸橼酸盐缓冲液

D. 酒石酸盐缓冲液　　　　　E. 硼砂缓冲液

2. 熔点测定(第一法)的注意事项包括

A. 采用分浸型、具有 0.5℃刻度的温度计,并预先用熔点测定用对照品校正

B. 样品测定前需研细干燥

C. 毛细管一端熔封,长 9cm 以上,内径 0.9～1.1mm,壁厚 0.10～0.15mm,装样高度 3mm

D. 传温液有水(80℃以下)、硅油或液状石蜡(80℃以上)等

E. 注意调节升温速度,注意读数,重复测定三次,取平均值

3. pH 值测定的注意事项包括

A. 选择二种 pH 值约相差 3 个单位的标准缓冲液,使供试液的 pH 值处于二者之间

B. 取与供试液 pH 值较接近的第一种标准缓冲液对仪器进行校正(定位),使仪器示值与该温度下标准缓冲液的 pH 值一致

C. 再用第二种标准缓冲液核对仪器示值,误差应不大于±0.02pH 值单位。否则应调节斜率,使示值与第二种标准缓冲液的 pH 值相符。重复上述定位于斜率调节操作,至仪器示值与标准缓冲液的 pH 值相符

D. 注意电极的选择

E. 测定高 pH 值溶液时应注意玻璃电极的碱误差,采用锂玻璃电极可克服碱误差

4. pH 值测定法叙述正确的是

A. 属电位滴定法　　　　　　B. 以玻璃电极为指示电极,甘汞电极为参比电极

C. 用标准缓冲液对仪器进行校正　　D. 以甘汞电极为指示电极,玻璃电极为参比电极

E. 配制缓冲液与供试品的水应是新沸放冷的水

5. 测定熔点药品应预先干燥,若该药品的熔点范围低限在 135℃以下或受热分解时,干燥时应选用

A. 五氧化二磷干燥器　　B. 硅胶干燥器　　　C. 恒温减压干燥器

D. 真空恒温干燥器　　　E. 红外灯干燥器

6.《中国药典》要求测定比旋光度的药物有

A. 左氧氟沙星　　　　　B. 肾上腺素　　　　　C. 硫酸奎宁

D. 阿莫西林　　　　　　E. 葡萄糖

7.《中国药典》采用旋光度法测定含量的药物有

A. 葡萄糖注射液 　　B. 葡萄糖氯化钠注射液 　　C. 左旋糖酐氯化钠注射液

D. 氯化钠注射液 　　E. 以上答案均正确

8. 测定熔点药品应预先干燥,若该药品的熔点范围低限在135℃以下或受热分解时,干燥应选用

A. 五氧化二磷干燥器 　　B. 硅胶干燥器 　　C. 恒温减压干燥器

D. 恒温常压干燥器 　　E. 红外灯干燥器

9. 满足下列哪些条件的物质可用105℃干燥

A. 不检查干燥失重 　　B. 熔点范围低限在135℃以上 　　C. 受热不分解

D. 熔点范围低限在125℃以上 　　E. 受热易分解

10. 测定 pH 值时,配制标准缓冲液与溶解供试品的水应是

A. 新沸过的水 　　B. 蒸馏水 　　C. 新沸放冷的水 　　D. 纯化水 　　E. 二蒸水

四、答案

【历年考题】

(一)A 型题

1. B 　　2. D 　　3. C 　　4. D 　　5. A 　　6. E

(二)B 型题

1. B 　　2. E

(三)X 型题

1. ABDE

【强化模拟题】

(一)A 型题

1. A 2. B 3. C 4. E 5. A 6. E 7. C 8. C 9. A 10. D 11. B 12. A

(二)B 型题

1. D 2. A 3. B 4. A 5. B 6. C 7. A 8. B 9. A 10. C 11. D 12. E

(三)X 型题

1. ABE 　　2. ABCDE 　　3. ABCDE 　　4. ABC 　　5. ACD 　　6. ABCDE

7. ABC 　　8. AC 　　9. ABC 　　10. CD

第四章 滴定分析法

一、考试大纲

本章为"国家执业药师资格考试应试指南"教材中药物分析部分的"第四章滴定分析法"的内容。

1. 酸碱滴定法的滴定方法、滴定液的配制和标定及其应用
2. 非水滴定法的非水碱量法、非水酸量法、滴定液的配制和标定及其应用
3. 氧化还原滴定法包括碘量法、铈量法、亚硝酸钠滴定法的滴定方法、滴定液的配制和标定及其应用

二、应试指南

(一)酸碱滴定法

1. 酸碱滴定

利用酸和碱在水溶液中的中和反应进行滴定的分析方法叫酸碱滴定法。①强酸强碱滴定法,指示剂选用酚酞、甲基红、甲基橙;②强碱滴定弱酸法,选用酚酞、百里酚酞作指示剂;③强酸滴定弱碱法,选用甲基红、溴甲酚绿作指示剂等。

根据滴定突跃采用指示剂或电位法来判定终点。常见滴定方式有直接法和间接法。

当弱酸 $C \cdot K_a > 10^{-8}$,弱碱 $C \cdot K_b < 10^{-8}$,多元酸 $C \cdot K_{an} \geqslant 10^{-8}$ 或 $K_{an}/K_{an} + 1 > 10^4$ 时才能准确滴定。

2. 常用的酸碱指示剂

酸碱指示剂一般为有机弱酸或弱碱,它们与其共轭碱或共轭酸有不同颜色。指示剂的变色范围 $PH = PKa \pm 1$。

常用的酸碱指示剂有甲基橙、溴酚蓝、甲基红、溴百里酚蓝、酚红、酚酞、百里酚酞等。

(二)氧化还原法

氧化还原法是以氧化还原反应为基础的一类滴定方法。

1. 碘量法

以碘为氧化剂或碘化物为还原剂进行滴定的方法,根据滴定方法分为:

(1)直接碘量法:是用碘滴定液直接测定还原性药物的方法,其以淀粉为指示剂,终点时溶液由无色变为蓝色,如维生素 C 的含量测定。

(2)间接碘量法:又可分为剩余滴定法、置换滴定法。剩余滴定法是在供试品(还原性药物)溶液中加入过量、定量的碘滴定剂,待碘与待测组分反应完全后,用硫代硫酸钠滴定剂滴定剩余的碘,同时做空白,根据空白和样品消耗的硫代硫酸钠滴定剂的差值计算药物含量。淀粉指示剂应在近终点时加入,终点时蓝色消退指示终点,如复方对乙酰氨基酚片中咖啡因的含量测定。

置换滴定法是在供试液(氧化性物质)中加入碘化钾,供试品与碘化钾反应,析出定量的碘,再用硫代硫酸钠滴定剂滴定,淀粉指示剂必须近终点时加入,由蓝色消退指示终点,随行空白。如硫代硫酸钠滴定液的标定。

2. 铈量法

是以硫酸铈作为滴定剂的氧化还原法。反应在酸性中进行,采用二氮菲作指示剂,终点时溶液由淡红色变成淡蓝色。也可利用 Ce^{3+} 本身的淡黄色指示终点。优点是不受辅料干扰,如硫酸亚铁片及硫酸亚铁缓释片、葡萄糖酸亚铁和富马酸亚铁及其制剂。

3. 亚硝酸钠法

利用亚硝酸钠滴定液在盐酸性条件下与芳伯氨基化合物发生重氮化反应,定量生成重氮盐的滴定方法。如盐酸普鲁卡因的含量测定。注意事项如下:

(1)加入过量盐酸再加快反应速度,使重氮盐稳定,防止生成偶氮氨基化合物。

(2)温度:在室温(10℃～30℃)条件下滴定。

(3)滴定速度:滴定管尖端插入液面 2/3 处,一次终点时将大部分滴定剂加入(以避免亚硝酸钠的逸失),近终点时滴定管尖端提出液面,再缓缓滴定至终点。

(4)溴化钾:作为催化剂,以加快滴定反应速度。

(5)指示终点方法:永停法、外指示剂法。

(三)非水溶液滴定法

在非水溶剂(有机溶剂与不含水的无机溶剂)中进行滴定分析的方法。其扩大了酸碱滴定分析的应用范围,应用广泛。

1. 非水碱量法

在酸性溶剂中用高氯酸滴定剂滴定弱碱性药物及其盐类的分析方法。指示剂常用结晶紫;也使用 α-萘酚、苯甲酸、喹哪啶红等。

常用的非水碱量法有:

(1)有机碱的氢卤酸酸性强,需加醋酸汞与氢卤酸盐作用,使生成卤化汞沉淀。

(2)有机碱的硫酸盐滴定有硫酸奎宁、硫酸阿托品等。

(3)有机碱的硝酸盐滴定时用电位指示终点,如硝酸士的宁的含量测定。

(4)有机碱有机酸盐滴定,如酒石酸去甲肾上腺素的含量测定。

2. 非水酸量法

通常以甲酸钠为滴定液,麝香草酚蓝作指示剂,二甲基甲酰胺(DMF)等作溶剂。滴定弱酸性药物。应用于酚类、酰亚胺类药物含量测定,如乙琥胺的测定。

3. 应用

非水碱量法主要用于含氮碱性有机药物及其氢卤酸盐、磷酸盐、硫酸盐或有机酸盐的测定。

(四)各种滴定液的配制、标定

1. 盐酸滴定液(0.1mol/L)

标定:基准物为无水碳酸钠,指示剂为甲基红—溴甲酚绿。

2. 硫酸滴定液(0.05mol/L)

配制:加少许硫酸

标定:同盐酸滴定液

3. 氢氧化钠滴定液(0.1mol/L)

配制:澄清饱和氢氧化钠溶液加新煮沸过的冷水。

标定:基准物为邻苯二甲酸氢钾,指示剂为酚酞。

4. 碘滴定液(0.05mol/L)

配制:加碘化钾增加 I_2 的溶解并降低挥发性,加几滴盐酸去除微量杂质及防止 I_2 发生氧化还原反应。

标定:基准物为三氧化砷,指示剂为淀粉(蓝紫色)。

5. 硫代硫酸钠滴定液(0.1mol/L)

配制:加无水碳酸钠抑菌并防止滴定液分解,用新沸过的冷水溶解出水中的二氧化碳和氧。

标定:基准物为重铬酸钾,指示剂为淀粉(蓝色消失呈亮绿色)。

6. 硫酸铈滴定液(0.1mol/L)

配制:加硫酸溶液溶解配制。

标定:基准物为三氧化砷,指示剂为邻二氮菲指示液(淡绿色)。

7. 亚硝酸钠滴定液(0.1mol/L)

配制:加少量无水碳酸钠。

标定:基准物为对氨基苯磺酸,永停法指示终点。

8. 高氯酸滴定液(0.1mol/L)

配制:以无水冰醋酸加醋酐为溶剂(也可除去高氯酸中所含水分)。

标定:基准物为邻苯二甲酸氢钾,指示剂为结晶紫(蓝色),随行空白。

9. 甲醇钠滴定液(0.1mol/L)

配制:新切金属钠溶解于无水甲醇中,加无水苯溶剂。

标定:基准物为苯甲酸,指示剂为麝香草酚蓝(蓝色),随行空白。

三、考前模拟

[历年考题]

(一)A 型题(最佳选择题)

1. 中和并皂化脂肪、脂肪油或其他类似物质 1g 中含有的游离酸类和脂类所需氢氧化钾的质量(mg)称为

A. 酸值　　B. 皂化值　　　C. 羟值　　　　D. 碘值　　E. 酸值和皂化值

2. 亚硝酸钠滴定法中加入适量溴化钾的作用是

A. 防止重氮盐分　　B. 防止亚硝酸挥发　　　C. 防止副反应的发生　　　　D. 加速反应

E. 使终点清晰

3. 某一酸碱指示剂的 $pK_{In}=3.4$,它的变色范围是

A. $2.4\sim3.4$　　B. $2.4\sim4.4$　　　C. $4.4\sim6.2$　　　D. $6.2\sim7.6$　　E. $1.9\sim4.9$

4. 用氢氧化钠滴定液(0.1000mol/L)滴定 20ml 醋酸溶(0.1000mol/L),化学计量点的

pH 值为

    A. 8.72   B. 7.00   C. 5.27   D. 4.30   E. 3.50

5. 氢氧化铝的含量测定方法是

A. 使用 EDTA 滴定液直接滴定,铬黑 T 作指示剂

B. 使用 EDTA 滴定液直接滴定,二甲酚橙作指示剂

C. 先加入一定量、过量的 EDTA 滴定液,再用锌滴定液回滴,二甲酚橙作指示剂

D. 先加入一定量、过量的 EDTA 滴定液,再用锌滴定液回滴,铬黑 T 作指示剂

E. 用锌滴定液直接滴定,用铬黑 T 作指示剂

6. 测 pH=6 的溶液时,校正使用

A. 邻苯二甲酸氢钾标准缓冲液(pH=4.00)和磷酸盐标准缓冲液(pH=6.86)

B. 邻苯二甲酸氢钾标准缓冲液(pH=4.00)和磷酸盐标准缓冲液(pH=7.41)

C. 磷酸盐标准缓冲液(pH=6.86)和硼砂标准缓冲液(pH=9.18)

D. 邻苯二甲酸氢钾标准缓冲液(pH=4.00)、磷酸盐标准缓冲液(pH=6.86)和硼砂标准缓冲液(pH=9.18)

E. 磷酸盐标准缓冲液(pH=6.86)

7. 中国药典中,硫酸亚铁片的含量测定

A. 用碘滴定液滴定,淀粉作指示剂   B. 用碘滴定液滴定,邻二氮菲作指示剂

C. 用硫酸铈滴定液滴定,淀粉作指示剂   D. 用硫酸铈滴定液滴定,邻二氮菲作指示剂

E. 用 EDTA 滴定液滴定,邻二氮菲作指示剂

8. 《中国药典》(1990 年版)所收载的亚硝酸钠滴定法指示终点的方法为

A. 电泳法   B. 永停法   C. 外指示剂法   D. 内指示剂法   E. 自身指示剂法

9. 滴定分析中,一般利用指示剂的突变来判断化学量点的到达,在指示剂变色时停止滴定,这一点为

A. 化学计量点   B. 滴定分析   C. 滴定等当点

D. 滴定终点   E. 滴定突越

10. 标定高氯酸滴定液采用的指示剂及基准物质是

A. 酚酞、邻苯二甲酸氢钾   B. 酚酞、重铬酸钾、   C. 淀粉、邻苯二甲酸氢钾

D. 结晶紫、邻苯二甲酸氢钾   E. 结晶紫、重铬酸钾

11. 判断强碱能对弱酸进行准确滴定的条件是

A. $C \geq 10^{-6}$(mol/L)   B. $C/Ka \geq 500$ C. $C \cdot Ka \geq 20KW$ D. $C \cdot Kan \geq 10^{-8}$

E. $Ka1/Ka2 \geq 10^4$

12. 用重量法测定某试样中的 Fe,沉淀形式为 $Fe(OH)_3 \cdot nH_2O$,称量形式为 Fe_2O_3,换算因数应为

A. $Fe/Fe(OH)_3 \cdot nH_2O$ B. Fe/Fe_2O_3 C. $2Fe/Fe_2O_3$ D. Fe_2O_3/Fe

E. $Fe_2O_3/2Fe$

(二)B 型题(配伍选择题)

A. 拉平效应   B. 区分效应   C. 非水酸量法   D. 非水碱量法

E. 须加醋酸汞

1. 用冰醋酸做溶剂

2. 用 DMF 做溶剂

3. 能使不同酸的强度相等

4. 消除有机碱的氢卤酸盐的干扰

5. 高氯酸在冰醋酸中显强酸

A. 酸碱滴定法　　　B. 非水溶液滴定法　　　C. 沉淀滴定法　　　D. 氧化还原滴定法

E. 配位滴定法

以下滴定液所适用的方法是

6. 乙二胺四醋酸二钠滴定液

7. 硫酸铈滴定液

A. 三氧化二砷　　　B. 对氨基苯磺酸　　　C. 无水碳酸钠　　　D. 重铬酸钾

E. 邻苯二甲酸氢钾

8. 盐酸滴定液

9. 硫代硫酸钠滴定液

10. 亚硝酸钠滴定液

A. 淀粉指示剂　　　B. 喹哪啶红-亚甲蓝混合指示剂　　　C. 二苯胺指示剂

D. 邻二氮菲指示剂　　　　　　　　　　　　　　　E. 酚酞指示剂

11. 非水滴定法测定维生素 B_1 原料药的含量,应选

12. 碘量法测定维生素 C 的含量,应选

A. 硫酸铁铵　　　B. 结晶紫　　　C. 淀粉　　　D. 二甲酚橙　　　E. 酚酞

下列测定中所选择的指示剂为

13. 以 K_2CrO_7 为基准物标定 $Na_2S_2O_3$ 滴定液

14. 用 EDTA 滴定液测定氢氧化铝

15. 用 $HClO_4$ 滴定液测定盐酸麻黄碱

16. 用 NaOH 滴定液测定十一烯酸

17. 用 $AgNO_3$ 滴定液测定三氯叔丁醇

(三)X 型题(多项选择题)

1. 下列酸碱指示剂中酸性区域变色的有

A. 溴甲酚绿　　　B. 甲基橙　　　C. 甲基红　　　D. 酚酞　　　E. 百里酚酞

【强化模拟题】

(一)A 型题(最佳选择题)

1.《中国药典》测定乙琥胺的含量采用

A. 非水酸量法　　B. 非水碱量法　　C. 碘量法　　　D. 铈量法　　　E. 亚硝酸钠滴定法

2. 强酸滴定弱碱,可选择的指示剂为

A. 酚酞　　　　B. 百里酚酞　　　C. 淀粉　　　D. 溴甲酚绿　　　E. 酚红

3. 若指示剂的解离常数为 K_{In},则指示剂的变色范围是

A. $pK_{In}+1$　　　B. $pK_{In}-1$　　　C. $pK_{In}\pm1$　　　D. pK_{In}　　　E. $pK_{In}\pm2$

4. 配制氢氧化钠标准溶液,要求

A. 临用新配,用新沸放冷的水溶解

B. 先配成饱和溶液,静置数日后,取上清液适量,用新沸放冷的水稀释至所需浓度

C. 为消除氢氧化钠中可能含有的少量 Na_2CO_3,配制时需加少量 HCl

D. 标准液配制后应过滤

E. 氢氧化钠加水溶解后需加热煮沸 1h,以除去 Na_2CO_3

5. 0.010mol/L 的盐酸溶液的 pH 值是

A. 12.0 B. 13 C. 1 D. 2.0 E. 1.0

6. 配制碘滴定液时要加入一定量的碘化钾,其作用是

A. 增加碘的氧化性 B. 增加碘化钾的还原性 C. 增加碘在水中的溶解度

D. 消除碘中杂质 E. 消除影响滴定反应的杂质

7. 在滴定分析中,一般滴定液的浓度是

A. 1.0mol/L 浓度滴定液 B. 0.5mol/L 浓度滴定液 C. 2.0mol/L 浓度滴定液

D. 0.2mol/L 浓度滴定液 E. 0.1mol/L 浓度滴定液

8. 滴定分析采用指示剂法,指示剂的变色点是

A. 化学计量点 B. 滴定的终点 C. 滴定的突跃

D. 指示剂的变色点 E. 化学反应的终点

9. 碘量法测定药物含量时,淀粉指示剂加入的时间是

A. 直接碘量法于滴定前加入;间接碘量法须在近终点时加入

B. 近终点时加入

C. 滴定前加入

D. 间接碘量法中,滴定前加入

E. 直接碘量法于近终点时加入

10. 强酸滴定弱碱,能准确滴定的条件是

A. $C \cdot Kb > 10^{-6}$ B. $C \cdot Kb > 10^{-8}$ C. $C \cdot Kb > 10^{-5}$

D. $C \cdot Kb > 10^{-10}$ E. $C \cdot Kb > 10^{-7}$

11. 甲基橙的 pK_{In} 为 3.45,其变色 pH 范围是

A. 3.00~4.00 B. 3.3~3.6 C. 1.45~5.45

D. 3.45~4.45 E. 2.45~4.45

12. 滴定分析中影响滴定突跃(终点判断)的主要因素是

A. 滴定液的摩尔浓度,浓度低,突跃小 B. 测定组分的摩尔质量,量小,困难

C. 分析(滴定)反应的平衡常数 D. 确定滴定终点方法的灵敏度

E. A+B+C+D

13. 标定盐酸滴定液的基准物质是

A. 二氧化砷 B. 无水碳酸钠 C. 苯甲酸 D. 高氯酸 E. 邻苯二甲酸氢钾

14. 氧化还原滴定指示终点的方法有

A. 甲基红 B. 结晶紫 C. 二甲酚橙 D. 铬黑 T E. 永停法

15. 高氯酸滴定液配制时要加入醋酐的原因是

A. 调节溶液 pH 值 B. 除去高氯酸中的水分 C. 增加高氯酸的稳定性

D. 调节溶液酸度　　　E. 除去冰醋酸中的水分

16. 在亚硝酸钠滴定法中,加 KBr 的作用是
A. 增加重氮盐的稳定性　B. 防止偶氮副反应发生　　C. 加速反应
D. 调整溶液离子强度　E. 调整溶液酸度

17.《中国药典》中对高氯酸滴定液进行标定时应使用
A. 邻苯二甲酸氢钾　　B. 乙二胺　　　　　　C. 二甲基甲酰胺
D. 苯甲酸　　　　　　E. 对氨基苯磺酸

18. 下列关于剩余碘量法说法正确的是
A. 淀粉指示剂应在近终点时加入　B. 用碘滴定液滴定还原性物质的方法
C. 淀粉指示剂可在滴定前加入　　D. 可以用碘自身的颜色来指示终点
E. 应先在供试品(氧化性物质)溶液中加入碘化钾

(二)B 型题(配伍选择题)

A. 高氯酸　B. 甲醇钠　C. 碘滴定液　D. 硫代硫酸钠滴定液
E. 硫酸铈滴定液

1. 直接碘量法

2. 铈量法

3. 非水碱量法

4. 非水酸量法

5. 间接碘量法

A. $CK_a > 10^{-8}$

B. $C \cdot K_b > 10^{-8}$

C. $K_a n+1 \geq 10^4$

D. $\lg K_{MY} \geq 8$

E. $C \cdot K_{nn} \geq 10^{-8}$

6. 多元酸是否能被分步滴定的判断依据是

7. 弱酸是否能被准确滴定的判断依据是

8. 弱碱是否能被准确滴定的判断依据是

9. 多元酸是否能被滴定的判断依据是

A. 邻二氮菲　B. 结晶紫　　C. 淀粉　　D. 二甲酚橙　E. 酚酞
为下列滴定选择合适指示剂

10. 碘滴定维生素 C

11. 硫酸铈滴定硝酸亚铁片

12. $HClO_4$ 滴定盐酸麻黄碱

A. 糊精　　　B. 醋酐硫酸铈　C. 甲醇钠　D. 乙二胺　E. 冰醋酸

13. 非水酸量法

14. 非水碱量法

15. 氧化还原法

A. 用来标定盐酸滴定液　B. 用来标定碘滴定液滴定液　C. 用来标定硫酸滴定液

D. 用来标定高氯酸滴定液　　E. 用来标定亚硝酸钠滴定液

16. 三氧化二砷

17. 对氨基苯磺酸

18. 无水碳酸钠

19. 邻苯二甲酸氢钾

20. 无水碳酸钠

(三)X 型题(多项选择题)

1. 下列说法正确的是

A. 溶液 pH 值发生突变的范围称为滴定突跃

B. 凡是变色范围全部或部分区域落在滴定突跃范围内的指示剂都可用来指示滴定的终点

C. 强酸滴定弱碱是可使用甲基橙作为指示剂

D. 在碱性范围内变色的指示剂有酚酞、百里酚酞

E. 指示剂的变色范围是 $pK_{In} \pm 1$

2. 配制和标定氢氧化钠滴定液时应注意

A. 加水振摇使氢氧化钠溶解成饱和溶液　　B. 使用新沸过的冷水溶解基准物

C. 使用甲基红为指示剂　　D. 基准物为邻苯二甲酸氢钾

E. 在接近终点时溶液显粉红色

3. 影响亚硝酸钠滴定法的因素有

A. 药物的结构　　B. 加入的酸量　　C. 催化剂　　D. 反应温度　　E. 滴定方式

4. $Na_2S_2O_3$ 标准液配制时

A. 加 H_2SO_4 为稳定剂　　B. 用新沸放冷的水配制　　C. 加无水 Na_2CO_3 为稳定剂

D. 配好后放置一段时间后过滤　　E. 加少量 NaOH 调 pH

5. 酸碱滴定选用指示剂依据的条件为

A. 被测物质酸碱强度　　B. 滴定突跃的 pH 范围　　C. 滴定液的浓度

D. 指示剂的颜色变化　　E. 指示剂变色范围的 pH 值

6. 非水酸量法所用指示剂有

A. 喹哪啶红　　B. 偶氮紫　　C. 结晶紫　　D. 溴麝香草酚蓝　　E. α 萘酚苯甲醇

7. 酸碱滴定常用指示剂有

A. 酚酞　　B. 铬黑 T　　C. 甲基红　　D. 甲基橙　　E. 永停法

8. $NaNO_2$ 滴定法指示终点有

A. 自身指示法　　B. 电位法　　C. 永停终点法　　D. KI-淀粉糊法　　E. KI-淀粉试纸法

9. 氧化还原法中常用的滴定液有

A. 碘滴定液　　B. 硫酸铈滴定液　　C. 硫代硫酸钠滴定液　　D. 高氯酸滴定液

E. 硝酸银滴定液

10. 非水碱量法最常使用的试剂有

A. 冰醋酸　　B. 高氯酸　　C. 结晶紫　　D. 甲醇钠　　E. 醋酸汞

11. 关于永停滴定法说法正确的是

A. 采用两支相同的铂电极

B. 在滴定终点前,仅有很小的或无电流通过,电流计指针指零

C. 当到达终点时,电流计指针突然偏转,但不久便恢复

D. 当到达终点时,电流计指针指零

E. 当到达终点时,电流计指针突然偏转,并不再回复

12. 氧化还原滴定的特点有

A 反应速度慢　　　B. 常伴随有副反应发生　　　C. 介质对反应过程有较大的影响

D. 电对的电位高,为较强的氧化剂

E. 点对的点位高,为较强的还原剂

四、答案

【历年考题】

(一)A 型题

1. E　　2. D　　3. B　　4. A　　5. C　　6. A　　7. D　　8. B　　9. D　　10. D
11. D　　12. C

(二)B 型题

1. D　　2. C　　3. A　　4. E　　5. B　　6. E　　7. D　　8. C　　9. D　　10. B
11. B　　12. A　　13. C　　14. D　　15. B　　16. E　　17. A

(三)X 型题

1. ABC

【强化模拟题】

(一)A 型题

1. B　　2. D　　3. C　　4. B　　5. D　　6. C　　7. E　　8. B　　9. A　　10. B
11. E　　12. E　　13. B　　14. E　　15. B　　16. C　　17. A　　18. A

(二)B 型题

1. C　　2. E　　3. A　　4. B　　5. D　　6. C　　7. A　　8. B　　9. E　　10. C
11. A　　12. B　　13. C　　14. E　　15. B　　16. B　　17. E　　18. C　　19. D　　20. A

(三)X 型题

1. ABCDE　　2. ABDE　　3. ABCDE　　4. BCD　　5. BE　　6. AC　　7. ACD
8. BCD　　9. ABC　　10. ABCE　　11. ABE　　12. ABCD

第五章　分光光度法

一、考试大纲

1. 紫外-可见分光光度法
(1)紫外-可见吸收光谱和光的吸收定律
(2)吸收度的测定
(3)药物分析中的应用
2. 红外分光光度法
(1)红外光谱的产生及其特点
(2)红外光谱与物质结构的关系
(3)红外光谱的测定法
(4)红外光谱在药物分析中的应用

二、应试指南

(一)紫外-可见分光光度法

1. 紫外一可见吸收光谱由分子中的价电子由基态吸收能量转变为激发态,即电子跃迁产生的吸收光谱。不同结构的物质分子能级差不同,吸收不同的电磁波,产生不同的紫外一可见吸收光谱。波长 $200\sim400\text{nm}$ 为紫外区,$400\sim760\text{nm}$ 为可见光区。电子跃迁有 $\sigma\rightarrow\sigma^*$,$n\rightarrow\sigma^*$,$\pi\rightarrow\pi^*$,$n\rightarrow\pi^*$。

单色光穿过吸光物质溶液时,在一定浓度范围内,该物质吸收的光量与该物质溶液的浓度和液层厚度(光路长度)成正比,即遵守朗姆一比尔定律。

$$A=\lg\frac{I}{T}=E\cdot C\cdot L$$

吸收系数 E 是物质特有的物理常数,有两种表示方法:摩尔吸收系数 ε(C 以 mol/L 为单位);百分吸收系数 $E_{1cm}^{1\%}$(C 以%(g/100ml)为单位)。

在给定单色光、溶剂和温度等条件下,吸收系数是物质的特征常数,表明物质对某一特定波长光的吸收能力,吸收系数越大,表明该物质的吸光能力越强。在药物分析中使用 $E_{1cm}^{1\%}$,其意义是当吸光物质溶液浓度为1%,液层厚度为1cm 时,在一定条件下的吸光度。

2. 紫外-可见分光光度计
(1)基本结构
①光源。紫外区用氢灯或氘灯,可见区用钨灯或卤钨灯。
②单色器。棱镜或光栅。
③吸收池。玻璃比色杯仅适用于可见区,紫外区必须用石英杯。
④检测器。光电池、光电倍增管、光二极管阵列检测器等。
(2)紫外-可见分光光度计仪器校正、检定

①波长校正。使用汞灯或氘灯。

②吸收度的准确度检定。用重铬酸钾溶液检定。

③杂散光检查。采用一定浓度的碘化钾溶液和亚硝酸钠溶液测定 T。

3. 紫外吸光度测定要求

(1)溶剂:以空气为空白,测定溶剂和吸收池的吸收度,应符合要求。

(2)空白对照试验:将空白溶液装入与样品池相同的吸收池中,调节仪器,使吸收度为零或透光率为 100%,然后测定样品池的吸收度,消除溶剂、吸收池、光散射等因素的影响。

(3)测定波长的检查:采用 1cm 的吸收池,在规定的吸收峰波长±2nm 以内测试几个点(随行空白)。吸收峰波长应在该品种项下规定的波长±2nm 以内,并以吸收度最大的波长作为测定波长。

(4)供试品溶液的浓度:配置的测定液浓度,使溶液的吸收度在 0.3～0.7 之间,此范围内吸光度测定的相对误差较小。

(5)仪器的狭缝宽度:以减小狭缝宽度时供试品的吸收度不再增加为准。

4. 应用

(1)鉴别中的应用:核对吸收光谱的特征参数、比较吸收度比值、比较吸收光谱等。

(2)杂质检查中的应用:要求杂质与药物的吸收光谱有明显差别。

(3)含量测定中的应用:有对照品法、吸收系数法、计算分光光度法和比色法等。

(二)红外分光光度法

1. 红外光谱

红外光谱是物质吸收红外光 4000～400cm^{-1} 范围的红外光后由分子的振动、转动能级所产生的吸收光谱。有偶极距变化的活性振动可引起红外吸收,变化越大红外吸收越强。连续改变辐射红外光的波数,记录红外光的透过率得到红外吸收光谱,也称为分子振、转光谱。

2. 红外光谱仪

有色散型红外分光光度计和傅立叶变换红外光谱仪。

(1)光源:能斯特灯、硅碳棒等。

(2)样品室:放置气、液、固体样品,固体多为溴化钾压片。

(3)单色器:光栅等。

(4)检测器:真空热电偶、高莱池等。

红外光谱仪校正、检定包括波数准确性和分辨率两方面。通常采用聚乙烯薄膜为校正样品。

3. 红外吸收光谱图

纵坐标用透光率(%)表示,横坐标以波数(cm^{-1})和波长(μm)表示。红外光谱图按特征可分为:

(1)特征区(4000～1300cm^{-1}):由常见官能团振动产生,峰稀疏、易辨认、归属。

(2)指纹区(1300～400cm^{-1}):峰集中、强度变化大、难归属。

(3)特征峰:由典型官能团(化学键)引起。

(4)相关峰:一个基团有数种振动形式,产生的一组峰互为相关峰。

典型化学键的红外特征吸收峰

表1 常见果蔬的冷害症状

峰位(cm⁻¹)	峰强	振动形式	归属基团或化学键
3750～3000	强	γOH、γNH	O—H、N—H
3000～2700	弱～强	γ—CH	C—H(烷基)、—CHO
3300～3000	弱～中等	$\gamma\equiv$CH、$\gamma=$CH、γArH	$\equiv$CH、$=$CH、Ar—H
2400～2100	弱～中等	γC$\equiv$C、γC$\equiv$N	C$\equiv$C、C$\equiv$N
1900～1650	强	γC$=$O	C$=$O(醛、酮、羧酸及其衍生物)
1670～1500	中等～强	γC$=$C、γC$=$N、γN—H	C$=$C、C$=$N、N—H
1300～1000	强	γC—O	C—O(醚、酯、羧酸)
1000～650	中等～强	$\gamma=$C—H、γAr—H	不同取代形式双键、苯环

4. IR 应用

(1)药物的鉴别:采用与"药品红外光谱集"中标准图谱比较。

(2)药物的检查:主要对无效或低效晶型的检查,如甲苯咪唑的检查项。

三、考前模拟

【历年考题】

(一)A 型题(最佳选择题)

1. 红外分光光度法在药物的杂质检查中主要用来检查

A. 合成反应中间体　　B. 无紫外吸收的杂质　　C. 具有挥发性的杂质

D. 金属的氧化物或盐　　E. 无效或低效的晶型

2. 根据 Lambert－Beer 定律,吸收度与浓度和光路长度之间的正确关系式是

A. $A=-\lg T=-\lg^{10}/I=ECL$　　B. $A=-\lg T=-\lg^{10}/I=CL$

C. $A=\lg T=-\lg^{I}/I_0=CL$　　D. $A=\lg T=-\lg_{10}/I=ECL$

E. $A=-\lg T=-\lg^{I}/I_0=ECL$

3. 在紫外分光光度法中,供试品溶液的浓度应使吸收度的范围在

A. 0.1～0.3　　B. 0.3～0.5　　C. 0.3～0.7　　D. 0.5～0.9

E. 0.1～0.9

4. 某药物的摩尔吸收系数(ε)很大,则表示

A. 光通过该物质溶液的光程长　　B. 该物质溶液的浓度很大

C. 该物质对某波长的光吸收能力很强　　D. 该物质对某波长的光透光率很高

E. 测定该物质的灵敏度低

(二)B 型题(配伍选择题)

A. 3750～3000cm⁻¹　　B. 2400～2100cm⁻¹　　C. 1900～1650cm⁻¹

D. 1300～1000cm⁻¹　　E. 1000～650cm⁻¹

红外吸收光谱主要特征峰的波数是

1. V_{O-H}

2. $V_{C=O}$

3. V_{C-O}

(三)X 型题(多项选择题)

1. 紫外分光光度法中,用对照品比较法测定药物含量时

A. 需已知药物的吸收系数　　B. 供试品溶液和对照品溶液的浓度应接近

C. 供试品溶液和对照品溶液应在相同的条件下测定

D. 可以在任何波长处测定　　E. 是中国药典规定的方法之一

2. 紫外分光光度法鉴别药物,常用的测定参数有

A. λ_{max}　　B. λ_{max}处的 $E_{1cm}^{1\%}$　　C. $A\lambda 1/A\lambda 2$　　D. $C1/C2$　　E. T

【强化模拟题】

(一)A 型题(最佳选择题)

1. Beer—Lambert 定律 $A=-lgT=ELC$ 中

A. A 为吸收度 E 为吸收系数 L 一液层厚度(cm)

B. A 为面积 T 为透光率 E 为吸收系数 L 为液层厚度(cm)

C. A 为吸收度 T 为温度 E 为吸收系数 L 为液层厚度(cm)

D. A 为吸收度 T 为透光率 E 为吸收系数 L 为液层厚度(cm)

E. A 为吸收度 T 为透光率 E 为吸收系数 L 为液层厚度(dm)

2. 下列哪种吸收池即可用于紫外光区的测定,又可用于可见光区

A. 玻璃　　B. 石英　　C. 钴玻璃　　D. 具棱玻璃　　E. 水晶

3. 光度分析中,在某浓度下以 1.0cm 吸收池测得透光度为 T。若浓度增大一倍,透光度为

A. T2　　B. T/2　　C. 2T　　D. $T_{1/2}$　　E. T

4. 紫外测定中的空白对照试验中

A. 以空白溶液为空白　　B. 以空气为空白　　C. 以空吸收池为空白

D. 以水为空白　　E. 以溶剂为空白

5. 在紫外可见分分光度计的使用的过程中,当含有杂原子的有机溶剂当作溶剂使用时,它们的使用波长范围均

A. 不能小于截止使用波长　　B. 不能等于截止使用波长　　C. 不能大于截止使用波长

D. 在任何范围均可以　　E. 以上说法均不正确

6. 紫外可见分光光度计的使用过程中,检查溶剂的方法是

A. 以空白溶剂为空白　　B. 以空气为空白　　C. 以蒸馏水为空白

D. 以标准比色硫酸铜为空白　　E. 以上说法均不正确

7. 药物的摩尔吸收系数大是因为

A. 药物对一定波长光的吸收能力强　　B. 药物溶液的浓度高　　C. 药物的透光率高

D. 药物吸收波长大　　E. 药物分子对一定波长光吸收能力好

8. 吸光度测定时为了核对供试品溶液吸收峰的位置是否正确,除另有规定外,应以配制

供试品溶液的同批溶剂为空白对照,用1cm的石英吸收池,在何范围内测试吸光度

    A. 规定的吸收波长±1nm   B. 规定的吸收波长±2nm   C. 规定的吸收波长±3nm

    D. 规定的吸收波长±4nm   E. 规定的吸收波长±5nm

9. 紫外可见分见光光度法中配制供试品溶液浓度使吸收度范围在

    A. 0.1~0.9   B. 0.2~0.8   C. 0.3~0.7

    D. 0.5 左右   E. 低浓度溶液的测定

10. 药物的红外光谱特征参数,可提供

    A. 官能团信息   B. 药物晶体结构变化的确认   C. 分子量的大小

    D. 药物的纯杂程度   E. 分子中含有杂原子的信息

11. 红外吸收光谱的纵坐标注一般用

    A. 透过率   B. 透光率   C. 吸收率

    D. 吸收度   E. 吸收百分比

12. 红外光谱法应用于

    A. 鉴别、检查、含量测定   B. 杂质检查和含量测定   C. 晶型鉴别

    D. 鉴别、无效晶型检查   E. 制剂的鉴别、区别和检查

13. 羰基的特征吸收峰为

    A. 1500~1650   B. 1650~1900   C. 3000~2700

    D. 2400~2100   E. 1800~2000

14. $A=ECL$ 式中的 E 是

    A. 电极电位   B. 液体浓度   C. 液体厚度

    D. 吸收度   E. 吸收系数

15. 《中国药典》规定,可使用傅里叶变换红外光谱仪或色散型红外分光光度计进行红外吸光谱测定。必须对仪器用下列哪种物质进行较正

    A. 聚苯乙烯薄膜   B. 干燥的氯化钾粉末压片   C. 干燥的溴化钾粉末压片

    D. 聚乙烯薄膜   E. 干燥的氯化钠粉末压片

16. 目前,《中国药典》主要应用红外光谱对下列何种物质进行检查

    A. 多晶型   B. 有效晶型   C. 无效或低晶型

    D. 有效或多晶型   E. 有晶型的物质均可以

(二)B 型题(配伍选择题)

    A. A   B. $E_{1cm}^{1\%}$ C. ε D. T   E. IR

1. 透光率

2. 吸光度

3. 比吸收系数

4. 摩尔吸收系数

    A. 氘灯   B. 能斯特灯   C. 汞灯   D. 钠   E. 钾灯

5. 紫外分光光度法

6. 红外分光光度法

    A. $A=-IgT=ECL$

B. $C=\dfrac{R_I-R_{rb}}{R_r-R_{rb}}\times C_r$

C. $C_x=\dfrac{A_x}{A_R}\times C_R$

D. $C=\dfrac{A}{E_{1cm}^{1\%}\cdot L}$

E. $C=\dfrac{100a}{[\alpha]_D^{20}\cdot L}$

7. 紫外分光对照品比较法测定药物含量

8. 紫外分光百分吸收系数测定法

9. Lambert—Beer 定律

A. 200～400nm B. 400～760nm C. 400～4000cm D. 400～4000cm^{-1} E. ＜100nm

10. 紫外光区

11. 红外光区

12. 可见光区

A. 玻璃吸收池　　　　B. 石英吸收池　　　　C. 光电倍增管和硅光二极管阵列

D. 真空热电偶、高莱池　　　　　　　　E. 有色玻璃吸收池

13. 红外分光光度的检测器是

14. 仅适用于 370nm 以上的可见光区的吸收池是

15. 既适用于紫外光区的测定也适用于可见光区的吸收池是

16. 紫外分光光度计常用的检测器有

(三)X 型题(多项选择题)

1. 紫外分光光度计对所用溶剂的要求有

A. 所用溶剂能充分溶解样品　　B. 与样品无相互作用　　C. 挥发性小

D. 在测定波长处的吸光度应符合要求　　　　E. 无毒性

2. 影响 Beer 定律的因素有

A. 化学因素　　　　B. 非单色光　　　　C. 杂散光

D. 散射光和反射光　　E. 非平行光

3. 紫外-可见分光光度计的光源应是

A. 氢灯　　　　B. 氖灯　　　　C. 钨灯

D. 卤钨灯　　　E. 氙灯

4. 紫外分光光度法在药物分析中的应用有

A. 对照品比较法　　B. 鉴别　　　　C. 含量测定

D. 吸收系数法　　　E. 杂质检查

5. 紫外-可见分光光度法定量方法有

A. 对照品对照法　　B. 百分吸收系数法　　C. 标准曲线法

D. 计算分光法　　　E. 摩尔吸收系数法

6. 采用紫外分光光度法测定药物含量应

A. 选择仪器狭缝宽度使吸收度不再降低

B. 选择仪器狭缝宽度使测得吸收度不再增加

C. 测定波长和规定波长相差在±2nm 内

D. 选择仪器狭缝宽度使测得吸收度在 0.3~0.7

E. 测定波长和规定波长相差在±0.1nm 内

7. 红外分光光度计的检测器为

A. 光电倍增管　　　　　　　B. 硅碳棒　　　　　　　C. 真空热电偶

D. 高莱池　　　　　　　　　E. 紫外检测器

8. 红外光谱法的应用有

A. 药物鉴别,特别是化学鉴别方法少的药物

B. 药物纯度的检查

C. 化合物结构,特别是功能团的鉴定

D. 药物中微量杂质的鉴定

E. 药物的定量分析

9. 采用紫外分光光度法检验某药物时,若记录的吸收峰位置和规定的 λ_{max} 不符,其原因可能是

A. 仪器波长不准　　　　　　B. 吸收度的准确性差　　　　C. 该药物不纯

D. 该药物是伪晶　　　　　　E. 该药物不稳定

10. 用红外光谱法对固体样品进行测定时,可以采用的方法有

A. 压片法　　　　　　　　　B. 糊法　　　　　　　　　C. 沉积为透明薄膜的方法

D. 沉积为非透明薄膜的方法　E. 直接检测法

四、答案

【历年考题】

(一)A 型题

1. E　　　2. A　　　3. C　　　4. C

(二)B 型题

1. A　　　2. C　　　3. D

(三)X 型题

1. BCE　　2. ABCE

【强化模拟题】

(一)A 型题

1. D　　2. B　　3. A　　4. A　　5. A　　6. B　　7. A　　8. B　　9. C　　10. A

11. B　　12. D　　13. B　　14. E　　15. A　　16. C

(二)B 型题

1. D　　2. A　　3. B　　4. C　　5. A　　6. B　　7. C　　8. D　　9. A　　10. A

11. D　12. B　13. D　14. A　15. B　16. C

(三)X 型题

1. ABCD　2. ABCDE　3. ABCD　4. BCE　5. ABCD　6. BC　7. CD

8. ABC　9. AD　10. ABC

第六章 色谱法

一、考试大纲

1. 色谱法基础
(1)常用术语
(2)影响色谱分离的因素
(3)分类
2. 薄层色谱法
(1)仪器与材料
(2)操作方法
(3)色谱系统适用性实验
(4)测定法与应用
3. 高效液相色谱法
(1)分类
(2)高效液相色谱仪
(3)色谱系统适用性试验
(4)测定法
(5)应用
4. 气相色谱法
(1)气相色谱仪
(2)色谱系统适用性试验
(3)测定法
(4)应用
5. 电泳法
(1)基本原理
(2)平板电泳法
(3)毛细管电泳法
(4)应用

二、应试指南

(一)色谱法基础

1. 常用术语
(1)色谱图:色谱响应信号随时间的变化曲线称为流出曲线或色谱图。
(2)基线:在色谱分离过程中,没有组分流出时的流出曲线,即色谱图中无色谱峰的部分,称为基线。

(3)色谱峰:流出曲线上的突起部分称为色谱峰。

(4)保留值

①保留时间(t_R)从进样开始到某个组分色谱峰顶点的时间间隔称为该组分的保留时间。

②死时间(t_0)不被保留(分配系数为零)的组分的保间称为死时间,是流动相充满输液系统管路、色谱柱空隙及栓测池所需的时间。

③调整保留时间(t_R)组分在固定相中停留的时间称为调整保留时间。

④相对保留值(r)两组分的调整保留时间之比称为相对保留值,又称选择性因子。

(5)色谱峰区域宽度:是表示色谱柱柱效的参数。区域宽度越小,流出组分越集中,越有利于分离。

(6)分配系数:组分在固定相和流动相之间达到分配平衡时的浓度之比称为分配系数。

(7)容量因子:又称为质量分配系数,即达到分配平衡后,组分在固定相和流动相中的质量之比。

2. 影响色谱分离的因素

(1)理论塔板数的计算及注意事项

$$n=16(t_R/W)^2 \text{ 或 } n=5.54(t_R/W_{h/2})^2$$

注意:①计算时,式中的保留时间与斗高峰宽应取相同的单位;②此式求出的是每根色谱柱的理论板数;③用不同的组分计算同一根色谱柱的理论板数会有差别。

(2)影响柱效的主要因素:色谱柱的理论板数越多,柱效越高;同样长度的色谱柱中的板高越小,理论板数越多,柱效越高。

3. 分类

(1)按分离原理分类:可分为吸附色谱法、分配色谱法、离子交换色谱法与分子排阻色谱法等。

(2)按分离方式分类:可分为平面色谱法、柱色谱法及电泳法。

(二)薄层色谱法

在薄层上进行色谱分离的方法称为薄层色谱法,简称 TLC。

1. 仪器与器材

常用的固定相与薄层板、点样器、展开容器、显色剂与显色装置、检视装置。

2. 操作方法

(1)固定相:薄层色谱法常用的固定相有硅胶(G、GF$_{254}$、H、HF$_{254}$)、氧化铝(碱性、中性、酸性)和聚酰胺等。聚酰胺与酚、羧酸、氨基酸等形成氢键,实现分离。

(2)薄层色谱法测定步骤为:①玻璃板基片准备;②取固定相薄层用硅胶,加适量水(1:3)调成糊状或加入适量黏合剂;③将糊状固定相倒入涂布器,涂布,厚度为 0.2~0.3mm;④晾干,在 110℃活化 30 分钟。

薄层板分为无黏合剂和有黏合剂两种,可自行铺板或购买商品的普通薄层板和高效薄层板。

(3)薄层色谱法测定步骤为:①点样。点样基线距底边 2.0cm,样点直径为 2~4mm,点间距为 1.0~2.0cm。②展开。预先展开剂饱和,待展开至 10~15cm 后标记前沿;③检视。荧光薄层板在紫外光灯下、普通板在日光下检视。或者用通用型显色剂(碘、硫酸、荧光黄灯)、专用型显色剂显色(喷雾法、浸渍法和压板法等)后检视。

3. TLC 色谱系统适用性试验

(1)检测灵敏度:使样品显示清晰斑点。

(2)比移值:Rf 值的可用范围为 0.2~0.8,最佳范围为 0.3~0.5。Rf 值描述组分斑点的位置,是 TLC 的基本定性参数($Rf = l/l_0$)。

影响 Rf 值的因素:被分离物质的结构和性质;薄层板的性质;展开剂性质;展开室内的展开剂蒸汽饱和程度。

(3)分离度:要求相邻两斑点应清晰分离。

$$R = 2d/(W_1 + W_2)$$

4. TLC 应用

(1)在鉴别中的应用:与对照品比较比移值,两者 Rf 值应一致。与结构相似的物质比较比移值,两者 Rf 值应不同。

(2)在杂质检查中的应用:有杂质对照品比较法;自身稀释对照法;其他方法。

(三)高效液相色谱法

根据分离机制,色谱法可分为分配色谱、吸附色谱、离子交换色谱、空间排阻色谱和亲合色谱等类型。

1. 常用术语

(1)分配系数:指组分在固定相(S)和流动相(m)之间分配平衡时的浓度之比。

$$k = Cs/Cm$$

(2)容量因子:又称质量分配系数,指平衡后,组分在固定相(S)和流动相(m)中的质量之比。

$$k = Ws/Wm$$

容量因子与分配系数的关系:$k = CsVs/CmVm = KVs/Vm$。

组分的容量因子不等是色谱分离的先决条件。

(3)保留时间(t_R):从进样开始到组分色谱峰顶点的时间称为保留时间。

(4)死时间(t_0):分配系数为零的组分的保留时间称为死时间。

(5)标准差(σ):0.607 倍峰高处的峰宽之半。

(6)半峰宽($W_{h/2}$):峰高一半处的峰宽,$W_{h/2} = 2.355\sigma$。

(7)峰宽(W):通过色谱峰两侧的拐点作切线在基线上的截距。

(8)峰面积(A):色谱曲线与基线间包围的面积。

2. 高效液相色谱仪

(1)基本结构:由高压输液泵、色谱柱(分析型或制备型,分析型色谱型色谱柱内径 2~5mm,长 10~30cm)、进样阀(六通进样阀)、检测器和记录系统等组成。

(2)检测器类型与适用范围:选择型检测器也称浓度型检测器,该类检测器响应值不仅与待测物浓度有关,还与化合物结构有关。①紫外检测器:适用于具有共轭结构的化合物的检测;②光电二极管阵列检测器 DAD:可获得三维光谱-色谱图,用于待测物的光谱鉴定和色谱峰的纯度检查;③荧光检测器:适用于在流动相条件下有荧光或经衍生转化为具有荧光的化合物的检测,如多环芳烃、氨基酸、维生素、甾体化合物及酶类等;④电化学检测器:应用于无紫外吸收或荧光的化合物的测定;⑤质谱检测器:主要应用于大分子的检测及色谱峰的纯度或原料药的杂质检查。

通用型检测器也称质量型检测器,该类检测器对所有化合物均有响应。①示差折光检测器:仅对少数化合物如糖类的灵敏度较高;②蒸发光散射检测器:适用于紫外检测器检测困难的物质的分析(响应值与浓度呈双对数线性关系)不允许使用含不挥发盐组分的流动相。

3. 吸附色谱法

分离原理是利用被分离组分的分子(溶质分子)对固定相吸附剂表面活性中心吸附能力的差别而达到分离。

固定相以硅胶最为常用,另外还有氧化铝、高分子多孔微球及分子筛。

流动相以烷烃(如正己烷)为底剂,加入适量的极性调整剂(二氯甲烷、异丙醇等),组成二元或多元溶剂系统。流动相极性大洗脱能力强,组分的 t_R 短;组分极性强,t_R 越大。

4. 分配色谱法

分离原理是利用被分离组分溶入互不相容的固定相和流动相,因溶解度的差别而实现分离。按相对极性大小分为正相分配色谱法和反相分配色谱法。

正相分配色谱法:流动相极性小于固定相的极性。极性小的组分先流出。本法适用于溶于有机溶剂的极性及中等极性的分子型物质。

反相分配色谱法:流动相极性大于固定相的极性。极性大的组分先流出。应用广泛,是用于分离非极性至中等极性的组分。

分配色谱法最常用的固定相是化学键合相,它通过化学反应将固定液键合到载体表面而成,具有不易流失、化学稳定、适用 pH 值范围为 2～8 中不变质、热稳定性好、载样量大等优点,适用于作梯度洗脱等优点。可分为非极性键合相和极性键合相。

正相色谱法的流动相以烷烃(如正己烷)为底剂,加入适量的极性调整剂;最常用的固定相为极性键合相。反相色谱法常用的流动相通常由甲醇－水、乙腈－水或甲醇－乙腈－水组成;最常用的固定相为极性或非极性键合相。

5. HPLC 系统适用性试验

各药物品种项下的固定相种类、流动相组成、检测器类型不得更改。

(1)色谱柱理论板数:应符合各品种项下规定。

$n = 5.54(t_R/W_{h/2})^2$

(2)分离度:要求待测峰与其他峰的 R＞1.5。

$R = 2(t_{R2} - t_{R1})/(W_1 + W_2)$

(3)重复性:连续进样 5 次,峰面积测量值的相对标准偏差应不大于 2.0%。

(4)拖尾因子:峰高定量时,T 为 0.95～1.05。

$T = W_{0.05h}/2d_1$

6. HPLC 应用

(1)鉴别中应用:在相同色谱条件下,记录样品液和对照液的色谱图,比较主峰保留时间的一致性。

(2)杂质检查的应用

①内标法加较正因子测定供试品中某个杂质含量

$$校正因子(f) = \frac{A_s/C_s}{A_R/C_R}$$

$$含量(C_X) = f_x\frac{A_x}{A_s/C_s}$$

②外标法测定供试品中某个杂质或主成分含量

$$含量(C_X) = CR\frac{AX}{AR}$$

③加校正因子的主成分自身对照法;④不加校正因子的主成分自身对照法;⑤面积归一化法测量各杂质峰的面积和色谱图上除溶剂以外的总色谱峰面积,计算各峰面积占总峰面积的百分率,即得。本法一般不宜用于微量杂质的检查。

(3)含量测定中的应用:内标法和外标法测定含量,即①内标法加较正因子测定供试品中主成分含量;②外标法测定供试品中主成分含量。

(四)气相色谱法

1. 气相色谱仪

(1)基本结构:由载气源、进样系统、色谱系统(色谱柱、柱温箱)、检测器和记录系统等组成。气相色谱法进样方式一般分为溶液直接进样法和顶空进样法。

(2)检测器类型与适用范围:常用的检测器主要有①火焰离子化检测器(FID)。适于碳氢化合物,空气助燃。②氮磷检测器(NPD)。适于含氮、磷化合物。③火焰光度检测器(FPD)。适于含磷、硫药物。④电子捕获检测器(ECD)。主要用于含卤素药物及硫、氧、羰基、氰基等电负性强的化合物。⑤质谱检测器(MS)。结构确证。⑥热导检测器 TCD。应用较少。

2. 常用流动相、固定相和载体

(1)流动相(载气):使用高压钢瓶或高纯度气体发生器。FID 多用氮气或氢气,燃气为氢气,助燃气为空气;TCD 多用氮气或氢气;ECD 多用氮气或氩气。

(2)固定相(固定液):一般是高沸点的液体。包括烃类、硅氧烷类和醇类。

(3)载体:化学惰性的多孔微粒。常用的是红色或白色硅藻土载体。

毛细管色谱柱:开管型毛细管柱,包括涂壁毛细管柱 WCOT、载体涂层毛细管柱 SCOT;还有填充型毛细管柱。最常用的为 SCOT 柱。

3. GC 色谱系统适用性试验

同 HPLC 色谱系统适用性试验。

4. GC 应用

(1)在鉴别中应用:在相同色谱条件下,记录样品液和对照液的色谱图,比较主峰保留时间的一致性。

(2)杂质检查中的应用:内标法加校正因子、外标法、面积归一化法和标准溶液加入法。

(3)含量测定中的应用:采用内标法、外标法和标准加入法(消除基质效应的影响)对药物含量进行测定。

(五)电泳法

电泳法指在电场作用下,依据各组分之间的淌度,在惰性支持介质中向对应的电极方向按各自的速度进行泳动而实现分离的方法。

1. 常用术语

(1)迁移速度:在电场中,带电粒子的电泳迁移速度(v)＝电泳淌度(μ)与电场强度(E)的乘积。

(2)电泳淌度:溶质在给定缓冲溶液中和单位电场强度下,单位时间内移动的距离,即单位电场强度下的电泳速度。

(3)电渗流:在电场的作用下,带正电的缓冲溶液向负极移动,形成电渗流。

各组分的分离是由带电组分的电泳泳动和缓冲液的电渗共同作用的结果。

影响电泳分离的因素:缓冲液 pH 值和离子强度、电场强度和样品浓度。

2. 各类电泳方法

药典收载的方法:纸电泳法、醋酸纤维素电泳法、琼脂糖凝胶电泳法、聚丙烯酰胺凝胶电泳法、SDS 聚丙烯酰胺凝胶电泳法。

电泳法主要应用于蛋白质、核酸、多肽等药物鉴别、分子量测定、纯度测定(归一化法)等。

3. 毛细管电泳法

(1)定义:以弹性石英毛细管为分离通道,以高压直流电场为驱动力,依据样品的淌度和分离行为的差异实现分离的一种分析方法。

(2)毛细管电泳法特点:高分辨、高效、快速、和仪器化的电泳技术,又称高效毛细管电泳。

(3)分离模式:毛细管区带电泳(CZE)、毛细管凝胶电泳(CGE)、毛细管等速电泳(CITP)、毛细管等电聚焦电泳(GIEF)、胶束电动毛细管电泳(MEKC 或 MECC)、毛细管电色谱(CEC)等。

三、考前模拟

【历年考题】

(一)A 型题(最佳选择题)

1. 在色谱分离中,组分达到平衡时,在固定相中的质量为 Ws、浓度为 Cs,在流动相中的质量为 Wm、浓度为 Cm,则此组分的容量因子为

A. (Cs/Cm)/(Wm×Cm)　　　B. Cm/Cs　　　C. (Ws×Cs)/(Wm×Cm)　　　D. Wm/Ws

E. Ws/Wm

2. 用 HPLC 测得两组分的保留时间分别为 8.0 和 10.0 分钟,峰宽分别为 2.8 和 3.2mm,记录纸速为 5.0mm/min,则两峰的分离度为

A. 3.4　　　B. 3.3　　　C. 4.0　　　D. 1.7　　　E. 6.8

3. 硅胶的分离机制是

A. 吸附法　　　B. 交换法　　　C. 分配法　　　D. 分子排阻法　　　E. 亲和色谱法

4. 在紫外分光光度法中,供试品溶液的浓度应使吸收度的范围在

A. 0.1~0.3　　　B. 0.3~0.5　　　C. 0.3~0.7　　　D. 0.5~0.9　　　E. 0.1~0.9

5. 中国药典中,薄层色谱法在检查中主要应用于

A. 一般杂质检查　　　B. 水分的测定　　　C. 有机溶剂残留量的确定

D. 溶液颜色的检查　　　E. 有关物质的检查

6. 色谱法用于定量的参数是

A. 峰面积　　　B. 保留时间　　　C. 保留体积　　　D. 峰宽　　　E. 死时间

7. 电泳法是

A. 在电场下测量电流的一种分析方法

B. 在电场下测量电导的一种分析方法

C. 在电场下测量电量的一种分析方法

D. 在电场下分离供试品中不带电荷组分的一种方法

E. 在电场下分离供试品中带电荷组分的一种方法

8. 测得两色谱峰的保留时间 $t_{R1}=6.5\text{min}$，$t_{R2}=8.3\text{min}$，峰宽 $W_1=1.0\text{min}$，$W_2=1.4\text{min}$，则两峰分离度 R 为

A. 0.22   B. 1.2   C. 2.5   D. 0.75   E. 1.5

(二)B 型题(配伍选择题)

A. 高效液相色谱法   B. 气相色谱法   C. 两者均可   D. 两者均不可

以下情况所适用的方法

1. 可用于测定药物的含量

2. 以气相为流动相

3. 以液相为流动相

4. 使用氢火焰离子化检测器

5. 不适用于热不稳定化合物的分析

A. 色谱峰高或峰面积   B 死时间   C. 色谱峰保留时间

D. 色谱峰宽   E. 色谱基线

6. 用于定性的参数是

7. 用于定量的参数是

8. 用于衡量柱效的参数是

A. 峰面积   B. 峰高   C. 保留时间   D. 峰宽   E. 半高峰宽

色谱柱理论塔板数计算公式 $n=5.54(t_R/W_{h/2})^2$ 中各符号的含义是

9. t_R 表示

10. $W_{h/2}$ 表示

A. 气相色谱法   B. 高效液相色谱法   C. 十八烷基硅烷键合硅胶

D. 红外分光光度法   E. 差示扫描量热法

以下缩写是指

11. IR

12. HPLC

13. DSC

(三)X 型题(多项选择题)

1. 中国药典(2000 年版)规定色谱系统适用性实验应包括

A. 色谱柱的理论板数   B. 分离度   C. 重复性   D. 中间精密度   E. 拖尾因子

2. 色谱系统适用性试验的项目有

A. 拖尾因子   B. 理论板数   C. 检测限   D. 定量法   E. 分离度

3. 薄层色谱法常用的吸附剂有

A. 硅胶　　　　B. 聚乙二醇　　　　C. 氧化铝　　　　D. 硅氧烷　　　　E. 鲨鱼烷

4. 薄层色谱法的固定相有

A. 硅胶 H　　　B. 硅胶 G　　　　C. 氧化铝　　　　D. 滤纸　　　　E. 聚酰胺

5. 高效液相色谱仪的组成部分包括

A. 热导检测器　B. 六通进样阀　　C. 紫外检测器　D. 高压输液泵　E. 色谱柱

6. 色谱法的系统适应性试验内容包括

A. 理论塔板数　　B. 重复性　　　C. 拖尾因子　　　D. 分离度　　　E. 保留值

7.《中国药典》(2000 年版)正文各品种相下规定的 HPLC 条件中,不得任意改变的是

A. 固定相种类　　B. 固定相牌号　　C. 流动相组成　　D. 混合流动相各组分的比例

E. 检测器类型

【强化模拟题】

(一)A 型题(最佳选择题)

1. 薄层色谱法的英文缩写是

A. GC　　　　　B. TLC　　　　　C. HPLC　　　　　D. IR　　　　　E. UVS

2. 表示薄层色谱的分离效能的是

A. 分离度　　　B. 精密度　　　C. 比移值　　　D. 灵敏度　　　E. 以上均不正确

3. 表示正常色谱峰与不正常色谱峰的是

A. 拖尾因子　B. 保留值　　C. 相对保留值　　D. 保留时间　E. 相对保留时间

4. 基线主要是反映检测器的

A. 分离度　　　B. 灵敏度　　　C. 噪音水平　　　D. 精密度　　　E. 色谱过程

5. 用于薄层色谱定性指标的是

A. 供试品与对照品的死时间　　　　　B. 供试品与对照品的保留时间的比值

C. 供试品与对照品的斑点大小　　　　D. 供试品与对照品的比移值

E. 供试品与对照品的斑点颜色

6. 高效液相色谱法最常用的检测器是

A. 热导检测器　　B. 电子捕获检测器　　　C. 氢火焰离子化检测器

D. 荧光检测器　　E. 紫外检测器

7. 容量因子又称

A. 分配系数　　　B. 质量分配系数　　　C. 重量分配系数

D. 吸收系数　　　E. 摩尔吸收系数

8. 高效液相色谱法中流动相的 pH 值应控制在

A. 1～9　　　　B. 2～8　　　　　C. 2～9　　　　　D. 2～10　　　　E. 无特殊规定

9. 高效液相色谱法除另有规定外,拖尾因子为

A. 大于 1.5　　B. 小于 1.5～2.0　　C. 0.1～0.9　　D. 0.95～1.05　　E. 大于 1.00

10. 用 HPLC 法测得某药保留时间为 14min,半高峰宽 2.0mm(低速 5mm/min),计算柱效为

A. 193.9　　　　B. 387.8　　　　　C. 3393.2　　　　D. 6543.2　　　　E. 6786.5

11. 高效液相色谱法用于含量测定时,对系统性能的要求是

A. 理论板数越高越好　　　B. 相邻两峰分离度一般须＞1　　　C. 柱长尽可能长

D. 理论板数,分离度等须符合系统适用性的各项要求,分离度一般须＞1.5

E. 系统的性能无须检定

12. 高效液相色谱法中所谓正相色谱是指

A. 非极性固定相与极性流动相的色谱　　　B. 非极性流动相与极性固定相的色谱

C. 采用葡萄糖凝胶为载体的色谱　　　D. 采用离子对试剂的色谱

E. 采用交换树脂为载体的色谱

13. 反相高效液相色谱法常用的流动相为

A. 氯仿　　　B. 丙酮　　　C. 甲醇—水　　　D. 乙醇—水　　　E. 正己烷

14. 高效液相色谱法,高效气相色谱法中的分离度(R)计算公式为

A. $R=2(t_{R1}-t_{R2})/(W_1-W_2)$　　　B. $R=2(t_{R1}+t_{R2})/(W_1-W_2)$

C. $R=2(t_{R2}-t_{R1})/(W_1+W_2)$　　　D. $R=2(t_{R2}-t_{R1})/(W_1+W_2)$

E. $R=2(t_{R1}-t_{R2})/(W_1+W_2)$

15. 色谱法定量分析时采用内标法的优点是

A. 优化共存组分的分离效果　　　B. 消除和减轻拖尾因子

C. 消除仪器、操作等影响,优化测定的精密度

D. 内标物易建立　　　E. 为了操作方便

16. 对气相色谱描述不恰当的是

A. 检测器为电子捕获紫外检测器　　　B. 色谱柱采用毛细管柱

C. 进样采用直接进样方式或定容进样　　　D. 灵敏度高

E. 可测定绝大多数化合物

17. 气相色谱法的杂质检查方法是

A. 面积归一化法　　　B. 内标法　　　C. 外标法　　　D. 内标法加校正因子

E. A＋B＋C＋D

18. 电泳法中,影响各组分分离的因素是

A. 缓冲溶液　　　B. 离子强度　　　C. 电场强度　　　D. 样品浓度

E. A＋B＋C＋D

19. 毛细管电泳的驱动力是

A. 载气　　　B. 高压泵　　　C. 高压直流电场　　　D. 高压交流电

E. 缓冲液毛细作用

20. 气相色谱法中测定有机物的常用检测器是

A. 蒸发光散射检测器　　　B. 紫外检测器　　　C. 电化学检测器

D. 氢焰离子化检测器　　　E. 光电池检测器

21. 分离度也可称为

A. 分辨率　　　B. 精密度　　　C. 相关系数　　　D. 吸收系数　　　E. 回收率

22. 在薄层色谱法中,硅胶的活化温度为

A. 100℃～110℃　　　B. 90℃～100℃　　　C. 95℃～100℃　　　D. 105℃～110℃

E. 110℃～115℃

(二)B 型题(配伍选择题)

A. 烷基磺酸　　B. 烷基季铵盐　C. 磷酸　　　　D. 离子对试剂　E. 缓冲液

1. 离子抑制剂
2. 分离酸类常用
3. 分离碱类常用

A. ODS　　　B. 氧化铝　　　C. 琼脂糖　　　D. SE-52(含苯基 5%,300℃)　　　E. 水

4. TLC 所用吸附剂
5. HPLC 常用的固定相
6. GC 所用极性固定液

A. 毛细管气相色谱法　　B. 高效液相色谱法　　C. 薄层色谱法　　D. 电泳法

E. 纸色谱法

7. 用于测定蛋白质分子量
8. 以气体为流动相
9. Rf 值的测定
10. 甲醇-水为流动相

A. 活化　　　　B. 钝化　　　　C. 氧化　　　　D. 去极化　　　　E. 载体

11. 将硅胶放在 105℃~110℃加热 30min,使其活性增强
12. 除去或减弱载体吸附力

A. 比移值　　　B. 分离度　　　C. 理论板数　　D. 容量因子　　　E. 分配系数

13. $n = 5.54(t_R/W_{1/2})^2$
14. $R = 2(t_{R2} - t_{R1})/(W_1 + W_2)$
15. $K = C_s/C_m$
16. $R_f = 1/10$

A. 硅胶薄层板　B. ODS柱　　　C. 顶空进样法　D. 琼脂糖　　　　E. 高压直流电

17. 电泳法
18. 高效液相色谱法
19. 气相色谱法
20. 毛细管电泳法

A. ELSD　　　　B. ECD　　　　C. FID　　　　D. CE　　　　E. CZE

21. 毛细管电泳法
22. 蒸发光散身检测器
23. 电子捕获检测器
24. 火焰离子化检测器

(三)X 型题(多项选择题)

1. 薄层色谱法的注意事项包括
A. 硅胶薄层板需在 110℃下活化 30 分钟
B. 点样距底边 2cm,点直径 2~4mm,间距 1~2cm

C. 校正,定位

D. 预先展开剂饱和

E. Rf 值可用范围 0.2~0.8

2. 按分离机制不同色谱法可分为

A. 吸附色谱法　　B. 分配色谱法　　　　C. 离子交换色谱法　　D. 分子排阻色谱法

E. 亲合色谱法

3. 高效液相色谱法中浓度性检测器是

A. 示差折光检测器　　B. 蒸发光散射检测器　　C. 紫外检测器　　D. 荧光检测器

E. 电化学检测器

4. 在 HPLC 法测定中,系统适用性试验包括

A. 理论板数　　B. 分离度　　C. 重复性　　D. 拖尾因子　　E. 准确度

5. 聚酰胺薄层板适用于分离的物质有

A. 酚类　　　　B. 羧酸　　　　C. 氨基酸　　　D. 醇类　　　　E. 醛类

6. 薄层色谱法的固定相包括

A. 氧化铝　　　B. 聚酰胺　　C. 硅胶　　　D. 高分子小球　　E. 分子筛

7. 高效液相色谱仪基本结构是

A. 进样系统　　B. 色谱柱系统　　C. 检测系统　　D. 输液系统

E. 数据记录处理系统

8. 高效液相色谱法定量方法有

A. 加校正加子的主成分自身对照法　　　B. 不加校正因子成分自身对着法

C. 内标法　　　　　　　　　　D. 外标法　　　E. 面积归一化法

9. 反相液相色谱法是

A. 应用最广泛的高效液相色谱法　　　B. 流动相的极性小于固定相

C. 极性强的组分先流出色谱柱　　　　D. 流动相极性大于固定相极性的

E. 主要用于分离非极性至中等极性的各类分子型物质

10. 电泳法的主要应用有

A. 鉴别　　B. 分子量测定　　C. 纯度检查　　D. 等电点测定

E. 分子中官能团的确定

11. 气相色谱法常用的检测器是

A. 蒸发光散射检测器　　B. 氢火焰离子化检测器　　C. 热导检测器

D. 电子捕获检测器　　　E. 火焰光度检测器

12. 气相色谱固定相有

A. 烃类　　B. 醇类　　C. 硅藻土　　D. 硅氧烷　　E. 硅胶

13. 常用电泳法有

A. 聚丙烯酰胺凝胶电泳　　B. 纸电泳　　　　　C. 醋酸纤维素电泳

D. 琼脂糖凝胶电泳　　　　E. SDS 聚丙烯酰胺凝胶电泳

14. 气相色谱法常用的固定液有

A. 醚类　　B. 硅氧烷类　　C. 酚类　　D. 醇类　　E. 烃类

15. 气相色谱法载气

A. 氢气   B. 氩气   C. 氮气   D. 氦   E. 空气
16. GC 的定量测定方法包括
A. 内标法   B. 外标法   C. 主成分自身对照法   D. 标准溶液加入法
E. 面积归一化法

四、答案

【历年考题】

(一)A 型题

1. E   2. B   3. A   4. C   5. E   6. A   7. E   8. D

(二)B 型题

1. C   2. B   3. A   4. B   5. B   6. C   7. A   8. D   9. C   10. E
11. D   12. B   13. E

(三)X 型题

1. ABCE   2. ABE   3. AC   4. ABCE   5. BCDE   6. ABCD   7. ACE

【强化模拟题】

(一)A 型题

1. B   2. A   3. A   4. C   5. D   6. E   7. B   8. B   9. D   10. E
11. D   12. B   13. C   14. C   15. C   16. E   17. E   18. E   19. C   20. D
21. A   22. D

(二)B 型题

1. C   2. B   3. A   4. B   5. A   6. D   7. D   8. A   9. C   10. B
11. A   12. B   13. C   14. B   15. E   16. A   17. D   18. B   19. C   20. E
21. D   22. A   23. B   24. C

(三)X 型题

1. ABDE   2. ABCD   3. AB   4. ABCD   5. ABCD   6. ABC
7. ABCDE   8. ABCD   9. ABCD   10. ABCD   11. BCDE   12. ABD
13. ABCDE   14. BDE   15. ACD   16. ABDE

第七章　体内药物分析法

一、考试大纲

1. 体内样品种类
(1)血样
(2)尿样
(3)唾液
2. 体内样品处理方法
3. 体内样品测定
(1)体内样品测定的常用方法
(2)定量分析方法验证
(3)应用

二、应试指南

(一)体内样品种类

1. 血样

血样包括全血、血浆和血清,它们是最为常用的体内样品。血药浓度监测,除特别说明是全血外,通常都是指血浆或血清中药物浓度的测定。当药物在体内达到稳定状态时,血浆中药物的浓度能够反映药物在靶器官状况,因此血浆药物浓度可作为体内药物浓度的可靠指标。

(1)血样(全血)的采集:动物实验时,可直接从动脉或心脏取血。对于患者或志愿者,通常采集静脉血。血样的采集时间由测定目的和药代动力学参数决定。全血采集后置含有抗凝剂的试管中,混合均匀,即得。血浆或血清由采集的全血制备。

(2)血浆的制备:将采集的全血置含有抗凝剂的试管中,混匀后,以约 $1000 \times g$ 力离心 $5 \sim 10$ 分钟,促进血红细胞沉降分离,分取上清液即为血浆。

(3)血清的制备:将采集的全血在室温下放置至少 $0.5 \sim 1$ 小时,待血液凝固后,再以约 $600 \times g$ 力离心 $5 \sim 10$ 分钟,促进血红细胞沉降分离,分取上清液即为血清。

2. 尿样

(1)尿样的分类:包括随时尿、晨尿、白天尿、夜间尿及时间尿。

(2)尿样的采集与处理方法:采集的尿液应该是自然排尿。尿液在放置时可因细菌繁殖而变混浊,因此尿样采集后应立即测定。若不能立即测定,必须采集后立即处置,或低温保存,或加入防腐剂后冷藏保存。保存时间在 36 小时以内,可置冰箱冷藏;若需长时间保存,则应冰冻贮藏。测定尿液中药物浓度时应采用时间尿。

3. 唾液

唾液由腮腺、颌下腺、舌下腺和口腔黏膜腺体分泌的黏液在口腔里混合而成的消化液。唾液的采集应尽量在安静状态下进行。一般在漱口后 15 分钟收集。一分钟内约可采集 1ml。

唾液采集后应立即测量其除去泡沫部分的体积,并以 1000×g 力离心 10 分钟,分取上清液作为药物浓度测定的样品。

(二)体内样品处理方法

1. 去除蛋白质法

在测定血样及组织匀浆等样品中的药物时,首先应去除蛋白质。去除蛋白质既可使蛋白结合型的药物释放出来以便测定药物的总浓度,又可避免进一步的溶剂萃取过程中乳化的形成,并可消除内源性干扰,同时保护仪器性能,延长使用寿命。去除蛋白质常用的方法包括蛋白沉淀法和蛋白分解法。

(1)蛋白沉淀法:常用的方法包括加入有机溶剂、强酸和无机盐。

①加入与水混溶的有机溶剂。加入与水混溶的有机溶剂,可使蛋白质分子内及分子间的氢键发生变化、影响蛋白质解离,而使蛋白质解聚,进而使与之结合的药物释放。常用的水溶有机溶剂有:乙腈、甲醇、丙酮、四氢呋喃等。

②加入强酸。当溶液的 pH 值低于蛋白质的等电点时,以阳离子形式存在的蛋白质可与酸根阴离子形成不溶性盐而沉淀析出。常用的强酸有:10%三氯醋酸、7%高氯酸、5%偏磷酸等。

③加入无机盐。无机盐具有比蛋白质更强的亲水性和解离能力。加入无机盐,使溶液的离子强度发生变化抑制蛋白质解离,并使与蛋白质水合的水被置换出来,从而使蛋白质盐析脱水而沉淀。常用的无机盐有:饱和硫酸铵、硫酸钠、镁盐、磷酸盐及枸橼酸盐等。

(2)蛋白分解法:在测定某些与蛋白结合牢固、且对酸不稳定的药物时,常需用酶解法使蛋白分解而释出药物。酶解法主要用于脏器组织中药物的测定。

2. 缀合物水解法

常用的缀合物水解方法包括酸水解和酶水解。

(1)酸水解:通常使用无机酸,如盐酸或磷酸溶液等。酸水解的优点是简便、快速,但是专属性较差,并需注意避免药物的进一步降解。对于遇酸及受热不稳定的药物,可采用酶水解法。

(2)酶水解法:常用葡糖醛酸苷酶或硫酸酯酶,或二者的混合物。酶水解时应当注意控制反应的 pH、酶试用量、孵育温度、酶解时间,并在厌氧条件下进行。尿液样本进行酶解时,需要首先隐蔽会抑制酶活力的阳离子。

3. 萃取分离法

萃取法是应用最多的分离、纯化方法。包括液-液萃取法和液-固萃取法。

(1)液-液萃取法(LLE):多数药物具有亲脂性,在弱极性的有机溶剂中的溶解度大于在水相中的溶解度,则血样或尿样中所含的大多数内源性物质是强极性的水溶性物质。因而用有机溶剂萃取可去除大部分的内源性物质干扰。LLE 的优点包括:操作简便、选择性好、去除内源性物质干扰能力强,因而在体内样品分析中被广泛使用。强极性水溶性的药物通常不易被有机溶剂萃取,此时使用离子对萃取法有可能实现他们的液-液萃取分离。

(2)固相萃取法(SPE):利用柱色谱分离方法,将具有啄附、分配或离子交换性质的大比表面积吸附填料作为萃取剂填成小小柱,以适宜溶剂淋洗活化后,将体内样品通过小柱,微量的待测成分被保留,而内源性干扰物质则大都不被保留而通过,用淋洗溶剂进一步洗去干扰物后,再洗脱溶剂将药物洗脱收集,挥干溶剂后,用少量溶剂复溶进行分析。与 LLE 相比较,SPE 具有净化能力强、萃取效率高、处理速度快、易自动化等优点。

4. 化学衍生化法

化学衍生化的目的包括:改变药物的色谱行为;增强药物的稳定性;改善(手性拆分)分离能力;提高检测灵敏度等。化学衍生化 HPLC 分析包括柱前和柱后衍生化两种方法。

(三)体内样品测定

1. 体内样品测定的常用方法

体内样品分析常用的方法有免疫分析法和色谱分析法。

2. 定量分析方法验证

(1)特异性

(2)标准曲线与线性范围

(3)定量下限

(4)精密度与准确度

(5)样品稳定性

(6)提取回收率

(7)质控样品

(8)质量控制

(9)测试结果

3. 应用

(1)治疗药物监测的对象

(2)在药代动力学研究中的应用

三、考前模拟

【强化模拟题】

(一)A 型题(最佳选择题)

1. 体内样品包括

A. 体液　　B. 组织液　　　C. 组织　　　D. 器官　　　E. 体液及组织

2. 体内药物分析中最为常用的样本是

A. 血液　　B. 尿液　　　C. 唾液　　　D. 脏器　　　E. 组织

3. 以灵敏可靠的方法,检测病人在给药后的血液或其他体液中的药物浓度,并应用药物代谢动力学理论,指导最适个体化用药方案的制定和调整,以避免用药剂量过大及可能产生的毒性反应,保证药物治疗的有效性和安全性指的是

A. 药物治疗监测　　　B. 治疗药物监测　　　C. 用药监测　　　D. 血药浓度监测

E. 临床药物监测

4. 制备血清时,采集的全血在室温下放置至少

A. 10~20 分钟　　　B. 20~30 分钟　　　C. 0.5~1 小时　　D. 1~1.5 小时

E. 1.5~2 小时

5. 测定尿液中药物浓度时应采用
A. 夜间尿　　B. 随时尿　　C. 晨尿　　D. 时间尿　　E. 白天尿

6. 若分析时无影响,则可用下列哪种物质来处理唾液以降低其黏度
A. 酸　　B. 盐　　C. 碱　　D. 酶　　E. 蒸馏水

7. 尿样预处理常用的方法是
A. 用酸或酶水解使药物从缀合物中释出　　B. 用碱或酶水解使药物从缀合物中释出
C. 用酸或酶使药物从蛋白结合物中释出　　D. 用碱或酶使药物从蛋白结合物中释出
E. 直接离心

8. 体内样品只需经过离心分离即可直接用于测定的方法是
A. HPLC 法　　B. 质谱法　　C. 高效液相色谱-质谱联用法　　D. 免疫测定法
E. UV 法

9. 采用溶剂萃取法处理碱性药物时,水相最佳 pH 值应
A. 宜高于药物 Ka 值 1~2 个 pH 单位　　B. 宜低于药物 Ka 值 1~2 个 pH 单位
C. 宜等于药物 Ka 值　　D. 应高于药物 Ka 值 3~4 个 pH
E. 应低于药物 Ka 值 3~4 个 pH 单位

10. 离子对萃取法适用于
A. 脂溶性药物的萃取　　B. 离子化、水溶性药物的萃取
C. 蛋白结合率高的药物的提取　　D. 分子型药物的萃取
E. 以上均不是

11. 使用强酸沉淀蛋白质的原理是
A. 在 pH 值高于蛋白质的等电点时,酸与蛋白质阴离子形成不溶性盐沉淀
B. 在 pH 值等于蛋白质的等电点时,强酸与蛋白质分子形成不溶性盐沉淀
C. 在 pH 值低于蛋白质的等电点时,强酸与蛋白质阳离子形成不溶性盐沉淀破坏蛋白质结构
D. 使蛋白质脱水产生沉淀
E. 以上均不是

12. 用作蛋白沉淀剂的三氯醋酸的浓度通常为
A. 1%　　B. 5%　　C. 10%　　D. 30%　　E. 60%

(二)B 型题(配伍选择题)

A. 乙酸酐　　B. 五氟碘乙烷　　C. 丹酰氯　　D. 丹酰肼　　E. 五氟苯甲酰氯
1. 酰化试剂
2. 烷基化及酯化试剂
3. 衍生化胺、氨基酸和氨基醇类化合物的试剂
4. 衍生化羰基化合物的试剂
5. 衍生化醇类化合物常用的试剂

A. 加样　　B. 洗脱　　C. 选择 SPE 柱　　D. 活化　　E. 洗涤
6. 固相萃取法步骤 1
7. 固相萃取法步骤 2

8. 固相萃取法步骤 3

9. 固相萃取法步骤 4

10. 固相萃取法步骤 5

A. 低浓度接近定量下限,在定量下限的三倍以内

B. 低浓度接近定量下限,在定量下限的五倍以内

C. 高浓度接近标准曲线的上限

D. 高浓度接近标准曲线的下限

E. 中浓度是在高浓度与低浓度之间选择的一个浓度

体内样品测定定量分析方法检验中精密度与准确度验证

11. 低浓度是指

12. 中浓度是指

13. 高浓度是指

A. 地高辛　　　B. 氨茶碱　　　　C. 甲氨蝶呤　　　D. 普鲁卡因胺　E. 卡马西平

14. 抗心力衰竭药

15. 抗癫痫药

16. 抗心律失常药

17. 平喘药

18. 抗恶性肿瘤药

(三)X 型题(多项选择题)

1. 血样包括

A. 全血　　　　B. 血浆　　　　　C. 血清　　　　D. 血细胞　　　E. 血液

2. 全血采集后需置于含有抗凝剂的试管中,常用的抗凝剂有

A. 肝素　　　　B. EDTA　　　　C. 草酸盐　　　　D. 枸橼酸盐　　E. 稀盐酸

3. 为保存尿样常加入防腐剂,常用的有

A. 二甲苯　　　B. 三氯甲烷　　　C. 醋酸　　　　　D. 盐酸　　　　E. 硝酸

4. 唾液腺的分泌受哪些因素影响

A. 口腔黏膜受到机械刺激　　B. 感官刺激所产生的条件反射　　　C. 思维情绪

D. 年龄　　　　　　　　　　E. 口腔黏膜受到化学刺激

5. 采集唾液时应注意

A. 尽可能在安静状态下进行　　B. 漱口后 5 分钟收集

C. 采集后立即测量其体积　　　D. 采集后应立即测量其除去泡沫部分的体积

E. 离心并分取上清液作为药物浓度的测定样品

6. 体内样品预处理的目的包括

A. 在不破坏待测成分的前提下,用适当的方法分离或纯化浓缩待测药物

B. 减少干扰

C. 提高检测灵敏度和特异性

D. 降低对仪器的损害和污染

E. 使药物在样品中处于游离状态

7. 样品前处理方法的选择与哪些因素有关

A. 被测定药物的结构　　　　B. 被测定药物的性质　　　C. 被测定药物的存在形式

D. 被测定药物的浓度范围　　E. 患者的个体差异

8. 测定血样及组织匀浆等样品中的药物时,首先去除蛋白质,其目的是

A. 使蛋白结合型的药物释放出来以便测定药物的总浓度

B. 避免进一步的溶剂萃取过程中乳化的形成

C. 消除内源性干扰

D. 保护仪器性能

E. 延长仪器使用寿命

9. 蛋白沉淀常用的方法包括

A. 加入强酸　　B. 加入强碱　　C. 加入有机溶剂　　D. 加入无机盐　　E. 加热

10. 为使蛋白沉淀常加入的有机溶剂有

A. 乙腈　　　　B. 甲醇　　　　C. 丙酮　　　　D. 四氢呋喃　　　E. 乙酸乙酯

11. 在液-液萃取中,以下叙述正确的是

A. 采用尽量多的萃取次数,以便使药物萃取完全

B. 应使用沸点较高的溶剂,以减少溶剂的挥发

C. 尽量在较高的 pH 值下萃取,以提高药物的萃取率

D. 尽量在较低的 pH 值下萃取,以减少内源性物质的萃取率

E. 尽量在较高的 pH 值下萃取,以减少内源性物质的萃取率

12. 去除蛋白质的方法有

A. 加入与水混溶的有机溶剂　　　B. 加入无机盐　　　C. 加入强酸

D. 加入含锌盐及铜盐的沉淀剂　　E. 酶解法

13. 常用的强酸蛋白沉淀剂有

A. 硫酸　　　　B. 盐酸　　　　C. 高氯酸　　　　D. 三氯醋酸　　　E. 偏磷酸

14. GC 分析中常对待测物进行酰化,常用酰化试剂有

A. 乙酸酐　　B. 丙酸酐　　C. 丁酸酐　　D. 五氟苯甲酸酐　　E. 戊酸酐

15. 常对待测物进行硅烷化,常用硅烷化试剂有

A. 三甲基氯硅烷　　　　B. 双-三甲基硅烷乙酰胺　　　C. 三甲基硅烷咪唑

D. 双-三甲基硅烷三氟乙酰胺　　　　　　　　　E. 异戊烷

16. 柱前衍生化分析中,衍生化胺、氨基酸和氨基醇类化合物的试剂有

A. 丹酰氯　　　　　　B. 荧光胺　　　　　　C. 重氮甲烷

D. 邻苯二酚　　　　　E. 间苯二酚

17. 体内样品测定的常用方法有

A. 免疫分析分析法　　B. 色谱分析法　　　　C. 光学分析法

D. 质谱分析法　　　　E. 紫外可见分光光度法

18. 体内样品定量分析验证的标准曲线上各浓度点偏差的可接受范围一般规定为

A. 最低浓度点的偏差在±20%以内　　　B. 最低浓度点的偏差在±15%以内

C. 其余各浓度点的偏差在±20%以内　　D. 其余各浓度点的偏差在±15%以内

E. 其余各浓度点的偏差在±25%以内

四、答案

【强化模拟题】

(一)A 型题

1. E   2. A   3. B   4. C   5. D   6. C   7. A   8. D   9. C   10. B
11. C   12. C

(二)B 型题

1. A   2. B   3. C   4. D   5. E   6. C   7. D   8. A   9. E   10. B
11. A   12. E   13. C   14. A   15. E   16. D   17. B   18. C

(三)X 型题

1. ABC	2. ABCD	3. ABCD	4. ABCDE	5. ADE	6. ABCD
7. ABCD	8. ABCDE	9. ACD	10. ABCD	11. CE	12. ABC
13. CDE	14. ABD	15. ABCD	16. AB	17. AB	18. AD

第八章　药物的杂质检查

一、考试大纲

(一)杂质的限量检查

1. 杂质的来源与分类
(1)杂质与药物纯度
(2)杂质的来源与分类
2. 杂质限量的检查与计算
(1)杂质限量检查法
(2)杂质限量的计算

(二)一般杂质的检查

1. 氯化物检查法的检查方法与注意事项
2. 硫酸盐检查方法与注意事项
3. 铁盐检查方法与注意事项
4. 重金属检查方法与注意事项
5. 砷盐检查方法与注意事项
6. 干燥失重测定方法与注意事项
7. 炽灼残渣检查方法与注意事项
8. 易炭化物检查方法
9. 残留溶剂测定法及常见有机溶剂的分类及残留量的测定方法
10. 溶液颜色检查方法
11. 澄清度检查方法

(三)特殊杂质的检查

1. 杂质检查项目与限度:杂质项目确定原则与限度制订依据
2. 杂质检查分析方法:分析方法的选择与要求

二、应试指南

(一)杂质的限量检查

1. 杂质与药物纯度

任何影响药品纯度的物质均称为杂质。药物的纯度检查也可称为杂质检查。药物中的杂质无治疗作用,或者影响药物的稳定性和疗效,甚至损害人们的健康。因此,检查药物中的杂质、控制药物纯度是保证药品质量和临床用药安全有效的一个重要方面,同时也为生产和流通过程的药品质量管理提供依据。

2. 杂质的来源与分类

(1)杂质来源:药物的杂质主要来源于药物的生产过程和贮藏过程。例如在合成药物的生产过程中,未全反应的原料、合成工艺的中间体和反应的副产物,在精制时未完全除去,就会成为产品中的杂质。从植物原料中提取分离药物时,由于植物中常含有与药物结构、性质、类似的物质,在提取过程中分离不完全,也可能引入产品中。药物在制成制剂的过程中,也可能产生新的杂质。杂质是药物中存在的无治疗作用或影响药物稳定性和疗效,甚至对人体健康有害的物质。

生产过程中引入(包括原料本身不纯引入、未反应的原料及反应的中间体和副产物、反应中加入的试剂和试药、反应中所使用的管道及金属器皿等)。

贮存过程中产生(包括水解、氧化、分解、异构化、聚合、潮解、发霉和晶型转变等)。

(2)杂质分类:按杂质来源分为:一般杂质(自然界中分布广泛,在多种药物的生产和贮存中容易引入的,如:酸、碱、水分、Cl^-、重金属等);特殊杂质(在个别药物的生产、贮存中引入的)。

按杂质结构分为:无机杂质和有机杂质。

按杂质性质分为普通杂质(亦称信号杂质,本身一般无害,但其含量的多少可以反映出药物的纯度水平)和有害杂质(重金属、砷盐和氰化物等对人体有害,需严格控制)。

4. 杂质的限量检查

药物中所含杂质的最大允许量。

公式:杂质限量＝(杂质最大允许量/供试品量)×100%

表2　常见果蔬的冷害症状

杂质	原理	反应条件	适宜浓度范围	标准溶液
氯化物	$Cl^- + Ag^+ \rightarrow AgCl \downarrow$(白)	稀硝酸	$50\sim 80\mu g/ml$(标准液5$\sim$8ml)	$NaCl(10\mu gCl^-/ml)$
硫酸盐	$SO_4^{2-} + Ba^{2+} \rightarrow BaSO_4 \downarrow$(白)	稀盐酸	$100\sim 500\mu g/ml$(标准液1$\sim$5ml)	$K_2SO_4(100\mu gSO_4^{2-}/ml)$
铁盐	$Fe_3^+ + 6SCN^- \rightarrow [Fe(SCN)_6]^{3-}$(红)	盐酸	$10\sim 50\mu g/ml$(标准液1$\sim$5ml)	硫酸铁铵$(10\mu gFe/ml)$
重金属	$Pb^{2+} + S^{2-} \rightarrow PbS \downarrow$(黄-黑)均匀混悬液	醋酸盐缓冲液(pH3.5)	$10\sim 20\mu g/27ml$(标准液1$\sim$2ml)	$Pb(NO_3)_2(10\mu gPb/ml)$
砷盐	$AsO_3^{2-} + 3Zn + 9H^+ \rightarrow AsH_3 \uparrow$ $AsH_3 + 2HgBr_2$(试纸)$\rightarrow$砷斑	盐酸	$2\mu g$/反应液中(标准砷液2ml)	$As_2O_3(1\mu gAs/ml)$

(二)一般杂质的检查

一般杂质是指在自然界中分布较广泛,在多种药物的生产和贮藏过程中容易引入的杂质,《中国药典》附录中规定了氯化物、硫酸盐、硫化物、硒、氟、氰化物、铁盐、重金属、砷盐、铵盐,以及酸碱度、澄清度、溶液的颜色、干燥失重、水分、炽灼残渣、易炭化物和有机溶剂残留量等项目的检查主法。其中重金属检查中,《中国药典》中作为杂质的金属系指在实验条件下能与硫代乙酰胺或硫化钠作用显色的金属盐类,如银、铅、汞、铜、镉、铋、锑、锡、砷、锌、钴、与镍等。因为在药品生产中遇到的铅的机会较多,且铅易积蓄中毒,故作为重金属的代表,以铅的限量表示重金属限度。《中国药典》2010版附录中规定了三种重金属检查方法:①第一法:硫代乙酰胺法;②第二法:炽灼后的硫代乙酰胺法;③第三法:硫化钠法。

砷盐检查法主要有古蔡法和二乙基二硫代氨基甲酸银法(Ag-DDC法)。

(三)特殊杂质的检查

1. 杂质检查项目与限度

(1)新药中的杂质检查项目:新药质量标准中的杂质检查项目应包括经质量研究和稳定性考察检出的,并在批量生产中出现的杂质降解产物。这些杂质的结构可能是已知的,也可能是未知的。制剂中主要控制在制剂的制备和贮藏过程中产生的降解产物等杂质,由于制剂是用符合质量标准的原料药和辅料制备的,所以一般不再控制在原料中已控制的杂质。原料药和制剂中的无机杂质,应根据其生产工艺、起始原料情况确定检查项目,但对于毒性无机杂质,应在质量标准中规定其检查项目。

(2)仿制药品中的杂质检查项目:可以根据已有的标准确定相应的杂质检查项目,在杂质研究中,如发现杂质与其原始开发药品不同或与已有法定质量标准规定不同,需增加新的杂质检查项目,经研究后,申报新的质量标准或对原质量标准进行修订,并报有关药品监督管理部门审批。

(3)确定药品中的杂质检查项目的原则。

2. 杂质的检查分析方法

分析方法的选择与要求。

三、考前模拟

【历年考题】

(一)A型题(最佳选择题)

1. 药物杂质检查中其限量一般不超过百万分之十的是

A. 氯化物　　 B. 硫酸盐　　 C. 醋酸盐　　 D. 砷盐　　 E. 淀粉

2. 药物中氯化物杂质检查的一般意义在于

A. 它是有疗效的物质　　　　　　 B. 它是对药物疗效有不利影响的物质

C. 它是对人体健康有害的物质　　 D. 可以考核生产工艺中容易引入的杂质

E. 检查方法比较方便

3. 控制药物纯度的含义是

A. 药物中杂质的量很少,所以对药品质量影响不大

B. 药物中允许有少量杂质存在,但不能超过限量

C. 药物中不允许有害杂质存在

D. 药物中无害的杂质没有必要检查

E. 药物中杂质的量需要准确测定,并加以控制

4. 检查某药物杂质限量时,称取供试品 W(g),量取待检杂质的标准溶液体积为 V(ml),浓度为 C(g·ml⁻¹),则该药品的杂质限量是

A. W/(C·V)×100%　　B. C·V·W×100%　　C. (C·V)/W×100%

D. (C·W)/V×100%　　E. (W·V)/C×100%

5. 检查某药物中的砷盐:取标准砷溶液 2.0ml(每 1ml 相当于 1μg 的 As),砷盐限量为 0.0001%,应取供试品的量为

A. 0.02g　　　B. 2.0g　　　C. 0.020g　　　D. 1.0g　　　E. 0.10g

6. 检查维生素 C 中重金属:取样 2.0g,规定含重金属不得过百万分之十,应吸取标准铅溶液(每 1ml=0.01mg 的 Pb)多少 ml

A. 0.2ml　　　B. 0.4ml　　　C. 2.0ml　　　D. 1.0ml　　　E. 20ml

7. 氯化物检查法中,50ml 供试液中氯化物浓度(以 Cl 计)应为

A. 10~50μg　　B. 50~80μg　　C. 80~100μg　　D. 10~50μg　　E. 100~200μg

8. 中国药典检查药物中的残留有机溶剂采用的方法是

A. 干燥失重测定法　　B. 比色法　　C. 高效液相色谱法　　D. 薄层色谱法

E. 气相色谱法

9. 检查某药物中的砷盐,称取样品 2.0g,依法检查,与标准砷溶液 2.0ml(1μgAs/ml)在相同条件下制成的砷斑比较,不得更深。砷盐的限量是

A. 百万分之一　　B. 百万分之二　　C. 百万分之十　　D. 0.01%　　E. 0.1%

10. 测定干燥失重时,若药物的熔点低,受热不稳定或水分难以去除,应采用

A. 干燥剂干燥法　　B. 常压恒温干燥法　　C. 减压干燥法　　D. 热重分析法

E. 费休法

11. 砷盐检查法中醋酸铅棉花的作用是

A. 消除铅堆检查的干扰　　B. 消除锑对检查的干扰　　C. 消除铁对检查的干扰

D. 消除氯化氢气体对检查的干扰　　E. 消除硫化物对检查的干扰

12. 中国药典中,薄层色谱法在检查中主要应用于

A. 一般杂质检查　　　B. 水分的测定　　　C. 有机溶剂残留量的测定

D. 溶液颜色的检查　　E. 有关物质的检查

13. 检查某药物中的重金属,称取样品 1.0g,依法检查,与标准铅溶液(10μgPb/ml)1.0ml 在相同条件下制成的对照溶液比较,不得更深。重金属的限量为

A. 百万分之一　　B. 百万分之十　　C. 百万分之二十　　D. 0.01%　　E. 0.1%

14. 重金属检查法中,若以硫代乙酰胺作显色剂,溶液最适宜的 pH 值是

A. 3.5　　　B. 4.5　　　C. 5.5　　　D. 6　　　E. 4

15. 微孔滤膜法是用来检查

A. 氯化物　　B. 砷盐　　C. 重金属　　D. 硫化物　　E. 氰化物

16. Ag-DDC 法检查砷盐的原理为:砷化氢与 Ag-DDC 吡啶作用,生成的物质是

A. 砷斑　　B. 锑斑　　C. 胶态砷　　D. 三氧化二砷　　E. 胶态银

17. 药物纯度合格是指

A. 含量符合药典的规定　　B. 符合分析纯的规定　　C. 绝对不存在杂质

D. 对病人无害　　　　　　　E. 不超过该药物杂质限量的规定

18.《中国药典》(2010年版)规定,药物中有机溶剂苯的残留量不得超过

A. 0.2%　　B. 0.02%　　C. 0.002　　D. 0.0002%　　E. 0.00002%

19. 在差示扫描量热法的分析过程中

A. 样品的质量与参比物质的质量相同　　B. 样品的温度与参比物质的温度相同

C. 样品吸收的热量与参比物质吸收的热量相同

D. 样品的熔点与参比物质的熔点相同　　E. 不需要参比物质

(二)B 型题(配伍选择题)

A. 不溶性杂质　　B. 遇硫酸易炭化的杂质　　C. 水分及其他挥发性物质

D. 有色杂质　　　E. 硫酸盐杂质

1. 易炭化物检查法是检查

2. 干燥失重测定法是测定

3. 澄清度检查法是检查

4. 溶液颜色检查法是检查

A. 在盐酸酸性条件下检查　　　　B. 在硝酸酸性条件下检查

C. 在醋酸盐缓冲液(pH3.5)中检查　　D. 在硫酸酸性条件下检查

E. 在磷酸盐缓冲液(pH6.8)中检查

以下杂质检查的条件是

5. 氯化物

6. 硫酸盐

7. 铁盐

8. 重金属

A. 氯化物　　B. 硫酸盐　　C. 铁盐　　D. 砷盐　　E. 重金属

以下方法所检查的杂质是

9. 在盐酸溶液中与硫氰酸铵试液反应生成红色产物

10. 在盐酸溶液中与氯化钡溶液反应形成白色浑浊液

11. Ag-DDC 法

12. 古蔡法

13. 在实验条件下与硫代乙酰胺形成均匀混悬溶液的方法

A. 0.002mg　　B. 0.01～0.02mg　　C. 0.01～0.05mg　　D. 0.05～0.08mg

E. 0.1～0.5mg

所含待测杂质的适宜检测量为

14. 硫酸盐检查法中,50ml溶液中

15. 铁盐检查法中,50ml溶液中

16. 重金属检查法中,35ml溶液中

17. 古蔡法中,反应液中

18. 氯化物检查法中,50ml溶液中

A. 硝酸银试液　　B. 氯化钡试液　　C. 硫代乙酰胺试液　　D. 硫化钠试液

E. 硫氰酸盐试液

19. 药物中铁盐检查

20. 磺胺嘧啶中重金属检查

21. 药物中硫酸盐检查

22. 葡萄糖中重金属检查

23. 药物中氯化物检查

A. DTA   B. DSC   C. TGA   D. ODS   E. RSD

24. 热重分析法的缩写是

25. 差示热分析法的缩写是

26. 差示扫描量热法的缩写是

(三)X 型题(多项选择题)

1. 砷盐检查法中,在反应液中加入碘化钾和酸性氯化亚锡,其作用是

A. 将五价砷还原为三价砷   B. 抑制锑化氢的生成   C. 抑制硫化氢的生成

D. 有利于砷化氢的生成   E. 有利于砷斑颜色的稳定

2. 正确的干燥失重检查方法为

A. 称量瓶不需预先在相同条件下干燥至恒重

B. 供试品应平铺于称量瓶内,厚度一般不超过 5mm

C. 干燥的温度均为 105℃

D. 干燥后将称量瓶置干燥器内,放冷至室温再称量

E. 受热易分解或易挥发的药物可用干燥剂干燥

3. 氯化物检查法中使用的试剂有

A. 稀硝酸   B. 25%氯化钡溶液   C. 硫代乙酰胺试液

D. 碘化钾试液   E. 硝酸银试液

4.《中国药典》(2005 年版)中"重金属检查法"第一法所使用的试剂有

A. 盐酸   B. 醋酸盐缓冲液(pH3.5)   C. 硝酸银

D. 硫代乙酰胺   E. 硫氰酸铵

5. 在药物生产过程中引入杂质的途径为

A. 原料不纯或部分未反应完全的原料造成

B. 合成过程中产生的中间体或副产物分离不净造成

C. 需加入的各种试剂产生吸附共沉淀生成混晶等造成

D. 所用金属器皿及装置等引入杂质

E. 由于操作不妥,日光曝晒而使产品发生分解引入的杂质

6.《中国药典》(2010 版)收载的古蔡法检查砷盐的基本原理是

A. 与锌、酸作用生成 H_2S 气体   B. 与锌、酸作用生成 AsH_3 气体

C. 产生的气体遇氯化汞试纸产生砷斑   D. 比较供试品砷斑与标准品砷斑的面积大小

E. 比较供试品砷斑与标准品砷斑的颜色强度

【强化模拟题】

(一)A 型题(最佳选择题)

1. 铁盐检查需加入的试剂是

A. 硫酸氢铵　　　B. 硫氰酸亚铵　C. 亚硫酸氢铵　D. 亚硫酸铵　　　E. 硫氰酸铵

2. 氯化物检查中所用到的标准溶液是

A. 氯化钠溶液　　B. 氯化钾溶液　C. 氯化钙溶液　D. 氯化锌溶液　E. 氯化镁溶液

3. 药物氯化物检查中所用的酸是

A. 稀硫酸　　　　B. 稀硝酸　　　　C. 稀盐酸　　　D. 稀醋酸　　　E. 稀磷

4. 硫酸盐检查法中,若供试溶液带颜色,可采用下列哪种方法消除影响

A. 外消色法　　B. 内消色法　　C. 物理消色法　D. 化学消色法　E. 对比消色法

5. 干燥失重主要是检查药物中

A. 水分及其他挥发性成分　　　B. 水分　　C. 易炭化物　　D. 表面水和灰分

E. 结晶水

6. 硫代乙酰胺法不用于下列哪类药物

A. 溶于水的药物　　B. 溶于稀盐酸的药物　　C. 溶于稀硫酸的药物

D. 溶于乙醇的药物　E. 溶于稀碱的药物

7. 若炽灼残渣留作重金属检查时,炽灼温度应控制在

A. 500℃以下　　B. 350℃　　C. 700℃～800℃　D. 650℃　　E. 500℃～600℃

8. 某药物检查"有关杂质"采用 TLC 法:取检品,精密称定,加水适量制成 $10mg \cdot ml^{-1}$ 的溶液,作为样品测定液。取样品测定液 1ml 加水稀释至 100ml,作为杂质对照液。取样品测定液 $10\mu l$ 和杂质对照液 $5\mu l$ 点在同一块薄层板上,展开。样品测定液所显杂质斑点颜色不得比杂质对照液更深。该样品中"有关杂质"的限量为

A. 1%　　B. 2%　　　C. 0.5%　　　D. 0.02%　　　E. 0.1%

9. 需做澄清度检查的药物主要是

A. 原料药　　B. 注射液　　　C. 抗生素药物　　D. 难溶性药物

E. 用作注射液的原料药

10. 检查铁盐的方法中,加入氧化剂过硫酸铵的作用是

A. 加快生成[Fe(SCN)$_6$]$^{3-}$ 的反应速度

B. 增加[Fe(SCN)$_6$]$^{3-}$ 的稳定性

C. 将存在 Fe^{2+} 氧化成 Fe^{3+}

D. 防止 Fe^{3+} 的水解

E. 防止 Fe^{2+} →Fe^{3+}

11. 药物杂质限量检查的结果是 1.0ppm,表示

A. 药物中杂质的重量是 1.0ppm

B. 在检查中用了 1.0g 供试品,检出了 1.0g 杂质

C. 药物所含杂质的重量是药物本身重量的百分之一

D. 药物所含杂质的重量是药物本身重量的万分之一

E. 药物所含杂质的重量是药物本身重量的百万分之一

12.《中国药典》(2010年版)附录中规定了几种重金属检查方法

A. 3种　　　B. 4种　　　C. 5种　　　D. 1种　　　E. 2种

13. 砷盐检查中,为了除去供试品中可能含有的微量硫化物的影响,在导气管中需填装沾有下列溶液的药棉

A. 硝酸铅　　　B. 硝酸铅加硝酸钠　　　C. 醋酸铅　　　D. 醋酸铅加醋酸钠

E. 醋酸铅加氯化钠

14. 检查药物中硫酸盐杂质,适宜的比浊浓度范围为50ml溶液中含

A. $1\sim5mgSO_4^{2-}$　　B. $0.2\sim0.5mgSO_4^{2-}$　　C. $10\sim20\mu gSO_4^{2-}$　　D. $0.5\sim0.8mgSO_4^{2-}$

E. $0.1\sim0.5mgSO_4^{2-}$

15. 检查高锰酸钾中氯化物时,可加什么试剂使其褪色后,再依法检查

A. 草酸　　　B. 双氧水　　　C. 乙醇　　　D. 乙醚　　　E. 乙醛

16. 热重分析法(TGA)适用于测定下列哪种药物的干燥失重

A. 对人稳定药物　　　B. 受热易分解或挥发的药物

C. 贵重药物或在空气中易氧化药物

D. 熔点低的药物　　　E. 受热不稳定及水分难赶除的药物

17. 采用硫代乙酰胺法检查重金属时,若溶液的酸度增高,其影响为

A. 加快Pb^{2+}与S^{2-}的反应速度　　　B. 使生成PbS沉淀反应更完全

C. 使溶液呈色变深　　　D. 使溶液呈色变浅,甚至不显色

E. 使PbS沉淀溶解

18. 常压恒温干燥温度一般为

A. 100℃　　　B. 120℃　　　C. 80℃　　　D. 105℃　　　E. 95℃

(二)B型题(配伍选择题)

A. 5000　　　B. 1000　　　C. 1.5　　　D. 5%　　　E. 10%

色谱系统适用性试验要求

1. 外标法,用被测溶剂峰面积计算,要求RSD不大于

2. 对于内标法,重复性试验结果用被测溶剂峰面积与内标峰面积之比计算相对标准偏差,要求RSD不大于

3. 用待测溶剂的色谱峰计算理论板数,毛细管一般不低于

4. 填充柱一般不低于

A. 还原五价砷为三价砷　　　B. 检验AsH_3　　　C. 消除H_2S干扰

D. 使生成AsH_3并逸出　　　E. 还原催化加速

古蔡法中试剂的作用

5. 氯化亚锡

6. 碘化钾

7. 溴化汞试纸

8. 醋酸铅棉花

9. 锌和盐酸

A. 氯化钠溶液　　　B. 硫酸钾溶液　　　C. 硫酸铁铵溶液　　　D. 铅溶液

E. 硝酸银溶液

杂质检查所用标准液

10. 氯化物检查

11. 硫酸盐检查

12. 铁盐检查

13. 重金属检查

A. 重铬酸钾、硫酸铜、氯化钴混合溶液　　B. 亚硝酸钠、硫酸铜、氯化钴混合溶液

C. 澄清度标准液　　　　　　　　　　　　D. 浊度标准液

E. 稀焦糖溶液

14. 澄清度检查采用的标准液是

15. 溶液颜色检查采用的标准液是

16. 重金属检查中若供试品有色,可采用什么溶液调色

17. 易炭化物检查中采用的标准比色液是

A. 铁盐、硫酸盐、重金属、水分　　　　　B. 水分、残留有机溶剂、异构体

C. 副产物、中间体、原料　　　　　　　　D. 澄清度、砷盐、水解产物

E. 干燥失重、降解物

18. 一般杂质

19. 特殊杂质

A. 苯　　　B. 乙腈　　　C. 乙酸　　　D. 石油醚　　　E. 水

20. 属于应避免使用的溶剂为

21. 应限制使用的溶剂为

22. 毒性低对人体危害较小的溶剂为

23. 目前尚无足够毒理学资料证实其毒性,生产企业在使用时应提供该类溶剂在药品中残留水平的合理性报告的是

A. 用含有醋酸的水洗净滤纸后过滤样品　　B. 用含有硝酸的水洗净滤纸后过滤样品

C. 用含有盐酸的水洗净滤纸后过滤样品　　D. 用干燥垂熔漏斗过滤样品

E. 用蒸馏水洗净滤纸后过滤样品

24. 氯化物检查时,若溶液浑浊,可采取

25. 硫酸盐检查时,若溶液浑浊,可采取

A. 第一类溶剂　　B. 第二类溶剂　　C. 第三类溶剂　　D. 第四类溶剂

E. 第五类溶剂

26. 目前尚无足够毒理学资料证实其毒性,生产企业在使用时应提供该类溶剂在药品中残留水平的合理性报告的是

27. 毒性低,对人体危害较小的溶剂

28. 应限制使用的溶剂,一般具有非基因毒性

(三)X 型题(多项选择题)

1. 有关物质包括

A. 化学反应的原料　　B. 中间体　　C. 副产物　　D. 降解产物　　E. 无机杂质

2. 药品干燥失重的测定方法包括

A. 干燥剂干燥法　　　B. 常压恒温干燥法　　　C. 费休水分测定法

D. 热重法　　　E. 减压干燥法

3. 在进行铁盐检查时,若供试液管与对照管色调不一致,或所呈硫氰酸铁的颜色较浅不便比较时,可分别转移至分液漏斗中,各加何种物质提取,分取醇层比色

A. 丙醇　　　B. 正丁醇　　　C. 己醇　　　D. 异戊醇　　　E. 异丁醇

4. 药物因贮藏保管不妥,或贮藏时间过长,可能产生的杂质有

A. 氧化产物　　B. 分解产物　　C. 水解产物　　D. 中间体　　E. 副产物

5. 澄清度检查时,配制浊度标准液所用试剂是

A. 硫酸铁铵　　B. 硫酸肼　　C. 硫酸铜　　D. 乌洛托品　　E. 水合氯醛

6. 中国药典规定的残留有机溶剂有

A. 苯　　　B. 氯仿　　　C. 乙醚　　　D. 二氯甲烷　　　E. 吡啶

7. 硫代乙酰胺法检查有色供试品中重金属所需用试液有

A. 稀焦糖溶液　　B. 硫化钠试液　　C. 硫氰酸铵试液　　D. 醋酸盐缓冲液(pH3.5)

E. 硫代乙酰胺试液

8. 砷盐的检查方法有

A. 硫代乙酰胺法　　B. 古蔡法　　C. Ag(DDC)法　　D. 白田道夫法

E. 硫氰酸铵法

9. 氯化物检查中加 HNO_3 的目的是

A. 防止 AgCl 水解　　　B. 消除 CO_3^{2-}、PO_4^{3-} 干扰　　　C. 产生较好乳浊

D. 加速 AgCl↓ 形成　　　E. 避免形成 Ag_2O↓

10. 杂质限量常用的表示方法有

A. $mol \cdot L^{-1}$　　B. mg　　C. 百分之几　　D. 百万分之几　　E. μg

11. 炽灼后的硫代乙酰胺法适用于

A. 在水中难溶　　　B. 能与重金属离子形成配位化合物　　　C. 不溶于酸溶液

D. 不溶于醇　　　E. 在水中易溶

12.《中国药典》(2010 年版)溶液颜色检查方法主要有

A. 与标准比色液进行比较的方法　　　B. 与标准比浊液进行比较的方法

C. 酸度计法　　　D. 使用分光光度法检查　　　E. 色差计法

13. 药物在生产过程中易引入的杂质是

A. 中间体、副产物　　B. 氧化物、潮解物、聚合物　　C. 降解物、水解物

D. 分解物、霉变物　　E. 原料、残留溶剂、重金属

14. 以标准液浓度为(C),体积为(V),取样量为(S),杂质限量为(L),列出计算公式

A. L=(V×C)/S　　　B. V=(L×S)/C　　　C. V=S×C/L　　　D. S=(C×V)/L

E. L=V/C×S

15.《中国药典》(2010 年版)中古蔡法与 Ag-DDC 法检查砷盐的区别在于

A. 显色剂不同　　B. 结果比较的方式不同　　C. 反应瓶中加入的试剂不同

D. 导气管形状不同　　　E. Ag-DDC 法中不用加醋酸铅棉花

16. 铁盐检查法中加入氧化剂过硫酸铵的目的是

A. 增加生成配位离子稳定性　　　B. 将供试品中存在的 Fe^{2+} 氧化成 Fe^{3+}

C. 防止由于光线使硫氰酸铁还原或分解褪色

D. 消除氯化物等与铁盐生成配位化合物所引起的干扰

E. 防止 Fe^{3+} 水解

17. 常压室温干燥法中常用的干燥剂有

A. 硅胶　　　　B. 硫酸　　　　C. 五氧化二磷　　　D. 浓硝酸　　　　E. 浓盐酸

18.《中国药典》(2010 年版)把残留有机溶剂分为四类,下列溶剂中属于在生产中应该尽量避免使用的溶剂有

A. 苯　　　　B. 四氯化碳　　　C. 三氯化碳　　　D.1,2-二氯乙烷　　　E. 乙腈

四、答案

【历年考题】

(一)A 型题

1. D　　2. D　　3. B　　4. C　　5. B　　6. C　　7. B　　8. E　　9. A　　10. C
11. E　　12. E　　13. B　　14. A　　15. C　　16. E　　17. E　　18. D　　19. B

(二)B 型题

1. B　　2. C　　3. A　　4. D　　5. B　　6. A　　7. A　　8. C　　9. C　　10. B
11. D　　12. D　　13. E　　14. E　　15. C　　16. B　　17. A　　18. D　　19. E　　20. D
21. B　　22. C　　23. A　　24. C　　25. A　　26. B

(三)X 型题

1. ABD　　　2. BDE　　　3. AE　　　4. BD　　　5. ABCD　　　6. BE

【强化模拟题】

(一)A 型题

1. E　　2. A　　3. B　　4. B　　5. A　　6. E　　7. E　　8. C　　9. E　　10. C
11. E　　12. A　　13. C　　14. E　　15. C　　16. C　　17. D　　18. D

(二)B 型题

1. E　　2. D　　3. A　　4. B　　5. E　　6. A　　7. B　　8. C　　9. D　　10. A
11. B　　12. C　　13. D　　14. D　　15. E　　16. E　　17. A　　18. A　　19. C　　20. A
21. B　　22. C　　23. D　　24. B　　25. C　　26. D　　27. C　　28. B

(三)X 型题

1. ABCD　　2. ABDE　　3. BD　　4. ABC　　5. BD　　6. ABCD　　7. ADE
8. BCD　　9. BCD　　10. CD　　11. AB　　12. ADE　13. AE　　14. ABD
15. ABDE　16. BC　　17. ABC　18. ABD

第九章　常用药物分析

第一节　芳酸及其酯类、胺类药物分析

一、考试大纲

掌握典型药物阿司匹林、布洛芬、丙磺舒、盐酸普鲁卡因、盐酸利多卡因、对乙酰氨基酚、肾上腺素及其制剂的鉴别、检查和含量测定方法

二、应试指南

1. 阿司匹林,制剂(普通片、肠溶片)

(1)鉴别:三氯化铁反应、水解反应。

(2)杂质检查:原料药:检查溶液的澄清度(检查酚类、酯类,观测碳酸钠溶液中的澄清度);游离水杨酸(三氯化铁法;片剂和肠溶片也同法检查);易炭化物;片剂溶出度检查(UV法中的吸收系数法);肠溶片释放度检查(UV法中对照品比较法)。

(3)含量测定:原料(直接酸碱滴定法);普通片和肠溶片(两步滴定法)。

2. 布洛芬,制剂(片和缓释胶囊)

(1)杂质检查:有关物质(TLC法自身稀释对照法);布洛芬片溶出度(UV法吸收系数法);布洛芬缓释胶囊释放度(HPLC法中外标法)。

(2)含量测定:原料、片剂(直接酸碱滴定法);缓释胶囊(HPLC法中外标法)。

3. 丙磺舒

(1)鉴别:三氯化铁反应,分解产物反应。

(2)杂质检查:有关物质(TLC法自身稀释对照法),酸度(酸碱滴定法检查)。

(3)含量测定:直接酸碱滴定法。

4. 盐酸普鲁卡因,注射液

(1)鉴别:芳香第一胺反应、水解反应、氯化物反应。

(2)杂质检查:注射液中检查:对氨基苯甲酸(TLC法中对照品比较法)。

(3)含量测定:亚硝酸钠滴定法。

5. 盐酸利多卡因

(1)鉴别:测衍生物熔点、与Cu^{2+}反应、氯化物反应。

(2)含量测定:非水溶液滴定法(加醋酸汞排除盐酸的干扰)。

6. 对乙酰氨基酚,制剂

(1)鉴别:三氯化铁反应、水解后-重氮化偶合反应。

(2)杂质检查:原料:有关物质(TLC法中对照品比较法,检查对氨基酚、对氯乙酰苯胺、偶氮苯、苯醌等);对氨基酚(亚硝基铁氰化钠比色)。

(3)制剂:对氨基酚检查(HPLC法中主成分自身对照法);溶出度检查(UV法中吸收系数

法）。

　　（4）含量测定：原料和部分制剂（UV 法吸收系数法）；泡腾片、滴剂和凝胶剂（HPLC 法中内标法）。

　　7. 肾上腺素，制剂

　　（1）鉴别：三氯化铁反应、过氧化氢反应。

　　（2）杂质检查：酮体（UV 法中限制吸收度法控制）；酸性溶液的澄清度与颜色。

　　（3）含量测定：原料：非水滴定；注射剂：反相离子对 HPLC 法（庚烷磺酸钠反离子）。

三、考前模拟

【历年考题】

（一）A 型题（最佳选择题）

1. 阿司匹林及其栓剂的含量测定方法分别是

A. 直接中和法与分光光度法　　　B. 直接中和法与两步滴定法

C. 直接中和法与高效液相色谱法　D. 两步滴定法与高效液相色谱法

E. 两步滴定法与分光光度法

2. 用直接滴定法测定阿司匹林原料药的含量，若供试品的称样量为 W(g)，氢氧化钠滴定液的浓度为 C(mol/L)，消耗氢氧化钠滴定液的体积为 V(mL)，每 1ml 的氢氧化钠滴定液（0.1mol/L）相当于 18.02mg 的阿司匹林，则含量的计算公式为

A. 百分含量＝$[(V \times C \times 18.02 \times 10^{-3})/W] \times 100\%$

B. 百分含量＝$[(V \times C \times 18.02 \times 10^{-3})/(0.1 \times W)] \times 100\%$

C. 百分含量＝$[(V \times C \times 18.02)/(0.1 \times W)] \times 100\%$

D. 百分含量＝$[(V \times 18.02)/(0.1 \times W)] \times 100\%$

E. 百分含量＝$[(V \times 18.02)/W] \times 100\%$

3. 亚硝酸钠滴定法中加入适量溴化钾的作用是

A. 防止重氮盐分解　　B. 防止亚硝酸挥发　　C. 防止副反应的发生　　D. 加速反应

E. 使终点清晰

4. 检查对乙酰氨基酚中的对氨基酚杂质，使用的试剂是

A. 三氯化铁　　　　　　B. 硫酸铜　　　　　　C. 硫酸铁铵

D. 亚硝基铁氰化钠　　　E. 三硝基苯酚

5. 下列药物中不能用亚硝酸钠滴定法测定含量的是

A. 阿司匹林　　　B. 对氨基水杨酸钠　　　C. 对乙酰氨基酚　　　　D. 普鲁卡因

E. 苯佐卡因

6. 对乙酰氨基酚的含量测定方法为：取本品约 40mg，精密称定，置 250ml 量瓶中，加 0.4％氢氧化钠溶液 50ml 溶解后，加水至刻度，摇匀，精密量取 5ml，置 100ml 量瓶中，加 0.4％氢氧化钠溶液 10ml，加水至刻度，摇匀，照分光光度法，在 257nm 的波长处测定吸收度，按 $C_8H_9NO_2$ 的吸收系数（$E_{1cm}^{1\%}$）为 715 计算含量。若样品称量为 m(g)，测得的吸收度为 A，则含量百分率的计算式为

　　A. $A/715 \times 250/5 \times 1/m \times 100\%$　　　　B. $A/715 \times 100/5 \times 250 \times 1/m \times 100\%$

C. $A\times715\times250/5\times1/m\times100\%$ D. $A\times715\times100/5\times250\times1/m\times100\%$

E. $A/715\times1/m\times100\%$

7. 阿司匹林片剂可采用的测定方法为

A. 非水滴定法   B. 水解后剩余滴定法   C. 两步滴定法   D. 柱色谱法

E. 双相滴定法

8. 阿司匹林原料药采用中和法测定含量时,所用的溶剂为

A. 水   B. 乙醇   C. 氯仿   D. 中性乙醇   E. 中性无水乙醇

9. 亚硝酸钠滴定法中,加 KBr 的作用是

A. 添加 Br⁻   B. 生成 NO^+Br C. 生成 HBr   D. 生成 Br_2 E. 抑制反应进行

10. 两步滴定法测定阿司匹林片的含量时,每 1ml 氢氧化钠溶液($0.1mol\cdot L^{-1}$)相当于阿司匹林(分子量=180.16)的量是

A. 18.02mg   B. 180.2mg   C. 90.08mg   D. 45.04mg   E. 450.0mg

11. 用反相高效液相色谱法测定盐酸肾上腺素注射液的含量,所采用的流动相系统是

A. 甲醇-水   B. 乙腈-水   C. 庚烷磺酸钠溶液-甲醇

D. 磷酸二氢钾溶液-甲醇   E. 冰醋酸-甲醇-水

12. 鉴别水杨酸及其盐类,最常用的试液是

A. 碘化钾   B. 碘化汞钾   C. 三氯化铁   D. 硫酸亚铁   E. 亚铁氰化钾

(二)B 型题(配伍选择题)

A. $3300\sim2300cm^{-1}$ B. $1760,1695cm^{-1}$ C. $1610\sim1580cm^{-1}$

D. $1310,1190cm^{-1}$ E. $750cm^{-1}$

阿司匹林红外吸收光谱中主要特征峰的波数是

1. 羟基 νOH

2. 羰基 $\nu C=O$

3. 苯环 $\nu C=C$

A. 氨基的 V_{NH_2} B. 苯环的 $V_{c=c}$ C. 羰基的 $V_{c=o}$ D. 酯基的 V_{c-o}

E. 甲基的 V_{c-H}

用红外光谱法鉴别盐酸普鲁卡因,以下吸收峰的归属是

4. $3315cm^{-1},3200cm^{-1}$

5. $1692cm^{-1}$

6. $1604cm^{-1},1520cm^{-1}$

7. $1270cm^{-1},1170cm^{-1},1115cm^{-1}$

A. 薄层色谱法   B. 气相色谱法   C. 高效液相色谱法   D. 目视比色法

E. 紫外分光光度法

下列药物中检查其特殊杂质的方法是用

8. 肾上腺素中检查酮体

9. 阿司匹林中检查水杨酸

10. 对乙酰氨基酚中检查有关物质

A. 对氨基苯甲酸   B. 对氨基酚   C. 对苯二酚   D. 肾上腺酮

E. 游离水杨酸

下列药物中应检查的杂质是

11. 药典规定阿司匹林

12. 药典规定盐酸普鲁卡因

13. 药典规定对乙酰氨基酚

14. 药典规定肾上腺素

A. 在酸性条件下和亚硝酸钠与 β-萘酚反应显橙红色

B. 在碳酸钠试液中与硫酸铜反应生成蓝紫色配合物

C. 与硝酸反应,显黄色

D. 加入三氯化铁试液,显紫红色

E. 加入三氯化铁试液,生成赭色沉淀

以下药物的鉴别反应是

15. 盐酸普鲁卡因

16. 盐酸利多卡因

17. 苯甲酸

(三)X型题(多项选择题)

1. 阿司匹林原料药中应检查的项目是

A. 溶液的澄清度　　B. 溶液的颜色　　C. 易炭化物　　D. 水杨酸　　E. 酸度

2. 阿司匹林的鉴别试验是

A. 丙烯醛反应　　B. 三氯化铁反应　　C. 重氮化-偶合反应　　D. 硫色素反应

E. 水解产物的反应

3. 盐酸普鲁卡因常用的鉴别反应有

A. 重氮化-偶合反应　　B. 羟肟酸铁反应　　C. 氧化反应　　D. 磺化反应

E. 碘化反应

4. 亚硝酸钠滴定法中,可用于指示终点的方法有

A. 自身指示剂法　　B. 内指示剂法　　C. 永停法　　D. 外指示剂法

E. 电位法

【强化模拟题】

(一)A型题(最佳选择题)

1. 阿司匹林含量测定采用的方法是

A. HPLC法　　B. 紫外分光光度法　C. 酸碱滴定法　D. 非水溶液滴定法

E. 氧化还原滴定法

2. 阿司匹林中有关物质的检查采用的是

A. HPLC法　　B. 紫外分光光度法　C. TLC法　　D. 非水溶液滴定法

E. 氧化还原滴定法

3. 布洛芬缓释胶囊释放度的测定采用

A. HPLC法中的内标法　　B. HPLC法中的外标法　　C. 紫外分光光度法

D. 酸碱滴定法　　　　　　　　E. 氧化还原滴定法

4. 在亚硝酸钠滴定法中,加 KBr 的作用是

A. 增加重氮盐的稳定性　　　B. 防止副反应发生　　　　C. 加速反应

D. 调整溶液离子强度　　　　E. 调整溶液酸度

5. 阿司匹林片规格为 0.3g,含阿司匹林(M=180.2)应为标示量的 95%～105%,现用氢氧化钠滴定液(0.1mol/L)滴定本品一片,应消耗滴定液体积为

A. 15.00～18.31ml　　　　　B. 16.65ml　　　　　　　C. 17.48ml

D. 不低于 15.82ml　　　　　E. 15.82～17.48ml

6. 芳酸类的红外光谱是重要的鉴别方法。水杨酸的结构为苯环,羧基和邻位羟基,红外光谱的主要特征峰,是

A. 3300～2300cm^{-1};1600cm^{-1};890cm^{-1};775cm^{-1}

B. 3300～2300cm^{-1};1600cm^{-1};775cm^{-1}

C. 3300～2300cm^{-1};1600cm^{-1};890cm^{-1}

D. 3300～2300cm^{-1};1600cm^{-1};1610cm^{-1},1570cm^{-1},1480cm^{-1},1440cm^{-1}

E. 3300-2300cm^{-1};1600cm^{-1};1610,1570,1480,1440cm^{-1};890cm^{-1};775cm^{-1}

7. 芳酸类药物的共性为

A. 酸性　　　B. 碱性　　　C. 水解反应　　　D. 呈色反应　　　E. 沉淀反应

8. 某药物在碳酸钠试液中与硫酸铜反应,生成蓝紫色配位化合物;加氯仿,有色物可被萃取,氯仿层显黄色。该药物是

A. 对乙酰氨基酚　　　B. 盐酸丁卡因　　　C. 盐酸普鲁卡因　　　D. 盐酸利多卡因

E. 司可巴比妥钠

9. 不能直接与三氯化铁试液反应的药物是

A. 水杨酸　　　　　　B. 丙磺舒　　　　　C. 对乙酰氨基酚　　　D. 阿司匹林

E. 盐酸肾上腺素

10. 下列药物中具有手性碳原子的是

A. 盐酸利多卡因　　　B. 盐酸普鲁卡因　　　C. 苯巴比妥　　　　　D. 丙磺舒

E. 肾上腺素

11. 盐酸肾上腺素注射液的含量测定应选用的方法是

A. 反相离子对 HPLC　　　B. 双相滴定法　　　C. 反相 TLC　　　D. HPLC

E. GC

12. 盐酸普鲁卡因注射液中对氨基苯甲酸(PABA)的检查:取本品,加乙醇制成 2.5mg/ml 的溶液,作为供试液,另取 PABA 对照品,加乙醇制成 30μg/ml 的溶液,作为对照液,取供试液和对照液各 5μl,分别点于同一薄层板上,展开,用对二甲氨基苯甲醛溶液显色,供试液如显示与对照液斑点相同 Rf 值的杂质斑点,其颜色不得比对照液斑点更深。计算 PABA 限量

A. 0.12%　　　B. 2.4%　　　C. 0.012%　　　D. 0.24%　　　E. 1.2%

13. 原料药采用紫外分光光度法测定含量的是

A. 布洛芬　　　　　　B. 对乙酰氨基酚　　　C. 肾上腺素　　　　　D. 阿司匹林

E. 盐酸普鲁卡因

14.《中国药典》规定采用以下哪种方法测定肾上腺素的含量

A. HPLC 法　　　　B. 非水溶液滴定法　C. 紫外分光光度法　D. 酸碱滴定法

E. 亚硝酸钠滴定法

15. 下列哪个药物可以发生重氮化-偶合反应

A. 盐酸普鲁卡因　　B. 盐酸利多卡因　　C. 对乙酰氨基酚　　D. 肾上腺素

E. 阿司匹林

16. 布洛芬含量测定采用的方法是

A. 紫外分光光度法　B. HPLC 法　　　　C. 酸碱滴定法　　　D. 亚硝酸钠滴定法

E. 非水溶液滴定法

(二)B 型题(配伍选择题)

A. HPLC 法中主成分自身稀释法　　B. 三氯化铁比色法

C. HPLC 法中的外标法　　　　　　D. 提取分离后双相滴定法

E. 薄层色谱法中自身稀释对照法

1. 阿司匹林片剂游离水杨酸检查

2. 丙磺舒中有关物质的检查

3. 盐酸普鲁卡因注射液中对氨基苯甲酸检查

4. 对乙酰氨基酚颗粒剂中对氨基酚的检查

A. 紫外吸收性质差异　　B. 溶解性质差异　　C. 色谱行为差异

D. 酸碱性质差异　　　　E. 氧化还原性质差异

5. 阿司匹林的溶液澄清度是利用药物与杂质的

6. 肾上腺素中酮体的检查是利用药物与杂质的

A. 紫外分光光度法　　B. 亚硝酸钠滴定法　　C. 非水溶液滴定法

D. HPLC 法　　　　　E. 两步滴定法

以下药物的含量测定方法

7. 布洛芬胶囊

8. 对乙酰氨基酚

9. 阿司匹林片剂

10. 盐酸利多卡因

A. 丙磺舒　　B. 盐酸普鲁卡因　　C. 布洛芬　　D. 盐酸利多卡因

E. 对乙酰氨基酚

下列药物具有的结构

11. 具有芳伯胺基结构

12. 具有芳酰胺结构

13. 具有磺酰胺结构

A. 非水溶液滴定法　　　B. 紫外分光光度法　　C. HPLC 法　　D. 酸碱滴定法

E. 亚硝酸钠滴定法

14. 盐酸普鲁卡因注射液

15. 布洛芬缓释胶囊释放度

16. 布洛芬片剂溶出度

17. 丙磺舒原料药

A. 酸碱滴定测定含量　　　B. HPLC 中外标法　　　C. 紫外分光光度法

D. 反相离子对 HPLC 法　　E. 氧化还原滴定法

18. 阿司匹林

19. 布洛芬的溶出度测定

20. 对乙酰氨基酚的原料药含量测定

(三)X 型题(多项选择题)

1. 布洛芬中一般杂质检查项包括

A. 氯化物　　　B. 干燥失重　　　C. 炽灼残渣　　　D. 重金属　　　E. 合成中间体

2. 盐酸普鲁卡因具有下列性质

A. 具芳伯氨基,有重氮化-偶合反应

B. 红外光谱图中 3300cm⁻¹ 外有酚羟基的特征峰

C. 红外光谱图中 1692cm⁻¹ 处有羰基的特征峰

D. 具有酯键,可水解,水解产物具有两性

E. 侧链烃胺具碱性

3. 阿司匹林原料的溶液澄清度主要是检查

A. 酚类杂质　　　B. 游离水杨酸　　　C. 游离乙酸　　　D. 苯酯类杂质

E. 不溶于碳酸钠试液的特殊杂质

4. 紫外分光光度法可用于测定的药物有

A. 对乙酰氨基酚　　　B. 对乙酰氨基酚片　　　C. 对乙酰氨基酚注射液

D. 盐酸肾上腺素注射液　　　　　　E. 对乙酰氨基酚栓剂

5. 对乙酰氨基酚的特殊杂质有

A. 对氨基酚　　　B. 对氯乙酰苯胺　　　C. 偶氮苯

D. 苯醌　　　E. 有关物质

6. 阿司匹林中游离水杨酸

A. 分子中含有酚羟基　　　B. 是在贮存过程中产生的

C. 可与三价铁发生显色反应而被检出

D. 可将其水溶液滴于石蕊试纸上进行检出

E. 可氧化成醌型有色物质

7. 盐酸利多卡因的鉴别试验有

A. 衍生物制备测熔点　　　B. 与硫酸铜呈色反应　　　C. 氯化物的反应

D. 红外光谱法　　　E. 紫外光谱法

8. 肾上腺素可选用的鉴别方法有

A. 氧化反应　　　B. 三氯化铁反应　　　C. 重氮化-偶合反应

D. 氯化物反应　　　E. 香草醛反应

9. 阿司匹林的杂质有

A. 水杨酸　　　B. 酚类　　　C. 醋酸苯酯

D. 水杨酸苯酯　　　E. 乙酰水杨酸苯酯

10. 中国药典采用反相离子对 HPLC 法测定盐酸肾上腺素注射液含量
A. 采用的反离子为季铵盐　　B. 采用氨基柱为固定相
C. 采用十八烷基硅烷键合硅胶为固定相
D. 采用的反离子为庚烷磺酸盐
E. 采用离子对方法是为了抑制被测物在流动相中的解离

11. 以下哪种药物不发生重氮化-偶合反应
A. 盐酸普鲁卡因　　　　B. 肾上腺素　　　　C. 盐酸普鲁卡因胺
D. 盐酸利多卡因　　　　E. 对乙酰氨基酚

12. 采用紫外分光光度法测定含量的药物有
A. 对乙酰氨基酚颗粒剂　　B. 对乙酰氨基酚凝胶剂　　C. 盐酸肾上腺素注射液
D. 布洛芬缓释胶囊　　　　E. 对乙酰氨基酚咀嚼片

13. 下列药物中不需要进行有关物质检查的有
A. 司可巴比妥钠　　　　B. 丙磺舒　　　　C. 布洛芬
D. 盐酸利多卡因　　　　E. 肾上腺素

14. 丙磺舒的鉴别反应有
A. 三氯化铁反应　　　　B. 分解产物的反应　　　　C. 紫外可见分光光度法
D. 红外光谱法　　　　E. 甲醛-硫酸反应

四、答案

【历年考题】

(一)A 型题

1. C　2. B　3. D　4. D　5. A　6. A　7. C　8. D　9. B　10. A
11. C　12. C

(二)B 型题

1. A　2. B　3. C　4. A　5. C　6. B　7. D　8. E　9. D　10. A
11. E　12. A　13. B　14. D　15. A　16. B　17. E

(三)X 型题

1. ACD　　2. BE　　3. AB　　4. BCDE

【强化模拟题】

(一)A 型题

1. C　2. A　3. B　4. C　5. E　6. E　7. A　8. D　9. D　10. E
11. A　12. E　13. B　14. B　15. A　16. C

(二)B 型题

1. C　2. A　3. C　4. A　5. B　6. A　7. D　8. A　9. C　10. D

11. B   12. D   13. A   14. C   15. C   16. C   17. C   18. A   19. B   20. C

(三)X型题

1. ABCD   2. ACDE   3. ADE   4. ABE   5. ABCD   6. ABCE   7. BCD

8. AB   9. ABCDE   10. CD   11. BD   12. ABE   13. AD   14. ABCD

第二节　巴比妥类、磺胺类、杂环类药物分析

一、考试大纲

掌握典型药物苯巴比妥、司可巴比妥钠、注射用硫喷妥钠、磺胺甲噁唑、磺胺嘧啶、异烟肼、硝苯地平、左氧氟沙星、盐酸氯丙嗪、地西泮、氟康唑及其制剂的鉴别、检查和含量测定方法

1. 苯巴比妥，制剂（片剂）

(1)鉴别：银盐反应、铜盐反应、亚硝酸钠-硫酸反应、甲醛-硫酸反应

(2)杂质检查：酸度、乙醇溶液的澄清度、中性或碱性物质；片剂检查含量均匀度和溶出度（UV 中对照品比较法）

(3)含量测定：原料（银量法-电位法指示终点）

(4)片剂（HPLC 法中外标法）

2. 司可巴比妥钠

(1)鉴别：银盐反应、铜盐反应、Na^+ 反应、与 I_2 液反应、测定衍生物熔点

(2)杂质检查：溶液的澄清度、中性或碱性物质

(3)含量测定：溴量法

3. 注射用硫喷妥钠

(1)鉴别：银盐反应、铜盐反应、硫元素反应

(2)Na^+ 反应、测定衍生物熔点

(3)含量测定：UV 法中对照品比较法

4. 异烟肼

(1)鉴别：测定衍生物熔点、硝酸银反应

(2)杂质检查：游离肼检查（TLC 法中对照品比较法）

(3)含量测定：溴酸钾法（待测物：标准溶液＝3：2）

5. 硝苯地平

(1)鉴别：与氢氧化钠反应。

(2)杂质检查：有关物质（HPLC 法中对照品比较法）

(3)含量测定：铈量法（待测物：标准溶液＝1：2）

6. 左氧氟沙星，制剂

(1)鉴别：UV 法，HPLC 法，红外分光光度法

(2)杂质检查：有关物质（HPLC 法中主成分自身对照法），片剂中溶出度检查（UV 法中对照品比较法）

(3)含量测定：HPLC 法

7. 盐酸氯丙嗪，制剂

(1)鉴别：氧化反应、Cl^- 反应

(2)杂质检查：溶液澄清度与颜色、有关物质（TLC 法中自身稀释对照法）

(3)含量测定：原料（非水溶液滴定）；片剂、注射剂（UV 法中吸收系数法）

8. 地西泮

(1)鉴别:硫酸反应、Cl^-反应

(2)杂质检查:原料有关物质检查(HPLC法中主成分自身对照法);片剂有关物质检查(TLC法中自身稀释对照法);片剂含量均匀度和溶出度检查(UV法中吸收系数法);注射液有关物质检查(HPLC法中主成分自身对照法)

(3)含量测定:原料(非水溶液滴定);片剂(UV法中吸收系数法);注射剂(HPLC法中内标法加校正因子)

9.氟康唑

(1)鉴别:UV法、红外分光光度法、有机氟化物

(2)杂质检查:有关物质检查(HPLC法中自身稀释对照法);片剂中溶出度检查(UV法中对照品比较法)

(3)含量测定:原料、片剂(HPLC法)

10.磺胺甲噁唑,制剂(片剂、复方磺胺甲噁唑片)

(1)鉴别:芳香第一胺反应、与硫酸铜反应

(2)杂质检查:碱性溶液的澄清度与颜色;有关物质检查(TLC法中自身稀释对照法);复方制剂检查溶出度(HPLC法中外标法)

(3)含量测定:原料及普通制剂(亚硝酸钠滴定法)

11.磺胺嘧啶,制剂(片剂)

(1)鉴别:芳香第一胺反应、与硫酸铜反应

(2)杂质检查:片剂检查溶出度(UV法中吸收系数法)

(3)含量测定:亚硝酸钠滴定法

二、考前模拟

【历年考题】

(一)A型题(最佳选择题)

1.下列药物中,哪一个药物加氨制硝酸银能产生银镜反应

A.地西泮   B.阿司匹林   C.异烟肼   D.苯佐卡因   E.苯巴比妥

2.中国药典用银量法测定苯巴比妥的含量,指示终点的方法是

A.铬酸钾法   B.铁铵矾指示剂法   C.吸附指示剂法   D.电位法

E.永停法

3.硫喷妥钠与铜盐的鉴别反应生成物为

A.紫色   B.绿色   C.蓝色   D.黄色   E.紫堇色

4.《中国药典》(2010年版)中,测定磺胺甲噁唑原料药含量的法是

A.用亚硝酸钠滴定液滴定的容量分析法   B.用氢氧化钠滴定液滴定的容量分析法

C.用高氯酸滴定液滴定的容量分析法   D.气相色谱法

E.高效液相色谱法

5.凡取代基中含有双键的巴比妥类药物,如司可巴比妥钠,《中国药典》(1995年版)采用的方法是

A.酸量法   B.碱量法   C.银量法   D.溴量法   E.比色法

6. 司可巴比妥钠(分子量为 260.27)采用溴量法测定含量时,每 1ml 溴滴定液(0.1mol/L)相当于司可巴比妥钠的毫克(mg)数为

A. 1.301　　　B. 2.601　　　C. 13.01　　　D. 26.01　　　E. 18.01

7. 注射用硫喷妥钠的含量测定方法为

A. 碘量法　　B. 溴量法　　C. 银量法　　D. UV 法　　E. 非水溶液滴定法

8. 硫酸-荧光反应为地西泮的特征鉴别反应之一。地西泮加硫酸溶解后,在紫外光下显

A. 红色荧光　　B. 橙色荧光　　C. 黄绿色荧光　　D. 淡蓝色荧光　　E. 紫色荧光

9. 采用紫外分光光度法测定氯氮草类药物:苯二氮草片的含量时,在 308nm 处测得供试品溶液的吸收度为 0.638,已知氯氮草在 308 处的吸收系数为 319,则供试品溶液的浓度为

A. 0.005g·100ml⁻¹　　B. 0.005g·ml⁻¹　　C. 0.02g·100ml⁻¹　　D. 0.002g·ml⁻¹

E. 0.002g·100ml⁻¹

(二)B 型题(配伍选择题)

A. 在稀盐酸溶液中,用亚硝酸钠滴定液滴定,永停法指示终点

B. 在碳酸钠溶液中,用硝酸银滴定液滴定,电位法指示终点

C. 用 0.4% 的氢氧化钠溶液溶解,在 304nm 处测定吸收度

D. 用中性乙醇溶解,用氢氧化钠滴定液滴定,酚酞作指示剂

E. 用冰醋酸溶解,用高氯酸滴定液滴定

以下药物的含量测定方法为

1. 磺胺甲噁唑

2. 阿司匹林

3. 苯巴比妥

A. 1:1　　B. 1:2　　C. 1:3　　D. 1:4　　E. 3:2

被测药物与滴定剂的摩尔比为

4. 用溴酸钾法测定异烟肼的含量

5. 用亚硝酸钠滴定法测定磺胺嘧啶的含量

6. 用银量法测定苯巴比妥的含量

A. 取供试品 0.1g,加水与 0.4% 氢氧化钠溶液各 3ml,加硫酸铜试液 1 滴,生成草绿色沉淀

B. 取供试品适量,加水溶解后,加氰试液和苯胺溶液,渐显黄色

C. 取供试品 10mg,加水 1ml 溶解后,加硝酸 5 滴,即显红色,渐变成淡黄色

D. 取供试品适量,加硫酸溶解后,在 365nm 的紫外光下显黄绿色荧光

E. 取供试品,加香草醛试液,生成黄色结晶,结晶的熔点为 228℃～231℃

以下药物的鉴别反应是

7. 盐酸氯丙嗪

8. 地西泮

9. 磺胺甲噁唑

(三)X 型题(多项选择题)

1. 溴酸钾法测定异烟肼含量的方法是

A. 属于氧化还原滴定　　　B. 1mol 的溴酸钾相当于 1.5mol 的异烟肼

C. 采用电位法指示终点　　　D. 在酸性条件下进行滴定

E. 也可以用于异烟肼制剂的含量测定

2. 磺胺类药物的鉴别方法有

A. Kober 反应　　　B. 重氮化-偶合反应　　　C. 与硫酸铜的成盐反应

D. Marquis 反应　　　E. 坂口反应

3. 可用于苯巴比妥的鉴别方法有

A. 加硝酸铅试液,生成白色沉淀　　　B. 加铜吡啶试液,生成紫色沉淀

C. 加硫酸与亚硝酸钠,混合,即显橙黄色

D. 加碘试液,可使碘试液褪色

E. 加碳酸钠试液成碱性,加硝酸银试液,产生白色沉淀

4. 异烟肼的鉴别方法有

A. 与硫酸铜试液反应,生成草绿色沉淀

B. 与香草醛反应生成黄色结晶,熔点为 228℃～231℃

C. 与氨制硝酸银试液反应,产生气泡和黑色沉淀

D. 在酸性条件下加热后,加亚硝酸钠溶液和碱性 β-萘酚溶液,产生红色沉淀

E. 红外光谱法

5. 中国药典(2010 年版)中司可巴比妥钠鉴别及含量测定的方法为

A. 银镜反应进行鉴别　　　B. 采用熔点测定法鉴别　　　C. 溴量法测定含量

D. 可用二甲基甲酰胺为溶剂,甲醇钠的甲醇溶液为滴定剂进行非水滴定

E. 可用冰醋酸为溶剂,高氯酸的冰醋酸溶液为滴定剂进行非水滴定

6. 盐酸氯丙嗪的含量测定方法有

A. 中和法　　　B. 非水滴定法　　　C. 紫外法　　　D. 旋光法　　　E. 铈量法

7. 巴比妥类药物的鉴别方法有

A. 与钡盐反应生成白色化合物　　　B. 与镁盐反应生成红色化合物

C. 与银盐反应生成白色沉淀　　　D. 与铜盐反应生成有色产物

E. 与氢氧化钠反应生成白色沉淀

8. 用于吡啶类药物鉴别的开环反应有

A. 茚三酮反应　　　B. 戊烯二醛反应　　　C. 坂口反应

D. 硫色素反应　　　E. 二硝基氯苯反应

9. 能用重氮化-偶合反应鉴别的药物有

A. 苯巴比妥　　　B. 奥沙西泮　　　C. 盐酸利多卡因

D. 盐酸普鲁卡因　　　E. 磺胺嘧啶

10. 用于磺胺类药物的鉴别方法有

A. 与四氮唑的呈色反应　　　B. 与甲醛-硫酸的呈色反应　　　C. 重氮化-偶合反应

D. 与硫酸铜的呈色反应　　　E. 红外分光光度法

【强化模拟题】

(一)A 型题(最佳选择题)

1. 下列哪个实验可以用于区别苯巴比妥与其他不含苯环的巴比妥类药物

A. 甲醛-硫酸反应　　　　B. 亚硝酸钠-硫酸反应　　　　C. 银盐反应

D. 铜盐反应　　　　E. 与碘试液反应

2. 区别巴比妥与含硫巴比妥药物可采用

A. 铜盐反应　　　　B. 甲醛-硫酸反应　　　　C. 银盐反应

D. 碘液反应　　　　E. 汞盐反应

3. 与吡啶-硫酸铜作用,生成绿色配位化合物的药物是

A. 苯巴比妥　　　　B. 异烟肼　　　　C. 司可巴比妥

D. 盐酸氯丙嗪　　　　E. 硫喷妥钠

4.《中国药典》中苯巴比妥片的含量测定方法为

A. 酸碱滴定法　　　　B. 高效液相色谱法　　　　C. 银量法

D. 溴量法　　　　E. 铈量法

5. 苯巴比妥或司可巴比妥中"中性或碱性物质"检查应采用

A. 比色法　　　　B. 旋光度测定法　　　　C. 折光率测定法

D. 提取重量法　　　　E. 熔点测定法

6. 不具有芳伯氨基或潜在芳伯氨基的药物是

A. 磺胺嘧啶　　　　B. 奥沙西泮　　　　C. 对乙酰氨基酚

D. 苯巴比妥　　　　E. 磺胺甲噁唑

7.《中国药典》(2005 年版)采用非水滴定法测定盐酸氯丙嗪含量时,所用指示终点的指示液是

A. 结晶紫指示液　　　　B. 橙黄Ⅳ指示液　　　　C. 电位滴定法

D. 永停终点法　　　　E. 喹哪啶红指示液

8. 紫外分光光度法在酸性条件下可测定其含量的非芳香取代的巴比妥类是

A. 苯巴比妥　　　　B. 异戊巴比妥　　　　C. 巴比妥钠

D. 巴比妥酸　　　　E. 硫喷妥钠

9. 异烟肼与氨制硝酸银作用,在试管壁上形成银镜。这是由于其分子结构中含有

A. 酰肼基　　　　B. 吡啶环　　　　C. 叔胺氮

D. 共扼系统　　　　E. 酰胺基

10. 一种药物其水溶液加醋酸铅试剂,加氢氧化钠试液产生白色沉淀,加热变黑色沉淀的是

A. 维生素 C　　　　B. 水杨酸　　　　C. 对乙酰氨基酚

D. 硫喷妥钠　　　　E. 诺氟沙星

11.《中国药典》(2010 年版)中硝苯地平的含量测定方法是

A. 非水溶液滴定法　　　　B. 反相高效液相色谱法　　　　C. 正相高效液相色谱法

D. 铈量法　　　　E. 紫外分光光度法

12. 司可巴比妥钠的含量测定:精密称取 0.1043g,加水 10ml,振摇使溶解,精密加入溴滴定液(0.1mol/L)25ml,加盐酸 5ml,密塞振摇,暗处放置 15min,加碘化钾试液 10ml 摇匀,用硫

代硫酸钠滴定液(0.1mol/L)滴定,做空白校正。1ml 溴滴定液相当于 13.01mg 的司可巴比妥钠。已知样品消耗滴定液 18.01ml,空白消耗滴定液 26.12ml。0.1mol/L 的硫代硫酸钠滴定液的 F 值＝0.995,计算出样品的百分含量为

 A. 99.5%　　　B. 100.0%　　　C. 97.2%　　　D. 99.4%　　　E. 98.6%

13. 盐酸氯丙嗪的"溶液澄清度与颜色"检查主要控制的杂质有

 A. 游离氯丙嗪　　　B. 氧化产物　　　C. 氧化产物和合成原料

 D. 游离氯丙嗪和氧化产物　　　　E. 合成原料和游离氯丙嗪

14.《中国药典》(2005 年版)中复方磺胺甲噁唑片采用的含量测定方法

 A. 非水溶液滴定法　　B. 亚硝酸钠滴定法　　C. 双波长紫外分光光度法

 D. 高效液相色谱法　　E. 铈量法

15. 左氧氟沙星片剂的含量测定采用的方法是

 A. 紫外分光光度法　　　B. 非水溶液滴定法　　C. HPLC 法　　　D. 铈量法

 E. 溴量法

16. 氟康只会经氧瓶燃烧法破坏后,氟离子在 pH4.3 的醋酸-醋酸钠缓冲液中,可与茜素氟蓝试液和下列哪种试剂反应,形成蓝紫色的水溶性配合物

 A. 硝酸铈　　　B. 硝酸亚铈　　　C. 硫酸铈　　　D. 硫酸亚铈　　　E. 亚硫酸铈

17. 可利用水解反应进行鉴别的药物是

 A. 盐酸普鲁卡因　　　B. 盐酸利多卡因　　　C. 对乙酰氨基酚　　　D. 左氧氟沙星

 E. 肾上腺素

18. 下列药物中具有旋光性的药物有

 A. 左氧氟沙星　　　B. 盐酸利多卡因　　　C. 肾上腺素　　　D. 盐酸普鲁卡因

 E. 对乙酰氨基酚

19. 加盐酸溶液(9→1000)2ml 溶解后,加过氧化氢试液 10 滴,煮沸,显血红色的为

 A. 盐酸氯丙嗪　　　B. 异烟肼　　　C. 司可巴比妥　　　D. 磺胺嘧啶

 E. 肾上腺素

20. 肾上腺素含量测定采用的方法为

 A. 非水溶液滴定法　　　B. HPLC 法　　　C. 亚硝酸钠滴定法　　　D. 铈量法

 E. 双波长紫外分光光度法

(二)B 型题(配伍选择题)

 A. 亚硝酸钠-硫酸的反应　　B. 分解产物反应　　C. 与碘液的反应

 D. 与铜盐反应

 E. 银盐反应

1. 区别苯巴比妥与其他不含苯环的巴比妥

2. 司可巴比妥的鉴定

3. 区别硫喷妥钠与其他不含硫的巴比妥类药物

 A. 弱酸性　　B. 具紫外吸收特性　　C. 易与金属离子发生反应

 D. 于碱性介质中加热易水解　　　E. 易与强碱反应

4. 巴比妥类药物分子结构中含有丙二酰脲基团,其特性反应为

5. 巴比妥药物分子结构中含有 1,3-二酰亚胺基团,易互变异构成烯醇式结构,在水溶液中发生二次电离反应,因而显

　　A. 与碘试液的加成反应　　　B. 硫酸-亚硝酸钠反应　　　C. 硫元素反应

　　D. 水解后重氮化-偶合反应　　E. 重氮化-偶合反应

以下药物的鉴别反应是

6. 司可巴比妥钠

7. 苯巴比妥

8. 硫喷妥钠

9. 对乙酰氨基酚

　　A. 含丙二酰脲结构　　　　B. 含酚噻嗪母核　　　　C. 属苯并二氮杂䓬类药物

　　D. 含吡啶环　　　　　　　E. 具芳香第一胺

以下药物的结构特点是

10. 磺胺嘧啶

11. 司可巴比妥

12. 异烟肼

　　A. HPLC(外标法)　　　B. HPLC(主成分自身对照法)　　　C. 紫外分光光度对照品对比法

　　D. 紫外分光光度吸收系数法　　　　　　　　　　　　　　E. TLC

以下药物的含量测定方法是

13. 地西泮注射液含量的测定法

14. 地西泮注射液中分解产物(2-甲氨基-5-氯二苯酮)检查法

15. 地西泮片剂的含量测定法

　　A. 硝酸银滴定液　　　B. 碘滴定液　　　　　C. 硫代硫酸钠滴定液

　　D. HPLC(外标法)　　E. 亚硝酸钠滴定液

以下药物含量测定中所用标准溶液是

16. 司可巴比妥钠的含量测定

17. 盐酸利多卡因的含量测定

18. 苯巴比妥的含量测定

19. 盐酸普鲁卡因注射液的含量测定

　　A、地西泮　　　B、司可巴比妥钠　　　C、硫喷妥钠　　　D、苯巴比妥　　　E、磺胺甲噁唑

20. 用溴量法测定含量

21. 氧瓶燃烧法破坏后,显氯化物反应

22. 溶于硫酸后,在紫外光下显黄绿色荧光

23. 银量法测定含量

　　A. 紫外-可见分光光度法测定含量　　　　B. 可与硝酸银作用产生白色沉淀

　　C. 具有酯键结构,易被水解　　　　　　　D. 非水碱量法测定含量

　　E. 中国药典采用 HPLC 法测定含量

24. 盐酸氯丙嗪

25. 地西泮

　　A. 注射用硫喷妥钠含量测定　　　　　　　B. 磺胺甲噁唑原料的含量测定

C. 硝苯地平原料的含量测定　　　　D. 盐酸氯丙嗪的含量测定

E. 盐酸利多卡因的含量测定

26. 紫外分光光度法

27. HPLC 法

28. 亚硝酸钠滴定法

29. 铈量法

30. 非水溶液滴定法

A. 邻二氮菲指示液　　B. HPLC　　C. 橙黄Ⅳ指示液　　D. 结晶紫指示液

E. 酚酞指示液

以下药物的含量测定方法中所用的指示液是

31. 异烟肼的含量测定

32. 盐酸氯丙嗪的含量测定

33. 硝苯地平的含量测定

34. 左氧氟沙星的含量测定

(三)X 型题(多项选择题)

1. 苯巴比妥的特殊杂质检查项目有

A. 酸度　　B. 炽灼残渣　　C. 有关物质　　D. 中性或碱性物质

E. 乙醇溶液的澄清度

2. 巴比妥类药物分子的基本结构丙二酰脲的反应有

A. 与铜吡啶试液反应　　B. 与银盐的反应　　C. 与铅离子的沉淀反应

D. 苯环的亚硝化反应　　E. 溴的加成反应

3. 异烟肼中游离肼检查

A. 以游离肼为对照　　　B. 采用 TLC 法检查　　C. 以硫酸肼为对照

D. 对二甲氨基苯甲醛显色　　E. 原料和制剂均要检查

4. 硝苯地平的鉴别方法可以采用

A. 与碳酸钠试液反应　　B. 与氢氧化钠试液反应　　C. 紫外分光光度法

D. 红外分光光度法　　　E. 高效液相色谱法

5. 酚噻嗪类药物具有下列性质

A. 侧链取代基具碱性　　B. 母核具有强紫外吸收　　C. 环上硫原子具有还原性

D. 环上氯原子具有酸性　　E. 环上氮原子具有碱性

6. 需要检查有关物质的药物有

A. 地西泮　　　　　B. 苯巴比妥　　　　C. 盐酸氯丙嗪

D. 异烟肼　　　　　E. 硝苯地平

7. 吡啶类药物的鉴别包括

A. HPLC法　　B. 水解反应　　C. 缩合反应　　D. 还原反应　　E. 红外分光光度法

8. 地西泮的鉴别试验是

A. 沉淀反应　　　　B. 水解后的重氮化-偶合反应　　C. 硫酸荧光反应

D. 紫外分光光度法　　E. 氯元素的鉴别反应

9. 左氧氟沙星的特殊杂质检查包括

A. 酸碱度　　　B. 溶液的澄清度　　　C. 有关物质　　　D. 光学异构体　　　E. 残留溶剂

10. 以下属于氟康唑的性质的有

A. 有一个三唑基　　　　　B. 有两个三唑基　　　　　　　　C. 有碱性

D. 分子中有苯环　　　　　E. 可用非水碱量法测定其含量

三、答案

【历年考题】

(一)A 型题

1. C　　2. D　　3. B　　4. A　　5. D　　6. C　　7. D　　8. C　　9. E

(二)B 型题

1. A　　2. D　　3. B　　4. E　　5. A　　6. A　　7. C　　8. D　　9. A

(三)X 型题

1. ABDE　　2. BC　　3. BCE　　4. BCE　　5. BC　　6. BCE　　7. CD　　8. BE

9. BDE　　　10. CDE

【强化模拟题】

(一)A 型题

1. B　　2. A　　3. E　　4. C　　5. D　　6. D　　7. C　　8. E　　9. A　　10. D

11. D　　12. A　　13. D　　14. B　　15. C　　16. B　　17. A　　18. C　　19. E　　20. A

(二)B 型题

1. A　　2. C　　3. D　　4. C　　5. A　　6. A　　7. B　　8. C　　9. D　　10. E

11. A　　12. D　　13. A　　14. B　　15. A　　16. C　　17. D　　18. A　　19. E　　20. B

21. A　　22. A　　23. D　　24. A　　25. E　　26. A　　27. E　　28. B　　29. C　　30. D

31. B　　32. C　　33. A　　34. B

(三)X 型题

1. ACDE　　2. AB　　3. BCDE　　4. BCD　　5. ABC　　6. ABCDE　　7. ADE

8. ACDE　　9. ABCDE　　10. BCDE

第三节　生物碱类、糖类和甾体激素类药物的分析

一、考试大纲

本部分为"国家执业药师资格考试应试指南"教材中药物分析部分的"第十四章生物碱类药物的分析"、"第十五章甾体激素类药物的分析"和"第十八章糖类药物的分析"的内容。

掌握典型药物盐酸麻黄碱、硫酸阿托品、硫酸奎宁、盐酸吗啡、磷酸可待因、醋酸地塞米松、丙酸睾酮、黄体酮、雌二醇、葡萄糖、右旋糖酐 40 及其制剂的鉴别、检查和含量测定方法。

二、应试指南

1. 盐酸麻黄碱,制剂(注射液)

(1)鉴别:双缩脲反应。

(2)含量测定:非水溶液滴定法。

2. 硫酸阿托品

(1)鉴别:Vitali 反应、SO_4^{2-} 反应

(2)杂质检查:莨菪碱(利用旋光性不同),其他生物碱(高效液相色谱法)。

(3)含量测定:非水溶液滴定法。

3. 硫酸奎宁

(1)鉴别:绿奎宁反应、荧光反应、SO_4^{2-} 反应。

(2)杂质检查:三氯甲烷-乙醇中不溶物、其他金鸡纳碱(TLC 法中自身稀释对照法)。

(3)含量测定:非水溶液滴定法(n 待∶标＝1∶3)。

4. 盐酸吗啡,制剂

(1)鉴别:Marquis 反应、钼硫酸反应、铁氰化钾反应。

(2)杂质检查:阿扑吗啡、罂粟酸、其他生物碱高效液相色谱法;片剂检查含量均匀度和溶出度(UV 法中对照品比较法)。

(3)含量测定:原料(非水溶液滴定法);片剂(UV 法中对照品比较法)。

5. 磷酸可待因

(1)鉴别:与氨试液的反应、亚硒酸反应、磷酸盐反应杂质检查;溶液澄清度与颜色、有关物质(吗啡)采用高效液相色谱法。

(2)含量测定:非水溶液滴定法。

6. 醋酸地塞米松,制剂

(1)鉴别:斐林试剂反应、有机氟化物反应、醋酸酯反应。

(2)杂质检查:有关物质(HPLC 法中对照品比较法),硒,片剂检查含量均匀度(高效液相色谱法)。

(3)含量测定:原料(HPLC 法中内标法);片剂(HPLC 法中外标法);注射液(四氮唑比色法)。

7. 丙酸睾酮

(1)杂质检查:有关物质(HPLC 法中主成分自身对照法)。

(2)含量测定：HPLC法中内标法加校正因子。

8. 黄体酮

(1)鉴别：亚硝基铁氰化钠反应、异烟肼反应。

(2)杂质检查：有关物质(HPLC法中主成分自身对照法)。

(3)含量测定：HPLC法中内标法加校正因子。

9. 雌二醇，制剂

(1)鉴别：三氯化铁反应。

(2)杂质检查：有关物质(HPLC法中对照品比较法)。

(3)缓释贴片中检查含量均匀度和释放度(HPLC法中外标法)。

(4)含量测定：HPLC法中外标法。

10. 葡萄糖

(1)鉴别：碱性酒石酸铜。

(2)杂质检查：原料(溶液的澄清度与颜色、亚硫酸盐和可溶性淀粉、蛋白质、乙醇溶液的澄清度、酸度)；注射液(细菌内毒素、5-羟甲基糠醛)。

(3)含量测定：比旋度。

11. 右旋糖酐40

(1)鉴别：碱性酒石酸酮。

(2)杂质检查：原料(氮、分子量与分子量分布)；注射液(分子量与分子量分布、异常毒性、细菌内毒素、过敏反应)。

(3)含量测定：原料(比旋度)；注射液(比旋度和沉淀滴定法)。

三、考前模拟

【历年考题】

(一)A型题(最佳选择题)

1. 非水溶液滴定法测定硫酸奎宁原料的含量时，可以用高氯酸直接滴定冰醋酸介质中的供试品，1摩尔硫酸奎宁需要消耗高氯酸的摩尔数为

A. 1   B. 2   C. 3   D. 4   E. 5

2. Kober反应适用于哪一种药物的含量测定

A. 黄体酮   B. 雌二醇   C. 甲基睾酮   D. 甲基炔诺酮   E. 氢化可的松

3. 各国药典对甾体激素类药物常用HPLC或GC法测定其含量，主要原因是

A. 它们没有紫外特征吸收，不能用紫外分光光度法   B. 不能用滴定分析法进行测定

C. 由于"其他甾体"的存在，色谱法可消除它们的干扰

D. 色谱法比较简单，精密度好

E. 色谱法准确度优于滴定分析法

4. 葡萄糖注射液的含量测定方法为

A. 酸碱滴定法   B. 旋光度测定法   C. 紫外分光光度法   D. 红外分光光度法

E. 非水溶液滴定法

5. 葡萄糖注射液中的特殊杂质是

A. 对氨基酚　　　　B. 还原糖　　　　　C. 去甲基安定　　　　D. 颠茄碱

E. 5-羟甲基糠醛

6. 精密称取供试品约 0.5g,加冰醋酸与醋酐各 10ml,加结晶紫指示液 1～2 滴,用高氯酸滴定液(0.1mol/L)滴定,用此方法测定含量的药物是

A. 磺胺嘧啶　　　　B. 硫酸阿托品　　　C. 盐酸麻黄碱　　　　D. 丙酸睾酮

E. 罗红霉素

7. 酸性染料比色法中,水相的 pH 值过小,则

A. 能形成离子对　　　B. 有机溶剂提取能完全　　　C. 酸性染料以阴离子状态存在

D. 生物碱几乎全部以分子状态存在　　　　　　　E. 酸性染料以分子状态存在

8. 葡萄糖中存在的特殊杂质为

A. 糊精　　　B. 氯化物　　　C. 砷盐　　　D. 酒精　　　E. 盐酸

(二)B 型题(配伍选择题)

A. 1∶1　　　B. 1∶2　　　C. 1∶3　　　D. 1∶4　　　E. 3∶2

被测药物与滴定剂的摩尔比为

1. 非水溶液滴定法测定硫酸奎宁原料药的含量

2. 提取分离后用非水溶液滴定法测定硫酸奎宁片的含量

A. 游离水杨酸　　　B. 游离肼　　　C. 洋地黄皂苷　　　D. 其他甾体　　　E. 酮体

以下药物中应检查的特殊杂质是

3. 异烟肼

4. 黄体酮

5. 阿司匹林

A. 与碱性酒石酸铜试液反应生成红色沉淀

B. 用醇制氢氧化钾水解后测定熔点进行鉴别

C. 与亚硝基铁氰化钠反应显蓝紫色

D. 与硝酸银试液反应生成白色沉淀

E. 与铜吡啶试液反应显绿色

以下药物的鉴别反应是

6. 醋酸地塞米松

7. 黄体酮

A. 加热的碱性酒石酸铜试液,生成红色沉淀

B. 加乙醇制氢氧化钾溶液,加热水解后,测定析出物的熔点,应为 150℃～156℃。

C. 加亚硝基铁氰化钠细粉、碳酸钠及醋酸铵,显蓝紫色

D. 加硝酸银试液,生成白色沉淀

E. 与茚三酮试液反应,显蓝紫色

以下药物的鉴别反应是

8. 丙酸睾酮

9. 炔雌醇

10. 醋酸地塞米松

11. 黄体酮

A. 配制成 50mg·ml⁻¹的溶液,测定旋光度,不得过-0.4°

B. 配制成 2.0mg·ml⁻¹的溶液,在 310nm 处测定,吸收度不得大于 0.05

C. 供试品溶液加稀盐酸 5ml 与三氯化铁试液 2 滴,不得显红色

D. 供试品加硝酸与水得混合溶液,除黄色外不得显红色或淡红棕色

E. 薄层色谱法

12. 盐酸吗啡中的罂粟酸

13. 硝酸士的宁中的马钱子碱

14. 硫酸奎宁中的其他金鸡纳碱

15. 硫酸阿托品中的莨菪碱

A. 肾上腺素　　B. 氢化可的松　　C. 硫酸奎尼丁　　D. 对乙酰氨基酚

E. 阿司匹林

16. 需检查其他生物碱的药物是

17. 需检查其他甾体的药物是

18. 需检查酮体的药物是

19. 需检查水杨酸的药物是

20. 需检查对氨基酚的药物是

A. 硫酸铜　　　　　B. 溴水和氨试液　　C. 发烟硝酸和醇制氢氧化钾

D. 甲醛硫酸试液　　　E. 重铬酸钾

以下药物特征鉴别反应所采用的试剂是

21. 盐酸麻黄碱

22. 硫酸阿托品

23. 盐酸吗啡

A. 利用药物的阳离子(BH⁺)与溴甲酚绿阴离子(In⁻)结合成离子对进行测定

B. 样品加冰醋酸 10ml 和醋酸汞试液 4ml 后,用高氯酸滴定液滴定

C. 用氯仿取出药物,加适量醋酐,再用高氯酸滴定液滴定

D. 样品加冰醋酸与醋酐各 10ml 后,用高氯酸滴定液滴定

E. 样品加水制成每 1ml 约含 16μg 的溶液,在 254nm 处测定

24. 盐酸吗啡原料药的含量测定

25. 硫酸阿托品原料药的含量测定

26. 硫酸阿托品片的含量测定

(三)X 型题(多项选择题)

1. 非水溶液滴定法测定硫酸奎宁含量的反应条件为

A. 冰醋酸-醋酐为溶剂　　　　B. 高氯酸滴定液(0.1mol/L)滴定

C. 1mol 高氯酸与 1/3mol 硫酸奎宁反应

D. 仅用电位法指示终点　　E. 溴酚蓝为指示剂

2. 盐酸吗啡中应检查的特殊杂质为

A. 吗啡　B. 阿扑吗啡　C. 罂粟酸　D. 莨菪碱　E. 其他生物碱

3. 用非水溶液滴定法测定盐酸吗啡的含量,以下叙述中正确的有

A. 用中性乙醇作溶剂　　B. 用冰醋酸作溶剂　　C. 滴定前加入一定量醋酸汞试液

D. 用高氯酸滴定液滴定　E. 用结晶紫指示终点

4. 不加 $Hg(Ac)_2$,以结晶紫为指示剂,用 $HClO_4$ 直接滴定的药物有

A. 硫酸奎尼丁　　B. 硝酸士的宁　　C. 盐酸吗啡　　D. 磷酸可待因

E. 氢溴酸山莨菪碱

5. 葡萄糖的特殊杂质检查项目有

A. 亚硫酸盐和可溶性淀粉　　B. 有关物质　　C. 蛋白质

D. 乙醇溶液的澄清度　　E. 钙盐

6. 采用比色法测定醋酸地塞米松注射液的含量,使用的试剂有

A. 亚硝基铁氰化钠　　　　　B. 硫酸　　　　　C. 氯化三苯四氮唑

D. 氢氧化四甲基铵　　　　　E. 二苯胺

7. 下列药物中使用非水溶液滴定法测定含量的药物包括

A. 盐酸氯丙嗪　　　　　B. 地西泮　　　C. 氯氮䓬

D. 盐酸麻黄碱　　　　　E. 硫酸阿托品

8. 生物碱类药物制剂的测定方法有

A. 直接用有机溶剂提取后,用硫酸标准液滴定

B. 碱化后用有机溶剂提取,再用氢氧化钠标准液滴定

C. 碱化后用有机溶剂提取,蒸去有机溶剂后用中性醇溶解,再用硫酸标准溶液滴定

D. 碱化后用有机溶剂提取,蒸去有机溶剂再加入定过量的硫酸,再用氢氧化钠标准液回滴

E. 酸化后,用有机溶剂提取采用适宜方法滴定

9. 下列哪些药物可以用高氯酸滴定液进行非水溶液滴定

A. 柠檬酸钾　　　　　B. 盐酸麻黄碱　　　C. 重酒石酸去甲肾上腺素　　　D. 咖啡因

E. 异戊巴比妥

10. 黄体酮在酸性溶液中可以与下列哪些试剂反应显色

A. 2,4-二硝基苯肼　　　B. 三氯化铁　　　C. 硫酸苯肼　　　　　　D. 异烟肼

E. 四氮唑盐

【强化模拟题】

(一)A 型题(最佳选择题)

1. 能区别磷酸可待因与其他阿片生物碱的方法是

A. 与氨试液反应　　B. 与亚硒酸反应　　C. 熔点测定　　D. 磷酸盐的反应

E. 绿奎宁的反应

2. 显有机氟化物反应的药物是

A. 黄体酮　　　　B. 硫酸奎宁　　　C. 丙酸睾酮　　　D. 醋酸地塞米松

E. 葡萄糖

3. 甾体激素黄体酮的特有的鉴别反应所用的试剂是

A. 浓硫酸　　　　B. 重氮苯磺酸　　　C. 亚硝基铁氰化钠

D. 硫酸-甲醇　　　　E. 苦味酸

4. 具 C17-α-醇酮基的甾体激素,可用氯化三苯基四氮唑显色,指出可能干扰该反应的物质

A. 酸性物质　　　　　B. 碱性物质　　　　　C. 氧化性物质,还原性物质

D. 两性物质　　　　　E. 化学惰性物质

5. 中国药典(2010 年版)采用 HPLC 检查甾体激素药物中的"其他甾体"时,所用具体方法为高低浓度对照法,作为对照溶液的应为

A. 供试品高浓度溶液　　　B. 对照品溶液　　　　C. 供试品溶液

D. "其他甾体"的限量浓度溶液　　　　　E. 供试品低浓度溶液

6. 中国药典中采用旋光法测定含量的药物是

A. 苯巴比妥　　　　　B. 磺胺嘧啶　　　　　C. 盐酸利多卡因

D. 硫酸奎宁　　　　　E. 葡萄糖注射液

7. 具有两性的药物是

A. 奎宁　　　B. 麻黄碱　　　C. 阿托品　　　D. 吗啡　　　E. 士的宁

8. 葡萄糖比旋度测定中加氨试液的作用是

A. 加速变旋平衡的到达　　B. 葡萄糖在氨试液中有旋光性　　　C. 消除干扰

D. 增强旋光度　　　　　E. 提高葡萄糖的稳定性

9. 葡萄糖溶于水后,其在水溶液中存在的形式为

A. 分子状态　　　　　B. 六碳直链结构　　　　C. 含水结构

D. 解离状态　　　　　E. 主要呈半缩醛环状结构

10. 关于葡萄糖的性质说法不正确的是

A. 葡萄糖为醛糖,具有还原性　　　B. 有多个不对称的碳原子

C. 为右旋体　　　　　　　　　　D. 在水溶液中主要呈半缩醛的环状结构

E. 葡萄糖为醛糖,具有氧化性

11. 葡萄糖的"乙醇溶液的澄清度"检查是控制

A. 淀粉　　B. 蛋白质　　C. 糊精　　D. 还原糖　　E. 糠醛

12. 甾体激素类药物的母核相同,但基团差异明显,通用而特征性强的鉴别方法是

A. 旋光光谱　　B. 红外光谱　　C. 紫外光谱　　D. 磁共振谱

E. 高效液相色谱

13. 下列为盐酸吗啡的专属鉴别反应的是

A. 紫脲酸胺反应　　　　B. 与香草醛等缩合显色　　　　C. 钼硫酸显色反应

D. 硝化显色反应　　　　E. 双羧脲反应

14. 葡萄糖的 Fehling 反应所需要的试剂是

A. 四氮唑盐　　　　　B. 硝酸银　　　　　C. 碱性酒石酸铜

D. 硫酸铜　　　　　　E. 三氯化铁

(二)B 型题(配伍选择题)

A. 醋酸地塞米松　　B. 黄体酮　　C. 雌二醇　　D. 丙酸睾酮　　E. 雌酮

甾体激素类药物均具有环戊烷并多氢菲母核

1. C17 上有甲酮基

2. C17 上有一个 β-羟基所形成的丙酸酯

3. C17-α-醇酮基的醋酸酯

A. 吸附或分配性质的差异　　　　B. 杂质与一定试剂产生沉淀

C. 杂质与一定试剂产生颜色反应

D. 杂质与一定试剂反应产生气体　　E. 旋光性质的差异

4. 药物中易炭化物的检查

5. 酸性条件下,用醋酸铅试纸检查药物中所含微量硫化物

6. TLC 法检查有关杂质

7. 硫酸阿托品中莨菪碱的检查

8. 药物中硫酸盐的检查

A. 盐酸麻黄碱　　　B. 硫酸阿托品　　　C. 硫酸奎宁　　　D. 盐酸吗啡　　　E. 咖啡因

9. 托烷类生物碱

10. 异喹啉类生物碱

11. 苯烃胺类生物碱

12. 黄嘌呤类生物碱

A. 与铁氰化钾试液的反应　　　B. SO_4^{2-} 的反应　　　C. Cl^-的反应

D. 高效液相色谱法　　　　E. 与钼硫酸试液的反应

13. 盐酸吗啡与磷酸可待因的区分反应

14. 盐酸吗啡的特征反应

15. 盐酸吗啡中可待因的检查

16. 硫酸阿托品的鉴别反应

A. 直接滴定　　　　B. 加醋酸汞处理　　　C. 电位法指示终点

D. 提取后非水滴定　　　E. 不能用非水滴定,改用酸性染料比色法测定

17. 磷酸可待因非水滴定

18. 盐酸吗啡非水滴定

19. 硫酸阿托品非水滴定

A. 头孢氨苄　　B. 地塞米松　　C. 肾上腺素　　D. 盐酸环丙沙星　　E. 硝苯地平

20. 吡啶类药物

21. 苯乙胺类药物

22. 喹啉类药物

23. 甾体激素类药物

A. 高效液相色谱法　　　B. 非水溶液滴定法　　　C. 提取碱量法

D. 紫外分光光度法　　　E. 紫外-可见分光光度法

24. 磷酸可待因的含量测定

25. 磷酸可待因片的含量测定

26. 磷酸可待因注射液的含量测定

(三)X 型题(多项选择题)

1. 硫酸可待因鉴别反应的正确叙述是

A. 制定衍生物测定熔点 　　B. 与氨试液的反应 　　C. 亚硒酸的反应

D. 磷酸盐的反应 　　E. 红外光谱法

2. 采用非水溶液滴定法进行含量测定的是

A. 盐酸麻黄碱 　　B. 盐酸吗啡 　　C. 盐酸吗啡片 　　D. 硫酸奎宁 　　E. 硫酸阿托品

3. 绿奎宁(Thalleiaquin)反应需用的试剂有

A. 稀硫酸 　　B. 溴水或氯水 　　C. 氨溶液 　　D. 三氯化铁试液 　　E. 硫酸铜试液

4. HPLC 不加校正因子主成分自身对照法可检查有关物质的药物有

A. 黄体酮 　　B. 雌二醇 　　C. 丙酸睾酮 　　D. 醋酸地塞米松 　　E. 丙磺舒

5. 用 HPLC 测定含量的药物有

A. 雌二醇 　　B. 丙酸睾酮 　　C. 黄体酮 　　D. 醋酸地塞米松 　　E. 地西泮注射液

6. 采用 TLC 主成分自身稀释法进行检查的药物特殊杂质有

A. 硫酸阿托品中其他生物碱 　　B. 硫酸奎宁中其他金鸡纳碱

C. 奥沙西泮中有关物质 　　D. 醋酸地塞米松中其他甾体

E. 异烟肼中游离肼

7. IR 图谱上具有羰基特征峰的药物有

A. 黄体酮 　　B. 醋酸地塞米松 　　C. 盐酸吗啡 　　D. 肾上腺素

E. 盐酸普鲁卡因

8. 《中国药典》采用旋光度法测定葡萄糖注射液的含量,可加快反应平衡的方法有

A. 加热 　　B. 加酸 　　C. 加弱碱 　　D. 冰浴 　　E. 加强碱

9. 以下属于药物特殊杂质的是

A. 2-甲氨基-5-氯二苯酮 　　B. 5-羟甲基糠醛 　　C. N,N-二甲基苯胺

D. 阿扑吗啡 　　E. 酮体

10. 以下利用与 $AgNO_3$ 试液反应鉴别的药物是

A. 氯化钠 　　B. 巴比妥类药物 　　C. 异烟肼 　　D. 盐酸普鲁卡因 　　E. 雌二醇

11. 硫酸奎宁的鉴别反应为

A. 加稀 H_2SO_4 液产生荧光的反应 　　B. 绿奎宁(Thalleioquin)反应

C. 红外光谱法 　　D. SO_4^{2-} 的反应 　　E. NO_3^- 的反应

12. 利用制备衍生物测熔点进行鉴别的药物是

A. 硝苯地平 　　B. 丙酸睾酮 　　C. 诺氟沙星 　　D. 盐酸利多卡因

E. 苯巴比妥钠、司可巴比妥钠、注射用硫喷妥钠

13. 生物碱中特殊杂质的检查是利用

A. 溶解度的差异 　　B. 旋光度的差异 　　C. 碱性强弱的差异

D. 基团反应的差异 　　E. 色谱性质的差异

14. 右旋糖苷 20 氯化钠注射液采用的含量测定方法有

A. 高效液相色谱法 　　B. 碘量法 　　C. 旋光度法 　　D. 铬酸钾法 　　E. 银量法

15. 与 Fehling 试液发生反应的糖类药物的特点是
A. 具有醛基或酮基结构的双糖　　B. 具有酮基结构的单糖　　C. 具有醛基结构
D. 具有醛基结构的单糖　　E. 具有还原性

16. 利用铜盐可进行鉴别的药物是
A. 盐酸麻黄碱　　B. 阿司匹林、布洛芬　　C. 盐酸利多卡因、硫酸奎宁
D. 葡萄糖、醋酸地塞米松　　E. 巴比妥类药物

四、答案

【历年考题】

(一)A 型题

1. C　　2. B　　3. C　　4. B　　5. E　　6. B　　7. E　　8. A

(二)B 型题

1. C　　2. D　　3. B　　4. D　　5. A　　6. A　　7. C　　8. B　　9. D　　10. A
11. C　　12. C　　13. D　　14. E　　15. A　　16. C　　17. B　　18. A　　19. E　　20. D
21. A　　22. C　　23. D　　24. B　　25. D　　26. A

(三)X 型题

1. ABC　　2. BCE　　3. BCDE　　4. AD　　5. ACD　　6. CD　　7. ABCDE
8. CD　　9. ABCD　　10. ACD

【强化模拟题】

(一)A 型题

1. B　　2. D　　3. C　　4. C　　5. E　　6. E　　7. D　　8. A　　9. E　　10. E
11. C　　12. B　　13. C　　14. C

(二)B 型题

1. B　　2. D　　3. A　　4. C　　5. D　　6. A　　7. E　　8. B　　9. B　　10. D
11. A　　12. E　　13. A　　14. E　　15. D　　16. B　　17. A　　18. B　　19. A　　20. E
21. C　　22. D　　23. B　　24. A　　25. A　　26. B

(三)X 型题

1. ABCDE　　2. ABDE　　3. BC　　4. ABC　　5. ABCDE　　6. BC　　7. ABE
8. ABC　　9. ABCDE　　10. ABCD　　11. ABCD　　12. BDE　　13. BDCE
14. CD　　15. ABCDE　　16. ADE

第四节 维生素类和抗生素类药物分析

一、考试大纲

掌握典型药物维生素 B_1、维生素 C、维生素 E、维生素 K_1,以及抗生素类药物分析的特点、青霉素钠、青霉素钾、阿莫西林、头孢羟氨苄、硫酸庆大霉素、盐酸四环素、阿奇霉素及其制剂的鉴别、检查和含量测定方法

二、应试指南

1. 维生素 B_1 制剂

(1)鉴别:硫色素反应,氯化物反应。

(2)杂质检查:硝酸盐(靛胭脂法)、总氯量(银量法)。

(3)含量测定:原料(非水溶液滴定法);片剂、注射剂(UV 法中吸收系数法)。

2. 维生素 C,制剂

(1)鉴别:硝酸银反应、2,6-二氯靛酚反应。

(2)杂质检查:铜盐和铁盐(原子吸收法),溶液的澄清度与颜色,细菌内毒素。

(3)含量测定:碘量法。

3. 维生素 E

(1)鉴别:硝酸反应。

(2)杂质检查:生育酚(硫酸铈滴定法),正己烷(GC 法),酸度。

(3)含量测定:GC 法。

4. 维生素 K_1,制剂

(1)鉴别:碱性溶液中的呈色反应。

(2)杂质检查:甲萘醌(氰基乙酸乙酯反应);顺式异构体(正相 HPLC 法)。

(3)含量测定:原料(正相 HPLC 法中内标法加校正因子)。

(4)注射液(反相 HPLC 法)。

5. 青霉素钠/钾,制剂

(1)鉴别:钠/钾离子的焰色反应。

(2)杂质检查:吸光度、青霉素聚合物(凝胶色谱法)、水分(费休法)、细菌内毒素、无菌。

(3)含量测定:HPLC 法中外标法。

6. 阿莫西林,制剂

(1)杂质检查:有关物质(HPLC 法中对照品比较法)、阿莫西林聚合物(凝胶色谱法)、水分(费休法);制剂检查有关物质(HPLC 法中对照品比较法)、溶出度(UV 法)。

(2)含量测定:HPLC 法中外标法。

7. 头孢羟氨苄,制剂

(1)杂质检查:有关物质(HPLC 法)、水分(费休法);制剂检查有关物质(HPLC 法)、溶出度(UV 法)。

(2)含量测定:HPLC 法中外标法。

8. 硫酸庆大霉素,制剂

(1)鉴别:茚三酮反应。

(2)杂质检查:C组分测定(HPLC-蒸发光散射监测器,标准曲线法)、水分(费休法)、硫酸盐(EDTA滴定法)、细菌内毒素;制剂检查内容同上。

(3)含量测定:微生物检定法。

9. 阿奇霉素,制剂

(1)杂质检查:碱度、有关物质(HPLC法中主成分自身稀释法)、水分(费休法);重金属。

(2)含量测定:HPLC法中外标法。

10. 盐酸四环素,制剂

(1)鉴别:三氯化铁反应、氯化物反应。

(2)杂质检查:杂质吸光度(控制差向异构体和脱水四环素)、有关物质(HPLC法中主成分自身稀释法);片剂和胶囊检查有关物质(HPLC法中主成分自身稀释法)、溶出度(UV法中对照品比较法)。

(3)含量测定:HPLC法中外标法。

三、考前模拟

【历年考题】

(一)A型题(最佳选择题)

1. 中国药典(2000年版)中维生素E的含量测定方法为

A. 非水溶液滴定法　　B. 荧光分析法　　C. 气相色谱法　　D. 四氮唑比色法

E. 碘量法

2. 具有硫色素反应的药物为

A. 维生素A　　B. 维生素E　　C. 维生素 B_1　　D. 维生素C　　E. 青霉素钾

3. 碘量法测定维生素C含量时,若维生素C的分子量为176.13,每1ml碘滴定液(0.1mol/L)相当于维生素C的量为

　A. 4.403mg　　B. 8.806mg　　C. 17.61mg　　D. 88.06mg　　E. 1.761mg

4. 气相色谱法测定维生素E的含量,中国药典(2000年版)规定采用的检测器是

A. 紫外检测器　　　　B. 荧光检测器　　　　C. 热导检测器　　　　D. 氢火焰离子化检测器

E. 质谱检测器

5. 碘量法测定维生素C含量:取本品0.2000g,加新沸过的冷水100ml与稀醋酸10ml使溶解,加淀粉指示液1ml,立即用碘滴定液(0.1000mol/L)滴定至溶液显蓝色,消耗20.00ml。已知维生素C的分子量为176.13,求得维生素C的百分含量为

　A. 95.40%　　B. 98.90%　　C. 93.50%　　D. 91.80%　　E. 88.10%

6. 中国药典(2010年版)采用气相色谱法测定维生素E的含量,内标物质为

A. 正二十二烷　　　　B. 正二十六烷　　　　C. 正三十烷　　　　D. 正三十二烷

E. 正三十六烷

7. 既具有酸性又具有还原性的药物是

A. 维生素A　　B. 咖啡因　　C. 苯巴比妥　　D. 氯丙嗪　　E 维生素C

8. 维生素 C 注射液中抗氧化剂亚硫酸氢钠对碘量法有干扰,能排除其干扰的掩蔽剂是

A. 硼酸　　　B. 草酸　　　C. 丙酮　　　D. 酒石酸　　　E. 丙醇

9. 无旋光性的药物是

A. 四环素　　B. 青霉素　　C. 盐酸麻黄碱　D. 阿司匹林　　E. 葡萄糖

10. 中国药典检查维生素 C 中的铁盐和铜盐,采用的方法是

A. 沉淀滴定法　　B. 比色法　　　C. 氧化还原滴定法　　D. 紫外分光光度法

E. 原子吸收分光光度法

11. 中国药典中,检查维生素 E 的生育酚杂质所采用的检查方法是

A. 薄层色谱法　　B. 纸色谱法　C. 碘量法　　　　D. 铈量法

E. 紫外分光光度法

12. 某药物在三氯醋酸存在下水解,脱羧,生成戊糖,再失水,转变为糠醛,加入吡咯加热至 50℃产生蓝色,该药物是

A. 维生素 A　　B. 维生素 B₁　　C. 维生素 E　　D. 维生素 C　　E. 青霉素钾

13. 下列药物的碱性溶液,加入铁氰化钾后,再加正丁醇,显蓝色荧光的是

A. 维生素 K₁　B. 维生素 B₁　C. 维生素 C　　D. 维生素 D　　E. 维生素 E

(二)B 型题(配伍选择题)

A. 酸碱滴定法　　B. 铈量法　　C. 碘量法　　D. 薄层色谱法　　E. 旋光度测定法
中国药典(2010 年版)方法是

1. 维生素 E 中生育酚检查

2. 硫酸阿托品中莨菪碱的检查

A. 硫色素反应　　B. 麦芽酚反应　　C. Kober 反应　　D. 差向异构化反应

E. 铜盐反应
可发生的反应是

3. 巴比妥在碱性溶液中

4. 雌激素与硫酸-乙醇供热

5. 链霉素在碱性溶液中

6. 维生素 B₁ 在碱液中被氧化

A. 淀粉指示剂　　　B. 喹哪啶红-亚甲蓝混合指示剂　　C. 二苯胺指示剂

D. 邻二氮菲指示剂　E. 酚酞指示剂

7. 非水滴定法测定维生素 B₁ 原料药的含量,应选

8. 碘量法测定维生素 C 的含量,应选

A. 供试品在碱性条件下水解后,用乙醚萃取,分取乙醚液,加 2,2-联吡啶溶液和三氯化铁溶液,显血红色

B. 取供试品的氯仿溶液,加 25％的三氯化锑氯仿溶液,即显蓝色,渐变为紫红色

C. 显氯化物的鉴别反应

D. 显钠盐的鉴别反应

E. 取供试品溶液,加二氯靛酚钠试液,试液的红色即消失
以下药物的鉴别反应为

9. 维生素 A

10. 维生素 B_1

11. 维生素 C

12. 维生素 E

(三)X 型题(多项选择题)

1. 维生素 C 的鉴别反应是

A. 与硝酸银反应　　B. 与 2,6-二氯靛酚反应　　C. 与三氯化铁反应

D. 与茚三酮反应　　E. 与碘化汞钾反应

2. 四环素类抗生素中存在的"有关物质"主要指

A. 差向异构化　　　B. 易氧化物　　　　C. 脱水物

D. 氯化物　　　　　E. 差向脱水物

3. 药典中常采用生物测定法测定含量的药物是

A. 维生素类药　　　B. 生物碱类药　　　C. 抗生素类药

D. 生物化学品类药　 E. 甾体激素类药

4. 中国药典采用原子吸收分光光度法检查维生素 C 中的金属盐有

A. 铁盐　　B. 铜盐　　　C. 汞盐　　　D. 砷盐　　　E. 锌盐

5. 采用碘量法测定维生素 C 含量的正确叙述有

A. 采用碘量法是因为维生素 C 具有还原性　　B. 用新沸过的冷水和稀醋酸溶解样品

C. 用碘滴定液滴定　　　　　　　　　　　　D. 用酚酞作指示剂

E. 碘量法还用于测定维生素 C 注射液的含量

【强化模拟题】

(一)A 型题(最佳选择题)

1. 阿奇霉素片的含量测定方法选用

A. HPLC 法　　B. TLC 法　　C. GC 法　　D. 紫外分光光度法　　E. 微生物检定法

2.《中国药典》对庆大霉素的含量测定的方法是

A. HPLC　　　B. 碘量法　　　C. 非水溶液滴定法

D. 微生物鉴定法　　　　E. 紫外分光光度法

3. 维生素 B_1 的硫色素反应是基于

A. 维生素 B_1 分子结构中的噻唑杂环　　B. 分子结构中的嘧啶杂环

C. 分子结构中的季铵盐　　　　　　D. Cl^- 的特性　　E. 维生素 B_1 的还原性

4.《中国药典》(2010 年版)规定维生素 C 的约 20%澄清液(4 号垂熔漏斗滤过的溶液),于 420nm 波长处测得吸收浓度不得超过 0.03,该项是检查

A. 易炭化物　　B. 澄清度　　C. 溶液颜色　　　D. 残留有机溶剂

E. Ag(DDC)法测砷

5. 以下药物无明显紫外吸收者为

A. 维生素 C 溶液　　B. 维生素 B_1 酸性溶液　　C. 异戊巴比妥的酸性溶液

D. 维生素 E 的正己烷溶液　　　　　　E. 维生素 A 的异丙醇溶液

6. 维生素 B₁ 在碱性溶液中与铁氰化钾作用,产生

A. 荧光素钠　　B. 荧光素　　C. 硫色素　　D. 有色络合物　　E. 盐酸硫胺

7. 采用碘量法测定维生素 C 的含量,每 1ml 碘滴定液(0.05mol/L)相当于多少的维生素 C(C₆H₈O₆)

A. 8.806mg　　B. 4.403mg　　C. 17.612mg　　D. 5.506mg　　E. 6.608mg

8.《中国药典》中检查青霉素聚合物类杂质的方法是

A. 分子排阻色谱法　　B. 薄层色谱法　　C. 非水溶液滴定法　　D. HPLC

E. 紫外分光光度法

9. 维生素 E 的铈量法是

A. 测定含量　　　　B. 鉴别　　　　C. 检查有关物质　　　　D. 检查生育酚

E. 检查氧化产物

10. 维生素 C 原料要求检查而其制剂可不检查的特殊杂质是

A. 溶液的澄清度与颜色　　B. 铁、钙离子　　C. 铜、铅离子

D. 铁、铜离子　　　　E. 铁、铅离子

(二)B 型题(配伍选择题)

A. HPLC 法　　B. GC 法　　C. 铈量法　　D. RP-HPLC 法　　E. EDTA 滴定法

1. 维生素 E 的生育酚检查

2. 头孢羟氨苄的含量测定

3. 头孢羟氨苄的有关物质检查

4. 硫酸庆大霉素的硫酸盐检查

A. 非水溶液滴定法　　B. 碘量法　　C. GC 法　　D. HPLC 法　　E. 微生物鉴定法

5. 维生素 E 的含量测定

6. 维生素 B₁ 的含量测定

7. 维生素 C 的含量测定

A. 茚三酮试剂显蓝紫色　　B. 三氯化铁试剂显红棕色　　C. 颜色反应,显鲜红色

D. 碱性苦味酸试剂显红色　　E. 三氯化铁试液显草绿色,加水稀释变为红色

药物的鉴别或测定反应

8. 硫酸庆大霉素

9. 盐酸四环素

10. 青霉素钠

11. 雌二醇

A. 硫酸铜反应　　　　B. 氧化反应　　　　C. 还原反应

D. 水解后重氮化-偶合反应　　E. 重氮化-偶合反应

药物对应的鉴别反应

12. 维生素 C

13. 肾上腺素

14. 盐酸普鲁卡因

15. 对乙酰氨基酚

A. 黑色沉淀   B. 绿色→深紫色→红棕色   C. 黄色→红色→绿色

D. 橙红色   E. 红色褪去

16. 维生素 K₁ 置 5% 氢氧化钠的甲醇溶液中,加热,放置

17. 维生素 E 再硝酸溶液中加热

18. 维生素 C 加硝酸银试液

A. 正相 HPLC 法   B. 生物学法   C. 反相 HPLC 法

D. 离子色谱法   E. 分子排阻色潜法

19. 维生素 K₁ 的含量测定

20. 阿莫西林聚合物检查

21. 盐酸四环素的含量测定

22. 硫酸庆大霉素的含量测定

A. 硫色素反应   B. 茚三酮反应   C. Kober 反应

D. 差向异构化反应   E. 铜盐反应

23. 巴比妥在碱性溶液中

24. 雌激素与硫酸-乙醇共热

25. 四环素在 pH 值 2.0～6.0 时

26. 维生素 B₁ 在碱液中被氧化

(三)X 型题(多项选择题)

1. 维生素 B₁ 原料药的含量测定

A. 以冰醋酸为溶剂   B. 用高氯酸滴定液滴定   C. 采用电位法指示终点

D. 每 1mL 高氯酸滴定液(0.1mol/L)相当于 16.86mg 的维生素 B₁

E. 滴定结果用空白试验校正

2. 下列有关药物的杂质检查项目中,属于特殊杂质检查项目的有

A. 阿司匹林中游离水杨酸的检查   B. 异烟肼中游离肼的检查

C. 盐酸普鲁卡因中铁盐的检查   D. 对乙酰氨基酚中重金属的检查

E. 阿奇霉素中阿奇霉素 B 的检查

3. 盐酸四环素药物质量分析时需要控制的杂质有

A. 脱水四环素   B. 4-差向四环素   C. 土霉素   D. 金霉素   E. 庆大霉素

4. 采用碱性酒石酸铜试液反应进行鉴别的药物为

A. 葡萄糖   B. 右旋糖苷 40   C. 醋酸地塞米松   D. 维生素 C

E. 异烟肼

5. 维生素 K₁ 需检查

A. 生育酚   B. 正己烷   C. 顺式异构体   D. 反式异构体   E. 甲萘醌

6. 青霉素类药物中存在的特殊杂质有

A. 有关物质   B. 二氯甲烷   C. 乙醚   D. 异构体   E. 聚合物

7.《中国药典》(2010 年版)采用 HPLC 法测定含量的药物有

A. 阿奇霉素   B. 盐酸四环素   C. 维生素 C   D. 维生素 K₁

E. 硫酸庆大霉素

8.《中国药典》(2010 年版)规定采用旋光度测定法测定含量的药物有

A. 葡萄糖注射液、葡萄糖氯化钠注射液　　B. 右旋糖酐 40 氯化钠注射液

C. 右旋糖酐 70 葡萄糖注射液　　　　　　D. 维生素 K_1 注射液

E. 维生素 C

9. 下列药物中具碱性的是

A. 盐酸硫胺　　B. 阿奇霉素　　C. 青霉素钾　　D. 庆大霉素　　E. 维生素 C

10. 阿莫西林的鉴别方法有

A. 薄层色谱法　　B. HPLC 法　　C. 红外分光光度法　　D. 紫外分光光度法

E. 化学显色法

四、答案

【历年考题】

(一)A 型题

1. C　　2. C　　3. B　　4. D　　5. E　　6. D　　7. E　　8. C　　9. D　　10. E
11. D　　12. D　　13. B

(二)B 型题

1. B　　2. E　　3. E　　4. C　　5. B　　6. A　　7. B　　8. A　　9. B　　10. C
11. E　　12. A

(三)X 型题

1. AB　　2. ACE　　3. CD　　4. AB　　5. ABCE

【强化模拟题】

(一)A 型题

1. A　　2. D　　3. E　　4. B　　5. C　　6. C　　7. A　　8. A　　9. D　　10. D

(二)B 型题

1. C　　2. D　　3. A　　4. A　　5. C　　6. A　　7. B　　8. A　　9. B　　10. C
11. E　　12. C　　13. B　　14. E　　15. D　　16. B　　17. D　　18. A　　19. A　　20. E
21. C　　22. B　　23. E　　24. C　　25. D　　26. A

(三)X 型题

1. ABCDE　　2. ABE　　3. ABCD　　4. ABC　　5. CE　　6. AE　　7. ABD
8. ABC　　9. BCD　　10. ABC